MANUEL

DE L'ART

DES ACCOUCHEMENTS.

MANUEL

DE L'ART

DES ACCOUCHEMENTS

précédé

D'UNE DESCRIPTION ABRÉGÉE DES FONCTIONS ET DES ORGANES DU CORPS HUMAIN

et suivi

D'UN EXPOSÉ SOMMAIRE DES PRÉPARATIONS PHARMACEUTIQUES ET DES OPÉRATIONS DE PETITE CHIRURGIE LES PLUS USITÉES

A L'USAGE DES ÉLÈVES SAGES-FEMMES QUI SUIVENT LES COURS DÉPARTEMENTAUX,

par

C.-A. MAUNOURY ET P.-A. SALMON

Docteurs en médecine, Professeurs du Cours gratuit d'accouchements du département d'Eure-et-Loir, Chirurgiens de l'Hôtel-Dieu de Chartres, anciens Internes des hôpitaux de Paris.

———

A PARIS,

CHEZ J.-B. BAILLIÈRE,

LIBRAIRE DE L'ACADÉMIE NATIONALE DE MÉDECINE,

Rue Hautefeuille, 19;

A CHARTRES, CHEZ NOURY-COQUARD, LIBRAIRE, RUE DU CHEVAL-BLANC, 26.

———

1850.

PRÉFACE.

—

Nous remercions instamment nos confrères de Chartres du bienveillant accueil qu'ils ont bien voulu faire à notre livre.

Nous remercions surtout notre collègue M. le docteur DURAND : qu'il nous permette de dire publiquement combien nous lui sommes redevables pour ses excellents conseils, pour sa part active de collaboration à notre œuvre, pour les sages observations pratiques qu'il nous a communiquées.

Comme nous avons eu pour objet, dans ce manuel, d'énoncer avec clarté et d'exposer avec méthode les connaissances indispensables aux sages-femmes, nous avons puisé à toutes les sources.

Nous citons avec reconnaissance, parmi les auteurs auxquels nous avons fait les emprunts les plus importants, les traités de Baudelocque, de MM. Moreau, Cazeaux, Chailly, le manuel de Naegelé, les leçons publiques de M. Paul Dubois.

———

INTRODUCTION.

§ 1. La profession de sage-femme consiste principalement à donner des soins aux femmes dans le travail de l'enfantement.

Là ne se borne pas cependant l'exercice de cette utile profession.

a. La sage-femme est quelquefois appelée à constater si la conformation d'une jeune fille lui permet de contracter mariage sans danger pour elle ni pour les enfants qu'elle pourra mettre au monde.

b. Souvent elle est consultée pour rechercher si une femme est enceinte ou non.

c. Pendant la grossesse, elle est la conseillère habituelle et éclairée des femmes, dans toutes les circonstances favorables ou défavorables de cet état.

d. Au moment de l'enfantement, ordinairement seule, elle est chargée de la difficile et grave mission de conserver deux existences : celle de la femme en travail qu'elle assiste, celle de l'enfant qui vient au monde.

e. Dans les cas critiques, heureusement assez rares, où l'intervention d'un homme de l'art est devenue nécessaire, la sage-femme est obligée encore à des devoirs importants : elle dirige par des renseignements judicieux les premières recherches du médecin ; elle l'éclaire sur la marche du travail ; au

moment d'agir dans les cas graves, elle sert d'intermédiaire précieux entre l'opérateur et la malade;
elle est, dans l'opération, l'aide unique sur lequel
le chirurgien puisse immédiatement compter.

f. Après l'enfantement, combien d'autres soins
rentrent dans les attributions de la sage-femme,
alors même qu'un excès de zèle ne l'entraîne pas
à les dépasser! Elle règle les conditions hygiéniques
qui conviennent à la mère; elle prescrit le traitement
de la fièvre produite par la montée du lait dans les
mamelles; elle indique l'époque où la femme doit
définitivement cesser d'être nourrice.

g. L'enfant mérite de la part de la sage-femme
une attention plus délicate. Après un travail difficile,
souvent il doit la vie à sa persévérance éclairée;
plus tard, sa santé peut être compromise par le mauvais choix d'une nourrice; constamment le développement régulier de ses forces est soumis à la
plus ou moins bonne direction des soins journaliers
qu'il reçoit. La sage-femme outre-passerait ses devoirs auprès de l'enfant, si, comme cela arrive trop
souvent, elle s'en instituait le médecin : elle vaccine,
elle combat certaines indispositions passagères, elle
vient en aide à l'homme de l'art dans les prescrip-
tions qu'il fait exécuter, mais elle doit refuser ses
conseils dans les maladies.

Dans les maladies de l'enfance, tout est grave et
difficile, et ce n'est pas trop d'une instruction solide
pour les combattre.

h. La sage-femme, enfin, est quelquefois consultée

par la justice sur les questions de sàvoir si une femme est ou n'est pas enceinte, ou bien est ou n'est pas accouchée.

§ II. De cette intervention journalière de la sage-femme dans les circonstances précédentes, devait résulter incontestablement la nécessité de connaissances sérieuses chez la femme qui se destine à cette profession. La loi a garanti ces connaissances par les dispositions suivantes :

Extrait de la loi du 19 ventôse an XI.

Art. 30. Il sera établi dans l'hospice le plus fréquenté de chaque département un cours annuel et gratuit d'accouchement théorique et pratique, destiné particulièrement à l'instruction des sages-femmes...

Art. 31. Les élèves sages-femmes devront avoir suivi au moins deux de ces cours, et vu pratiquer pendant neuf mois ou pratiqué elles-mêmes les accouchements pendant six mois dans un hospice ou sous la surveillance d'un professeur, avant de se présenter à l'examen.

Art. 32. Elles seront examinées par les jurys sur la théorie et la pratique des accouchements, sur les accidents qui peuvent les précéder, les accompagner et les suivre, et sur les moyens d'y remédier.

Lorsqu'elles auront satisfait à leur examen, on leur délivrera gratuitement un diplôme...

Art. 33. Les sages-femmes ne pourront employer les instruments, dans les cas d'accouchements laborieux, sans appeler un docteur ou un médecin, ou un chirurgien anciennement reçu.

Art. 34. Les sages-femmes feront enregistrer leur diplôme au tribunal de première instance et à la sous-préfecture de l'arrondissement où elles s'établiront, et où elles auront été reçues.

Art. 35. Tout individu qui continuerait d'exercer l'art des accouchements sans avoir de diplôme, sera poursuivi et condamné à une amende pécuniaire envers les hospices.

\ 36. L'amende pourra être portée à cent francs pour les femmes qui pratiquent illicitement l'art des accouchements.

§ III. Il ne suffit pas, pour exercer la profession de sage-femme, d'avoir satisfait à ces sérieuses exigences de la loi. Il faut, pour le monde, offrir certaines qualités du cœur, et, pour la loi, présenter des garanties de bonnes mœurs.

On recherchera l'assistance de la sage-femme si, agréable dans ses manières et bienveillante, elle est douée de cette sensibilité affectueuse qui fait compatir aux maux des autres. On l'estimera si, exempte de tout égoïsme et charitable, elle est toujours également disposée à secourir les pauvres ou les riches. On ne redoutera pas de l'appeler sans le concours d'un médecin si, prudente et circonspecte, si, patiente, elle n'a pas uniquement en vue d'abréger ses fatigues dans un travail qui se prolonge.

La sage-femme devra encore, pour rester aux yeux de tous digne du respect dû à son utile profession, être décente dans ses manières et dans ses paroles, ce que n'empêche pas le langage scientifique qu'elle doit parler; être loyale et sincère vis-à-vis des autres sages-femmes, ce qui constitue la véritable confraternité; enfin, posséder de telles habitudes de discrétion, que la famille puisse la rendre sans danger dépositaire de ses plus importants secrets.

Art. 378 (Code pénal). — Les médecins, chirurgiens et autres officiers de santé, ainsi que les pharmaciens, les *sages-femmes* et autres dépositaires, par état ou profession, des secrets qu'on leur confie, qui, hors le cas où la loi les oblige à se porter dénonciateurs, auront révélé ces secrets, seront punis d'un emprisonnement d'un mois à six mois, et d'une amende de 100 à 200 fr.

Quant aux devoirs de la sage-femme aux yeux de la loi, ils ont une importance toute spéciale. Il lui faut une probité scrupuleuse et une fermeté inébranlable; qu'elle se défie des mensonges, qu'elle repousse les promesses, qu'elle résiste aux prières et aux larmes, à toutes les obsessions dont le but est de l'associer à de criminelles tentatives!

Art. 317 (Code pénal). Quiconque, par aliments, breuvages, médicaments, violences ou par tout autre moyen, aura procuré l'avortement d'une femme enceinte, soit qu'elle ait consenti ou non, sera puni de la réclusion.

La même peine sera prononcée contre la femme qui se sera procuré l'avortement à elle-même, ou qui aura consenti à faire usage des moyens à elle indiqués ou administrés à cet effet, si l'avortement s'en est suivi.

Art. 349 (Code pénal). Ceux qui auront exposé et délaissé en un lieu solitaire un enfant au-dessous de l'âge de sept ans accomplis; ceux qui auront donné l'ordre de l'exposer ainsi, si cet acte a été exécuté, seront, pour ce seul fait, condamnés à un emprisonnement de six mois à deux ans et à une amende de 16 fr. à 200 fr.

Art. 352 (Code pénal). Ceux qui auront exposé ou délaissé en un lieu non solitaire un enfant au-dessous de l'âge de sept ans accomplis, seront punis d'un emprisonnement de trois mois à un an, et d'une amende de 16 fr. à 200 fr.

Art. 345 (Code pénal). Les coupables d'enlèvement, de

recélé ou de suppression d'un enfant, de substitution d'un enfant à un autre ou de supposition d'un enfant à une femme qui ne sera pas accouchée, seront punis de la réclusion.

La même peine aura lieu contre ceux qui, étant chargés d'un enfant, ne le représenteraient point aux personnes qui ont droit de le réclamer.

§ IV. D'après ce que nous venons de dire touchant les attributions de la sage-femme, on comprend combien doivent être variées et complètes les connaissances exigées dans la pratique.

Ce Manuel a pour objet de résumer ces connaissances.

Sous le titre de préliminaires, une description abrégée du corps humain initiera d'abord l'élève aux notions les plus usuelles de son art. Elle y apprendra par quel mécanisme fonctionne le corps dans l'état de vie, quelles parties constituent ce mécanisme, comment le sang circule dans les vaisseaux, etc.

Après cet aperçu général commencera l'histoire de la génération proprement dite. Nous étudierons cette fonction sous trois faces : dans son état normal ou habituel, dans les anomalies qu'elle présente quelquefois, dans les accidents qui peuvent l'entraver.

La première partie, qui traite de l'état normal, comprendra : l'anatomie normale des organes de la génération, l'histoire de la conception et de la grossesse, les modes divers de l'accouchement naturel, les suites de couches.

Dans la seconde partie, après avoir parlé des causes d'anomalies dépendant des organes de la génération, nous étudierons les grossesses composées et extrà-utérines, les variétés nombreuses de l'accouchement difficile ou laborieux, les manœuvres opératoires qui les concernent.

La troisième partie sera consacrée aux maladies de la grossesse et de l'accouchement, comme les hémorrhagies et les convulsions ; aux affections des femmes en couches; aux indispositions de l'enfant nouveau-né.

Nous terminerons le livre par un traité succinct comprenant les préparations pharmaceutiques les plus communes, et les opérations de petite chirurgie qui sont du ressort des sages-femmes.

DIVISION DE L'OUVRAGE.

PRÉLIMINAIRES.

DESCRIPTION ABRÉGÉE DES FONCTIONS ET DES ORGANES DU CORPS HUMAIN.

HISTOIRE DE LA GÉNÉRATION.

1re PARTIE.	2e PARTIE.	3e PARTIE.
Etat normal.	*Anomalies.*	*Accidents.*
Ch. 1. Conception.	Ch. 1. Conception.	Ch. 1. Conception.
Ch. 2. Grossesse.	Ch. 2. Grossesse.	Ch. 2. Grossesse.
Ch. 3. Accouchement.	Ch. 3. Accouchement.	Ch. 3. Accouchement.
Suite de couches.	Suite de couches.	Suite de couches.

COMPLÉMENT.

PRÉPARATIONS PHARMACEUTIQUES USUELLES. — OPÉRATIONS DE PETITE CHIRURGIE DU RESSORT DES SAGES-FEMMES.

MANUEL

DE L'ART

DES ACCOUCHEMENTS.

⸺◆◆◆⸺

DESCRIPTION ABRÉGÉE

des

FONCTIONS ET DES ORGANES DU CORPS HUMAIN.

⸺

La vie, c'est-à-dire la faculté dont jouissent certains êtres de durer pendant un temps limité sous une forme déterminée, de se reproduire, d'exécuter un certain ensemble d'actes dans le but de se conserver et de se développer, divise en deux grandes classes les divers corps de la création.

Les êtres qui, comme les animaux, sont doués de cette faculté, portent le nom d'*êtres animés* ou *vivants.*

L'*homme* est le plus parfait des êtres vivants.

Le *corps humain* est l'ensemble des instruments au moyen desquels la vie s'exécute chez l'homme.

Tout instrument qui sert à exécuter un acte ou une action, est un *organe.*

Un groupe d'organes destinés à accomplir un même acte constitue un *appareil.*

Les mots *acte, action* et *fonction* ont une significa
tion identique.

Il y a dans l'être humain quatre grandes fonctions
principales et quatre grands appareils.

Trois servent à la conservation de l'individu, et
sont nommés :

1° *Fonction de l'innervation,* ou *appareil nerveux,*
qui ordonne et fait exécuter les mouvements ; les
principaux organes de cet appareil sont le *cerveau*
et les *nerfs ;*

2° *Fonction de la nutrition* ou *appareil nutritif*
destiné à transformer en sang les différentes substances qui forment nos aliments, et dont les principaux organes sont l'*estomac* et les *intestins ;*

3° *Fonction de la respiration et de la circulation,*
ou *appareil respiratoire et circulatoire,* dont le but
est de rendre le sang plus propre à la vie par son
contact avec l'air, et de le distribuer dans toutes les
parties du corps ; ses organes principaux sont : les
poumons, le *cœur,* les *vaisseaux.*

La quatrième fonction est destinée à la conservation de l'espèce humaine par la reproduction : c'est
la *fonction de la génération* exécutée par l'*appareil
génital.*

Chacun de ces appareils est renfermé en partie
dans une cavité spéciale du corps. Il y a donc quatre
grandes cavités :

1° La cavité qui renferme l'appareil nerveux, ou
la *tête ;*

2° La cavité qui renferme l'appareil circulatoire et respiratoire, ou la *poitrine ;*

3° La cavité qui renferme l'appareil nutritif, ou le *ventre ;*

4° La cavité qui renferme l'appareil génital, ou le *bassin.*

§ I. TÊTE.

La tête est la partie la plus élevée du corps humain. A peu près régulièrement arrondie, et plus volumineuse comparativement chez le fœtus que chez l'adulte, elle se compose de deux parties essentiellement distinctes : une partie, la plus supérieure, s'appelle le *crâne ;* l'autre, inférieure, s'appelle la *face.*

Le *crâne* seul loge l'appareil nerveux central. Pour protéger cet appareil, huit os fortement articulés et épais forment une boîte résistante et très-dure. Cette boîte est en grande partie recouverte par le cuir chevelu, et plus solide en haut et en arrière que sur les côtés et en avant. Dans la cavité du crâne sont le *cerveau* et ses dépendances, le *cervelet* et la *moelle allongée.* De ces centres émanent des filaments blancs et mous, les *nerfs,* destinés à porter l'influx nerveux dans toutes les parties du corps.

L'ensemble du cerveau, du cervelet, de la moelle, des nerfs, forme l'appareil nerveux.

La *face* se compose d'éléments plus divers. Siége important des principaux organes des sens, la vue, l'ouïe, l'odorat, le goût, elle est encore l'aboutissant supérieur des appareils digestif et respiratoire par la bouche et par les narines. Des pièces nombreuses, fortement unies entre elles, en forment la charpente osseuse. On y compte sept cavités :

Deux cavités, garanties par une sorte d'auvent plus ou moins saillant, qu'on appelle le *nez*, sont creusées de chaque côté de la ligne moyenne, directement au-dessous du crâne, et portent le nom de *cavités nasales*, siége de l'odorat.

Deux autres, placées sur le côté des précédentes, au-dessous du front, sont les *orbites*, remplis de deux globes brillants, les *yeux*, siége de la vision.

De chaque côté du visage, on aperçoit les *oreilles*, pavillon extérieur d'un canal qui pénètre dans l'intérieur des os de la tête où siége l'organe de l'ouïe.

Une septième cavité s'ouvre au-dessous du nez ; c'est la *bouche*, cavité dilatable, dont l'agrandissement dépend de l'écartement des deux mâchoires, et dans laquelle se trouve la *langue*, organe du goût.

Dans la bouche, en outre de la langue, sont les *dents*, au nombre de trente-deux chez l'adulte. Au fond de cette cavité, s'ouvre un vestibule ou *arrière-bouche* communiquant *en haut* avec la cavité nasale, *en bas* avec les conduits, dont l'un porte l'air dans les poumons, dont l'autre dirige les aliments et les boissons dans l'estomac.

§ II. POITRINE.

La poitrine, comme nous l'avons dit plus haut, renferme l'appareil respiratoire et circulatoire ; elle occupe la moitié supérieure du tronc. A cause des organes de la respiration, *poumons*, que cette cavité renferme, les os qui en forment le squelette ne sont pas immobiles comme à la tête. Dans l'acte de la respiration, en effet, la poitrine se dilate alternativement et se resserre. Par le mouvement de dilatation, l'air entré par les cavités nasales pénètre, *est inspiré* jusqu'aux poumons; par le mouvement de resserrement, il est au contraire *expiré* ou expulsé quand il est devenu délétère par son contact avec le sang. Le squelette de la poitrine est formé par les *côtes*. Elles sont au nombre de douze, détachées les unes des autres et mobiles. Des espaces membraneux, assez analogues aux espaces membraneux interposés entre les plaques d'un soufflet, occupent les intervalles qui les séparent et assurent leur mobilité. En avant, le squelette est complété par des parties flexibles, appelées *cartilages*, qui servent d'arcs-boutants intermédiaires aux côtes et à un os verticalement placé sur la ligne médiane, le *sternum*.

A l'intérieur, la poitrine est divisée en trois compartiments. Les deux compartiments latéraux et les plus considérables logent les poumons, au nombre de deux; le compartiment moyen loge le *cœur*. Au-dessus de cet organe, qui n'occupe qu'un espace assez étroit, est l'origine des gros vaisseaux sanguins : plus haut et en arrière, sont les *bronches*, conduits aériens dont les ramifications infinies établissent une communication facile entre l'air extérieur et la profondeur des poumons.

Les poumons et les bronches, le cœur et les vaisseaux, constituent en partie l'appareil respiratoire et circulatoire. Il faut y ajouter, pour le rendre complet, les vaisseaux secondaires, qui distribuent le sang partout. Ces vaisseaux sont de deux genres : les vaisseaux à sang rouge ou *artères*; les vaisseaux à sang noir ou *veines*. Les artères seules portent en réalité la vie. Le cœur est le point central où aboutissent les veines et d'où émanent les artères. Organe creux, rougeâtre, et composé de fibres entrelacées, il est formé de quatre cavités : deux cavités qui communiquent uniquement avec les vaisseaux à sang noir sont à droite, et s'appellent *cavités droites;* deux autres communiquent uniquement avec les vaisseaux à sang rouge, ce sont les *cavités gauches.*

Le sang noir, versé dans les cavités droites par les veines, qui l'ont charrié des extrémités vers le centre, est mélangé d'éléments impropres à la vie. Les cavités droites poussent ce liquide aux poumons pour le reconstituer. L'air inspiré dans ces organes par l'acte de la respiration est l'agent de cette élaboration importante. Le sang en sort rouge et revivifié. Porté de là dans les cavités gauches, il est poussé par leurs contractions dans les artères, qui le distribuent à la tête, à la poitrine, au ventre, au bassin, aux membres. C'est lui qui, sous l'impulsion donnée par le cœur, anime de battements ces vaisseaux et développe le pouls. Le sang rouge pénètre ainsi dans les canaux les plus déliés de nos organes; il y perd ses propriétés vitales et se mélange de matériaux qui l'altèrent. Les veines le reprennent alors pour le ramener au cœur. A mesure que ces vaisseaux charrient le sang noir, en sens opposé des artères, ils se réunissent en conduits de plus en plus volumineux. Ces conduits constituent au tronc deux veines principales; ce sont les *veines caves*. Tandis que la veine cave *supérieure* reçoit, avec le sang qui lui arrive du bras et de la tête, le liquide (chyle) produit dans l'acte de la nutrition, la veine cave *inférieure* est le confluent des veines des jambes, du bassin et du ventre. Ces deux troncs versent leurs matériaux dans les cavités droites, et la circulation recommence pour une élaboration nouvelle.

Parmi les artères ou les veines que l'on rencontre dans la poitrine, quatre seront spécialement importantes à connaître pour les sages-femmes, quand nous dirons comment la circulation du sang a lieu chez l'enfant dans le sein de sa mère. Ces vaisseaux, dont nous ferons alors mention avec plus d'étendue, sont : les veines caves et l'artère pulmonaire pour les cavités droites, les veines pulmonaires et l'aorte pour les cavités gauches.

En outre des organes qui servent à la respiration et à la circulation, la poitrine sert de passage au canal qui fait communiquer l'arrière-bouche avec l'estomac. Ce canal, destiné à y porter l'aliment modifié déjà par la mastication, s'appelle l'*œsophage*.

La cavité de la poitrine ouverte en haut, où elle communique avec le cou, est en bas à peu près com-

plètement fermée. Une membrane rougeâtre, tendue d'un côté à l'autre en forme de voûte, et qu'on
nomme *diaphragme* (tendu à travers), forme la cloison de séparation de la poitrine et du ventre. Elle
s'insère à la colonne vertébrale et aux côtes.

§ III. VENTRE ou ABDOMEN.

Contrairement aux autres cavités du corps que
nous décrivons, le ventre n'a pas de charpente
osseuse proprement dite. Des masses charnues, rou-
geâtres, capables de se resserrer, et qu'on appelle
des *muscles*, constituent les parois de cette cavité.
Elle est placée au-dessous de la poitrine, a pour limite en haut le diaphragme et se continue en bas
avec le bassin. C'est dans l'intérieur du ventre que
sont renfermés les organes spéciaux de l'appareil
nutritif. On y trouve d'abord *l'estomac*, organe musculeux, contractile, assez ample, où le bol alimen-
taire, apporté par l'œsophage, subit sa première
transformation (chyme). Puis commence une longue
suite de canaux étroits et blanchâtres, les *intestins
grêles*, divisés en trois parties dont il n'est guère
possible de marquer à l'extérieur la séparation. La
première portion, c'est-à-dire celle qui fait suite à
l'estomac, est fixe, a douze travers de doigts d'étendue, et porte le nom de *duodénum;* les deux autres
portions sont libres et flottantes dans la cavité du
ventre et se nomment *jejunum* et *iléon*. De ces intestins, le duodénum donne passage au bol alimen-
taire préparé par l'estomac et le modifie pour le

rendre plus nutritif (chyle), par le mélange avec la *bile* qui arrive du *foie* et le *suc pancréatique* venu d'un organe voisin, le *pancréas ;* le jejunum et l'iléon le soumettent ensuite aux bouches multipliées de petits conduits qui l'absorbent pour le porter dans le sang ; enfin ce dernier organe, iléon, expulse le résidu de la digestion dans d'autres intestins plus volumineux qui lui font suite. Ces autres intestins, nommés à cause de leur volume *gros intestins,* sont eux-mêmes divisés en trois parties qui ont reçu des noms différents. Le *cœcum* sépare par un renflement considérable l'iléon des gros intestins et occupe le côté droit du ventre à la partie la plus basse de cette cavité ; le *colon* s'étend de droite à gauche, en contournant la masse mobile des intestins grêles ; le *rectum* va se terminer à l'anus.

Mentionnons, pour compléter l'indication des organes contenus dans le ventre, le *péritoine,* membrane d'enveloppe extérieure des intestins ; les vaisseaux blancs, *vaisseaux chylifères,* invisibles à l'œil, et qui vont porter le produit de la digestion dans les veines, comme nous l'avons dit plus haut ; le *foie,* d'où s'écoule la bile, et situé au-dessous du diaphragme, à droite ; la *rate,* placée à gauche, et dont l'expérience n'a pas encore nettement éclairé les fonctions ; le *pancréas,* situé en arrière des intestins ; enfin, dans la région dite *région des reins* ou des *lombes,* les *reins,* organes *glandulaires,* au nombre de deux, qui séparent du sang l'urine pour être rejetée à l'extérieur.

§ IV. BASSIN.

La dernière cavité importante du corps est le *bassin;* elle loge l'appareil génital.

Comme cet appareil et la cavité qui le contient font spécialement l'objet de ce livre, nous les passons actuellement sous silence, pour être décrits plus amplement dans la suite.

§ V. COLONNE VERTÉBRALE.

Une tige commune, verticale, osseuse, assez flexible, unit entre elles les quatre cavités, tête, poitrine, ventre et bassin, dont nous venons de parler. Ce lien commun est la *colonne vertébrale.*

La *colonne vertébrale,* ainsi appelée du nom des os ou vertèbres qui la constituent, ou encore nommée *colonne épinière,* des arêtes saillantes qui hérissent cette colonne en arrière, se compose de vingt-quatre os. Etroite en haut, où elle s'articule avec la tête par des surfaces arrondies, elle devient de plus en plus volumineuse à mesure que l'on s'approche de la région lombaire. Un canal percé de trous latéraux existe au centre de cette colonne; ce canal loge et protége le gros cordon nerveux qui fait suite au cerveau et au cervelet, la *moelle.* Dans les trous passent les paires nerveuses qui émanent de ce cordon pour transmettre aux organes du corps le sentiment et le mouvement.

§ VI. COU.

En une seule partie de son étendue, à la *région du cou,* la colonne vertébrale n'appartient pas aux grandes cavités. Tandis qu'à la poitrine elle est le soutien des côtes en arrière, et qu'au ventre elle est le point d'insertion de la ceinture musculaire de cette partie, elle sert, au cou, à isoler la poitrine de la tête, pour empêcher l'afflux trop considérable du sang que pousse le cœur vers un organe aussi délicat que le cerveau. Le cou est une des parties les plus importantes du corps humain. Il donne passage, *en avant,* sur la ligne moyenne, au canal rigide, cartilagineux qui porte l'air dans les poumons. La portion la plus supérieure de ce canal est le *larynx,* appareil où se module la voix; la portion inférieure, plus étroite, s'appelle *trachée.* En *arrière* de ce canal, est le conduit musculeux dont nous avons déjà parlé, l'*œsophage;* sur les *côtés,* sont les gros vaisseaux, verticalement dirigés, qui vont conduire le sang à la tête et le rapportent; *plus en dehors,* sont les masses charnues multipliées dont l'ensemble garantit les nombreux mouvements du cou. La sage-femme comprendra, par ce simple exposé, quel danger apportent à la conservation de la vie un lien, une pression circulaire, une torsion, un tiraillement, exercés sur cette région.

§ VII. TRONC.

Les cavités de la poitrine, du ventre et du bassin, confondues à l'extérieur sans point précis de séparation, forment le *tronc.* Le tronc est ainsi la plus volumineuse partie du corps. C'est sur lui que s'appuie la tête au moyen du cou, et c'est à lui qu'aboutissent, comme vers un centre, les quatre appendices allongés qui représentent les *membres*.

§ VIII. MEMBRES.

Les *membres*, aussi nommés *extrémités*, sont au nombre de quatre. Deux pendent de la partie la plus élevée du tronc, sur les côtés de la poitrine, et sont appelés *membres supérieurs ;* deux autres, placés sur les côtés du bassin qu'ils supportent, sont les *membres inférieurs*.

Des os diversement articulés divisent chacun de ces membres en parties dont la sage-femme doit connaître les noms.

Au membre supérieur, l'*épaule* sert d'union entre le bras et le tronc. Deux os articulés à angle saillant en dehors en forment le squelette : l'un de ces os, large et appliqué en forme de palette sur les côtes en arrière, se nomme *omoplate ;* l'autre, long et transversalement situé en avant, au-dessus de la poitrine, est la *clavicule*.

A l'épaule est appendu le *bras*, au centre duquel est un os long et assez volumineux, l'*humérus*. Entre le bras et la poitrine, et au-dessous de l'épaule, est le *creux de l'aisselle*, ouvert directement en bas.

Deux os existent à *l'avant-bras :* ce sont le *radius* et le *cubitus*. Tandis que le cubitus, fixé au bras au moyen d'une articulation en forme de charnière, *coude*, est capable seulement de mouvements de flexion et d'extension, le radius permet à la main, qu'il supporte, d'exécuter un mouvement de rotation très-étendu. La main est dite *en supination* quand elle est renversée sur son dos, et en *pronation* quand elle est appuyée sur sa paume.

La *main,* composée de cinq doigts, se continue avec l'avant-bras au moyen du poignet. Des cinq doigts de la main, le *pouce,* le plus mobile, est le plus externe quand le membre est en supination; après lui vient l'*indicateur,* dont se sert l'accoucheur pour le toucher; on trouve ensuite le *médius* ou doigt du milieu, l'*annulaire,* qui porte l'anneau, le *petit doigt.*

Au membre inférieur, la *cuisse* est l'analogue du bras, mais s'articule directement avec le bassin. La *jambe* correspond à l'avant-bras, et son articulation avec la cuisse, articulation assez semblable à celle du coude, s'appelle le *genou;* enfin le *pied* complète le membre inférieur et représente la main. A cause de cette ressemblance des deux extrémités des membres, la main et le pied, il peut être possible de les confondre par le simple toucher. La sage-femme devra remarquer que le pied se distingue de la main par les deux chevilles ou *malléoles* situées à son union avec la jambe, par les cinq orteils placés sur un même plan d'une manière fixe, par son articulation avec la jambe à angle droit, enfin par l'existence d'une saillie arrondie, correspondant à cet angle, le *talon.*

§ IX. LIGAMENTS. MUSCLES. TÉGUMENTS.

Plusieurs organes complètent le corps humain,

que nous venons de décrire; les principaux sont : des organes d'union des os entre eux ou *ligaments;* des organes destinés à exécuter les mouvements ou *muscles;* des organes de conservation ou *téguments.*

Les ligaments sont assez multipliés. En quelque point qu'on les examine à la tête, aux membres, à la poitrine, ils se présentent sous la même forme. La couleur blanche des fibres qui les composent, leur contexture serrée, leur nombre et leur siége dans les parties d'une articulation où les chocs sont les plus violents, leurs adhérences intimes aux os, les font aisément reconnaître.

Les muscles, composés de fibres rouges, ont des aspects plus variés. Larges et étalés en éventail, comme à l'abdomen, ils sont étroits, allongés, épais, là où des mouvements énergiques sont nécessaires, comme aux membres; ailleurs, comme aux intestins, ils sont décolorés et méconnaissables. Ce sont les muscles qui, par la contraction ou le raccourcissement de leurs fibres, impriment aux membres les mouvements qu'ils exécutent, soulèvent des fardeaux énormes, servent, dans le travail de l'enfantement, à l'expulsion de l'enfant. Insérés directement aux os par leurs deux extrémités, les muscles rapprochent leurs fibres en ces points; ils se concentrent au sein de filaments serrés et luisants, d'un aspect nacré, qu'on appelle des *tendons.* Enfin, pour limiter les muscles dans leurs contractions, tout en augmentant celles-ci, des gaines résistantes les enveloppent; ce sont les *aponévroses.*

Une vaste membrane, extensible et dense, la *peau*, recouvre les parties diverses que nous venons d'énumérer. Un tissu lamelleux, à mailles très-larges, souvent doublé de graisse *(tissu cellulaire, cellulo-graisseux)*, remplit les vides qui la séparent des organes et arrondit les formes. Comme la peau n'a pas d'utilité spéciale, il suffit de savoir que partout où des ouvertures établissent une communication de l'extérieur à l'intérieur du corps, cette membrane se continue sur leur pourtour comme aux lèvres, et modifiant sa structure, va constituer le tégument interne des organes, ou *membrane muqueuse*.

HISTOIRE

DE

LA GÉNÉRATION.

—

PREMIÈRE PARTIE.

ÉTAT NORMAL.

—

La *génération* est la production d'un être semblable à soi-même.

Certains êtres vivants, aux derniers degrés de l'échelle animale, engendrent seuls ; chez les animaux supérieurs, et en particulier chez l'homme, la condition nécessaire de la génération est l'union de deux individus, l'un mâle, l'autre femelle.

Chez la femelle, des *ovules* existent dans les organes qu'on appelle les *ovaires*. Au moment de l'accouplement, le mâle féconde ces ovules ; de l'union du mâle ou du père, de la femelle ou de la mère, résulte un être vivant que nous appelons un petit en parlant des animaux, un enfant en parlant de l'homme.

D'après ce simple exposé, on comprend ces mots *génération, fécondation, conception.*

Une fois l'ovule fécondé, cet ovule, qui sera l'homme un jour, s'organise ; il subit au sein de la mère des transformations merveilleuses, d'après des lois fixes et naturelles ; c'est la période qui constitue la *gestation* ou la *grossesse.*

Cet œuf fécondé est d'abord *embryon*, puis, en s'élevant toujours au degré de perfection que détermine sa nature propre, il devient *fœtus;* le fœtus, après son développement complet, rompt ses enveloppes et apparaît au monde : c'est cette dernière phase qui constitue la *parturition*, l'*accouchement*, la *naissance*.

Ces trois phases d'une même fonction : conception, gestation, accouchement, s'accomplissent chez la femme au moyen d'organes spéciaux, dont l'ensemble forme l'*appareil génital*.

L'appareil génital est composé :

1º D'un organe essentiel à la conception, les *ovaires;*

2º D'un organe essentiel à la gestation, la *matrice* ou l'*utérus;*

3º D'un canal qui fait communiquer chaque ovaire avec la matrice et s'appelle la *trompe,* par où descend l'œuf fécondé;

4º Du *vagin,* conduit intermédiaire entre la matrice et l'extérieur, et qui donne passage au fœtus dans l'accouchement.

Nous savons déjà que cet appareil génital est renfermé dans une cavité osseuse qu'on appelle le *bassin*.

Comme l'étude de ces organes est indispensable aux sages-femmes, nous allons les décrire en particulier; il est nécessaire, pour bien comprendre leur position et leurs rapports, de commencer par le bassin.

DESCRIPTION
DES PARTIES QUI SERVENT A LA GÉNÉRATION.

ART. I. BASSIN.

Le bassin, grande cavité irrégulière encore appelée *pelvis*, est la partie la plus inférieure du tronc. Confondu à l'intérieur avec la cavité du ventre, il est plus facile à limiter à l'extérieur. La saillie de l'*os des hanches* forme ses limites sur les côtés et en haut; en avant, un pli de la peau, *pli de l'aîne*, le sépare des cuisses avec lesquelles il s'articule; en dehors, il est presque complètement caché par les fesses; en arrière et en haut, il se sépare de la côlonne vertébrale par une dépression assez profonde, nommée *chute des reins*; en bas, il occupe toute l'étendue de cette région importante, *périnée*, où se rencontrent les organes extérieurs de la génération et l'anus.

Plusieurs points sont à considérer dans le bassin. Espèce de filière ou de canal que le fœtus suit pour venir au monde, il doit être envisagé : 1° dans les pièces osseuses qui en composent le squelette; 2° dans les moyens d'union de ces pièces entre elles et avec les os environnants; 3° dans sa configuration générale et dans les dimensions des ouvertures qu'il présente; 4° dans les parties molles qui recouvrent et enveloppent le squelette.

§ I. SQUELETTE DU BASSIN.

Quatre os forment le squelette du bassin; ce sont : le *sacrum* en arrière; le *coccyx* au-dessous du sacrum ; les deux *os iliaques* ou *os des hanches* sur les côtés et en avant.

A. Sacrum.

Le sacrum est un os impair, large, de forme triangulaire et recourbé sur lui-même en avant.

Situé entre les os iliaques, au-dessus du coccyx, au-dessous de la colonne vertébrale qu'il continue, il forme un peu moins du tiers postérieur du bassin.

Cet os a deux faces, deux bords, une base, un sommet.

La face antérieure appartient à l'excavation du bassin. Elle est plus large en haut qu'en bas et concave. Cette concavité, plus ou moins prononcée selon les sujets, est plus considérable en général chez la femme que chez l'homme. On remarque sur cette face : 1° des lignes transversales saillantes qui indiquent les points de soudure des cinq pièces ou *fausses vertèbres* dont le sacrum est composé chez les jeunes sujets; 2° entre ces lignes, la partie antérieure du corps (1) de ces fausses vertèbres; 3° en dehors, quatre trous, nommés *trous sacrés antérieurs,* qui donnent passage aux nerfs du même nom. Quatre gouttières, qui font suite à ces trous, reçoivent ces

(1) Toute vertèbre se compose des parties suivantes : *corps* ou partie moyenne et *apophyses.* Les apophyses, ou éminences nées de la surface de l'os, sont au nombre de sept. Une apophyse unique, qui termine chaque vertèbre en arrière, se nomme *apophyse épineuse.* Deux apophyses sont placées sur les côtés du corps de l'os, ce sont les *apophyses transverses.* Quatre apophyses, appliquées à la base de ces dernières, servent à l'articulation des vertèbres entre elles, et sont appelées *apophyses articulaires.*

nerfs et les protégent au moment du passage de la
tête de l'enfant dans l'accouchement.

La face postérieure de l'os, très-inégale, n'offre
rien de remarquable pour les sages-femmes. Il suffit
d'y signaler : la série des apophyses épineuses, des
fausses vertèbres du sacrum; les *trous sacrés posté-
rieurs*, placés vis-à-vis des trous antérieurs, mais
plus petits; une série de tubercules situés en dehors
de ces trous et qui représentent les apophyses transverses et articulaires confondues; en haut, l'ouverture triangulaire du *canal sacré* qui continue le
grand canal vertébral; en bas, deux appendices qui
s'unissent avec le coccyx. Entre ces appendices, est
une échancrure oblongue qui est la terminaison du
canal sacré.

Les bords du sacrum sont destinés à s'articuler
avec les os iliaques. Ils sont, dans ce but, taillés obliquement en arrière et en bas. Par cette disposition,
le sacrum est enclavé entre les os iliaques à la manière d'un double coin. La facette qui sert à l'articulation est découpée *en forme d'oreille* et placée à la
partie supérieure de ces bords. En arrière et en bas,
sont des inégalités qui donnent insertion à des ligaments.

La base ou extrémité supérieure du sacrum est
toute la partie de l'os situé en avant du canal sacré.
Plus étendue transversalement que d'avant en arrière, elle est fortement inclinée dans cette direction, pour former, par l'union de sa partie moyenne
avec la colonne vertébrale, *l'angle sacro-vertébral* ou

promontoire. Cette partie moyenne, articulaire avec la dernière vertèbre des lombes , est assez compliquée. Sur la ligne médiane et en avant, est la surface encroûtée de cartilage et ovalaire transversalement, qui correspond avec le corps de cette vertèbre ; en arrière, sont deux apophyses concaves qui s'articulent avec des apophyses analogues de la colonne lombaire ; à la base de ces apophyses, deux échancrures, jointes à celle de la vertèbre située au-dessus, forment un trou pour le passage d'une paire de nerfs. Les parties latérales de la base du sacrum se présentent sous la forme d'ailerons lisses et triangulaires ; elles sont limitées en avant par un bord arrondi et concave ; sur les côtés, elles se continuent avec une fosse très-large qu'on remarque sur les os iliaques, *fosse iliaque.*

Le sacrum s'articule par son sommet avec le coccyx. Une facette ovalaire, transversale et très-étroite est destinée à cette union. L'épaisseur du sacrum, mesurée au niveau du sommet de la première apophyse épineuse de cet os, est de 6 centim. et demi.

B. Coccyx.

Le coccyx ne diffère, ni par sa forme ni par sa structure, du sacrum au-dessous duquel il est placé. Triangulaire comme lui, recourbé d'arrière en avant, il est composé de plusieurs pièces ou fausses vertèbres. Ces pièces, au nombre de trois ou de quatre, se soudent assez tard entre elles ; c'est seulement dans un âge assez avancé qu'on les rencontre immobiles et assez souvent soudées avec le sacrum lui-même.

La face antérieure du coccyx, légèrement concave, appartient à l'excavation du bassin ; sa face postérieure, rugueuse et convexe, est seulement séparée de la peau par des ligaments ; sa base, dirigée en haut, est une facette articulaire transversale, surmontée de deux apophyses, *cornes du coccyx*, pour s'articuler avec le sacrum. Son sommet, incliné plus ou moins en avant et quelquefois déjeté sur les côtés, donne insertion aux muscles *releveurs* de l'anus.

C. Os iliaques (os des îles).

Les os iliaques, aussi nommés *os coxaux*, *os des hanches*, sont situés sur les côtés et en avant du bassin, dont ils forment les deux tiers antérieurs environ.

Ils sont d'une forme irrégulière, rétrécis à leur partie moyenne, comme tordus sur eux-mêmes en sens opposé, ce qui rend leur description générale difficile.

Baudelocque et les auteurs qui l'ont précédé ont divisé chaque os coxal, pour l'étudier, en trois pièces correspondant aux trois os dont il se compose chez les jeunes sujets. Ils appellent *ilium* la partie supérieure qui supporte les viscères du ventre ; *pubis*, la partie antérieure avancée en manière de barre transversale pour s'unir avec l'os du côté opposé ; *ischium*, la partie inférieure, tubérosité volumineuse sur laquelle le corps repose quand on est assis.

a. De ces trois parties, l'ilium est surtout distinct par son étendue et par sa position au-dessus des deux autres. Os plat et mince, il est d'une forme triangulaire qui permet de lui considérer deux faces, trois bords et trois angles.

La face interne est la plus importante. Articulée avec le sacrum en arrière, au moyen d'une empreinte *auriculaire* encroûtée de cartilage, elle est dans ses trois quarts antérieurs libre et excavée en forme de fosse. Cette fosse, qui s'appelle *fosse iliaque interne,* est peu profonde et séparée de la portion inférieure de l'os coxal par un rebord arrondi et concave qui fait partie de la *marge du bassin.*

La face externe de l'ilium est alternativement concave et convexe ; elle porte le nom, en opposition avec la précédente, de *fosse iliaque externe ;* elle est recouverte en totalité par les trois muscles des fesses qui s'y insèrent.

Trois bords limitent en *haut,* en *avant* et en *arrière* les fosses iliaques. Le bord supérieur, arrondi en manière de crête et légèrement contourné sur lui-même comme une *S* italique, s'appelle *crête iliaque.* Il donne insertion, par des rugosités qui se remarquent dans toute son étendue, aux muscles du ventre.

Le bord antérieur, plus court que le précédent, est borné du côté de la crête de l'os des îles par une épine, *épine iliaque antérieure et supérieure,* et du côté du pubis par une éminence, *éminence iléo-pectiné.* Dans l'intervalle de ces deux saillies, est l'*épine iliaque antérieure et inférieure* au-dessous de laquelle est une gouttière pour le passage de deux muscles réunis qui vont à la cuisse.

Le bord postérieur, qui a encore reçu le nom de tubérosité, est le plus épais. On y remarque, en haut, deux épines, *épines iliaques postérieures,* séparées par une coulisse qui n'a pas de nom spécial ; au-dessous, est une échancrure très-large qui fait partie du *grand trou sciatique,* dont nous reparlerons.

Les angles de l'ilium, c'est-à-dire les saillies qui résultent de l'union des bords entre eux, sont au nombre de trois. Deux supérieurs portent les deux épines iliaques que nous avons déjà mentionnées ; l'angle inférieur correspond à l'union de l'ilium avec les deux autres parties de l'os coxal, et concourt, par une fosse assez profonde, à former la *cavité cotyloïde,* destinée à l'articulation de la cuisse avec le bassin.

b. Le pubis est la plus petite des trois parties de l'os coxal. Situé à la partie antérieure de cet os, il forme, en se réunissant avec le côté opposé, un arc de cercle très-étendu qui occupe tout l'intervalle compris entre les cavités cotyloïdes. On le divise en deux portions, une supérieure ou horizontale, qu'on nomme le *corps,* l'autre inférieure ou verticale, qu'on appelle sa *branche.*

Le corps, aplati d'avant en arrière, forme seul, à proprement parler, le pubis. Il a deux faces également lisses et triangulaires. La face interne, qui fait partie de l'excavation, est en rapport directement avec un des organes de cette cavité, *la vessie ;* l'externe donne insertion à des muscles internes de la cuisse. Trois bords limitent le corps du pubis. Le

bord interne, qui s'articule avec le bord du côté
opposé, dans une étendue de 14 à 16 millimètres de
haut en bas, est obliquement taillé d'avant en arrière, et de dehors en dedans; le bord externe,
mince, concourt à former le pourtour d'un trou
ovale placé au-dessous du pubis, *trou sous-pubien.*
Le bord supérieur est le bord *horizontal* du pubis.
Limité en dehors par une surface concave qui fait
partie de la cavité cotyloïde, il est surmonté à cette
extrémité, où il est très-épais, d'une éminence qui
l'unit à l'ilium, éminence *iléo-pectiné.* On y remarque,
en se dirigeant de dehors en dedans : 1° une surface triangulaire lisse, légèrement concave, transversalement inclinée en bas, qui donne passage aux
vaisseaux principaux de la cuisse; 2° une épine,
épine pubienne, à laquelle aboutit un bord tranchant,
crête du pubis, qui fait partie de la marge du bassin;
3° un angle à peu près droit, *angle du pubis*, formé
par la réunion des bords interne et supérieur;
4° entre l'épine du pubis et cet angle, une surface
arrondie sur laquelle passe un des ligaments de la
matrice.

La branche du pubis descend de l'angle inférieur
du corps de l'os vers l'ischium. On la nomme pour
cela *branche descendante.* Comme cette branche se
confond presque immédiatement après son origine
avec une branche analogue venue de l'ischium, il
suffit de dire ici qu'elle forme, en s'écartant de celle
du côté opposé en bas et en dehors, les côtés d'une
arcade nommée *arcade pubienne.*

c. L'ischium, situé au-dessous de l'ilium, présente moins d'étendue que celui-ci. Sa forme, assez semblable à celle d'un **V,** lui a fait considérer une partie moyenne et deux branches. La partie moyenne, la plus épaisse, présente trois faces : la face interne, lisse, un peu convexe, répond à l'intérieur du bassin ; la face externe, déjetée en dehors, est creusée d'une gouttière pour le passage d'un tendon ; la face inférieure, rugueuse, est la tubérosité ischiatique sur laquelle le corps repose quand il est assis. Trois bords limitent ces faces : le supérieur, arrondi en forme de croissant, fait partie du trou sous-pubien ; deux inférieurs forment les lèvres interne et externe de la tubérosité. De cette partie moyenne de l'os partent deux branches. La branche postérieure est d'autant plus large qu'elle est plus rapprochée de l'ilium ; elle est creusée en dehors, et à son extrémité supérieure, d'une cavité articulaire qui complète la cavité cotyloïde ; en dedans, elle concourt à former une surface lisse qui correspond, dans le bassin, à l'arrière-fond de cette cavité ; en arrière, elle projette une épine allongée, nommée *épine sciatique.* Au-dessus et au-dessous de cette épine sont deux échancrures, que des ligaments venus du sacrum convertissent en trou, *grand et petit trous sciatiques.* La branche antérieure de l'ischium, beaucoup plus étroite que l'autre, monte vers le pubis et est appelée *branche ascendante.* Légèrement tordue en dehors sur elle-même, et dirigée en haut et en avant, elle offre deux faces et deux bords. Les faces interne et

externe servent à des insertions musculaires. Des
bords, le supérieur concourt à former le trou sous-
pubien ou *ovalaire;* l'inférieur, qui est presque antérieur en haut, constitue, en se confondant avec un
bord analogue du pubis, un des côtés de l'*arcade
pubienne.*

§ II. ARTICULATIONS DU BASSIN.

Les quatre os que nous venons de décrire forment,
par leur assemblage entre eux et avec les os environnants, les *articulations* du bassin.

Comme la plupart de ces articulations ont pour
but d'assurer la plus grande solidité possible de cette
cavité, elles appartiennent en général à la classe des
symphyses (1). Une symphyse unit les deux pubis
entre eux, *symphyse pubienne;* une symphyse, de
chaque côté, sert à l'articulation des os iliaques avec
le sacrum, *symphyses sacro-iliaques;* des symphyses
joignent le sacrum au coccyx et le sacrum à la colonne vertébrale, *symphyses sacro-coccygienne, sacro-
vertébrale.* Une seule articulation est de nature à
permettre des mouvements variés aux surfaces
qu'elle réunit, c'est l'articulation du bassin ou de l'os
coxal avec la cuisse, *articulation coxo-fémorale.*

A. Symphyse pubienne.

Un caractère principal sépare une symphyse des
autres moyens d'articulation, c'est l'existence d'un

_____

(1) Des symphyses sont des articulations dont les surfaces articulaires, planes ou presque planes, sont en partie continues à l'aide
d'un tissu intermédiaire. Ce tissu intermédiaire s'appelle un *fibro-cartilage,* et ne permet aux surfaces que des mouvements de balancement
peu étendus.

fibro-cartilage entre les surfaces articulaires. Le cartilage de la symphyse pubienne est triangulaire ; plus épais en avant qu'en arrière, il l'est aussi beaucoup plus en bas qu'en haut. Son adhérence aux os par ses faces latérales est telle, qu'on a décrit ce cartilage comme formé de deux moitiés. Dans l'intervalle qui sépare chaque moitié, est une membrane très-mince, humectée par un liquide visqueux, *synovie,* dont l'augmentation produit quelquefois le relâchement des symphyses.

Deux ligaments, sous forme de faisceaux fibreux, vont d'un côté du pubis à l'autre, et complètent la symphyse pubienne ; on les nomme suivant le siége qu'ils occupent : *ligament pubien antérieur, ligament sous-pubien.* Ce dernier est triangulaire, et concourt à arrondir l'arcade pubienne.

B. Symphyses sacro-iliaques.

Dans les symphyses sacro-iliaques, les ligaments sont, contrairement à ce qu'on remarque pour la symphyse pubienne, plus importants que le cartilage inter-articulaire ; tandis que celui-ci est si mince qu'on a nié son existence du côté de l'os iliaque, des ligaments nombreux et très-forts assujétissent l'articulation. Certains de ces ligaments appartiennent spécialement à la symphyse, ce sont les *ligaments sacro-iliaques ;* d'autres servent à l'union du sacrum avec l'ischium, et sont nommés *ligaments sacro-sciatiques.*

Les ligaments sacro-iliaques forment, autour de la symphyse, un cercle fibreux à peu près complet, et sont au nombre de quatre. On appelle *sacro-iliaque postérieur* le plus considérable, qui s'étend du sacrum aux épines iliaques postérieures et comble tout l'espace que le sacrum et l'os iliaque laissent entre eux en arrière; *sacro-iliaque antérieur*, une expansion membraneuse appliquée directement en avant sur la symphyse sacro-iliaque; *sacro-iliaque supérieur*, un trousseau fibreux très-épais, étendu de la base du sacrum à l'os coxal; enfin, *sacro-iliaque inférieur* ou *sacro-épineux*, un faisceau de fibres verticales étendues de l'épine iliaque postérieure et supérieure à l'apophyse transverse de la troisième vertèbre sacrée.

Les ligaments sacro-sciatiques sont au nombre de deux. Ils sont étendus des bords du sacrum à l'ischium, et convertissent en trous, nommés *grand et petit trous sciatiques*, les échancrures placées au-dessus et au-dessous de l'épine sciatique. Il existe un grand et un petit ligament sacro-sciatique. Le *grand ligament*, qui s'insère à la lèvre interne de l'ischium, est en même temps postérieur; le *petit ligament* ou antérieur naît de l'épine sciatique, se dirige à peu près transversalement en arrière, et confond ses insertions avec celles du précédent sur les parties latérales du sacrum et du coccyx.

C. Symphyse sacro-coccygienne.

Deux ligaments et un fibro-cartilage inter-articulaire unissent le sacrum au coccyx. Des ligaments, l'un est *antérieur*, l'autre est *postérieur*, mais ils ne présentent rien de particulier. — Le fibro-cartilage inter-articulaire est analogue aux fibro-cartilages qui séparent les corps des vertèbres ; il s'ossifie par les progrès de l'âge, mais c'est seulement dans un âge avancé chez la femme que cette ossification a lieu. Comme la soudure du sacrum et du coccyx a pour objet d'empêcher les mouvements d'avant en arrière de l'articulation, elle mérite toute l'attention de la sage-femme.

D. Symphyse sacro-vertébrale.

Le sacrum s'unit avec la colonne vertébrale par trois surfaces que nous connaissons déjà, du côté du sacrum ; par la surface ovalaire de sa base, par les facettes des apophyses articulaires. Ces trois surfaces correspondent à des faces analogues de la dernière vertèbre lombaire. Les moyens d'union, très-multipliés, sont : un *fibro-cartilage* considérable, plus épais en avant qu'en arrière, et qui concourt à former l'angle sacro-vertébral ; un ligament *antérieur*, continuation du ligament vertébral commun ; un ligament *postérieur*, situé dans le canal vertébral ; un ligament *inter-épineux* et *sus-épineux* placé dans l'intervalle, et en arrière des apophyses épineuses ; un ligament *ilio-lombaire*, étendu du tiers postérieur environ de la crête iliaque à l'apophyse transverse de la cinquième vertèbre lombaire.

E. Articulation coxo-fémorale.

L'articulation coxo-fémorale n'appartient pas, à proprement parler, au bassin ; elle jouit, contrairement à celles dont nous venons de parler, de mouvements très-étendus dans tous les sens. Ses surfaces

articulaires sont : du côté du bassin, la cavité cotyloïde, dont la profondeur est augmentée par un bourrelet fibreux ; du côté de la cuisse, une tête arrondie,
à peu près sphérique, soutenue par un collet rétréci, *col du fémur*. Elles ont pour moyens d'union :
un *ligament capsulaire* qui enveloppe, en forme de
manchon, la cavité cotyloïde et le col du fémur; un
ligament intrà-articulaire, *ligament rond*, obliquement étendu de la tête de cet os à une échancrure située en dedans de la cavité cotyloïde.

Au-dessous de l'articulation coxo-fémorale, à la
base du col du fémur, sont deux tubérosités assez importantes pour leurs insertions musculaires; on les
nomme *grand* et *petit trochanter*. La tubérosité
externe, *grand trochanter*, la plus volumineuse, est
facile à sentir à travers la peau ; elle sert, par la position qu'elle occupe un peu au-dessous de la partie
moyenne du bassin et en dehors, à mesurer les dimensions de cette cavité à l'extérieur.

§ III. BASSIN CONSIDÉRÉ DANS SON ENSEMBLE.

Après avoir étudié les os qui forment le squelette
du bassin et les articulations qui unissent les os entre
eux, il importe de considérer ce canal dans son ensemble.

Il a la forme d'un cône tronqué dont la base regarde en haut et en avant, et dont le sommet est
tourné en bas et en arrière. Il ressemble assez bien
encore au *plat des barbiers,* qui lui a donné son
nom.

On le divise, pour l'étudier, en deux surfaces : *surface externe, surface interne.*

La *surface externe,* moins importante à connaître sous le rapport de l'accouchement, se subdivise en quatre régions : une antérieure, une postérieure, deux latérales.

La région antérieure comprend toutes les parties contenues entre les cavités cotyloïdes; elle est limitée de chaque côté par une ligne fictive étendue de l'épine iliaque antérieure et supérieure à la tubérosité ischiatique. La symphyse pubienne, l'arcade pubienne, les deux trous ovalaires, les surfaces osseuses qui forment le pourtour de ces trous, appartiennent à cette région. Sa hauteur est, au niveau de la symphyse, de 4 centim. environ; au niveau de l'éminence iléo-pectiné, de 10 centim.; au niveau de l'épine iliaque antérieure et supérieure, de 19 centim. L'arcade du pubis, large de 9 centim. à sa base, de 3 à 4 centim. au-dessous de la symphyse, mesure en hauteur 5 à 6 centim.

La région postérieure ou sacrée est formée par la face postérieure du sacrum et du coccyx. Elle est bornée sur les côtés par une ligne imaginaire étendue du tiers postérieur des crêtes iliaques à la partie la plus reculée des tubérosités ischiatiques. La face postérieure des grands et petits ligaments sacro-sciatiques et de la symphyse sacro-iliaque, la saillie des apophyses épineuses des dernières vertèbres lombaires, appartiennent aux limites de cette région. Sa hauteur est, sur la ligne médiane, de 11 centim.;

au niveau de l'épine iliaque postérieure, de 13 cent.;
au niveau du tiers postérieur de la crête iliaque, de
17 centim.

L'espace compris entre les deux régions précédentes constitue les régions latérales. On y trouve,
supérieurement, les deux tiers antérieurs de la fosse
iliaque externe; en avant, la cavité cotyloïde, le pourtour de cette cavité ou sourcil cotyloïdien; inférieu-
rement, la tubérosité ischiatique. La hauteur de
cette région est, au niveau de la partie la plus élevée
de la crête iliaque, de 20 centim.

La *surface interne* du bassin se divise en deux
parties : une supérieure, très-évasée, s'appelle *grand
bassin;* une inférieure se nomme *petit bassin*.

A. Grand bassin.

Le grand bassin fait surtout partie de l'abdomen
et ne joue qu'un rôle secondaire dans la génération.
Il est seulement destiné à soutenir le produit de la
conception dans les derniers temps de la grossesse.

Séparé du petit bassin par un rebord saillant,
marge du bassin, qui s'étend de l'angle sacro-vertébral
au pubis, il est, en haut, limité : postérieurement,
par la face supérieure du corps de la dernière vertèbre des lombes et par les ligaments ilio-lombaires;
sur les côtés, par les crêtes iliaques; en avant, par
le bord antérieur de l'ilium et le bord horizontal du
pubis.

Largement échancré dans sa région antérieure, il
manque de parois osseuses dans toute l'étendue qui
sépare les épines iliaques antérieure et supérieure

l'une de l'autre. Les deux fosses iliaques internes, obliquement dirigées en bas et en avant, forment ses régions latérales. La saillie du corps de la dernière vertèbre lombaire, l'angle sacro-vertébral en partie, les ailerons du sacrum et les symphyses sacro-iliaques, constituent la région postérieure.

La hauteur du grand bassin est, de la partie la plus élevée de la crête iliaque à la marge du bassin, de 6 centim. et demi. Sa largeur est, au niveau des épines iliaques antérieures et supérieures, de 24 à 27 centim., et du milieu des crêtes iliaques, de 28 à 29 centim. La distance qui sépare le milieu de la crête iliaque du grand trochanter est de 11 centim.

B. Petit bassin.

Le petit bassin est le bassin proprement dit : c'est lui qu'on désigne dans le langage lorsqu'on parle du bassin sans aucune autre indication. Il est situé au-dessous du précédent, et séparé de lui par la marge du bassin. Il forme une cavité dont l'entrée et la sortie sont moins étendues que la partie moyenne. Les deux extrémités, qui sont moins larges, portent le nom de *détroits,* dénommés, suivant la place qu'ils occupent, *détroit supérieur, détroit inférieur,* et le milieu du canal se nomme l'*excavation.*

1° *Détroit supérieur.* Le détroit supérieur ou *abdominal* sépare le grand bassin du petit bassin. Sa forme est celle d'un ovale ou encore d'un cœur de carte à jouer. C'est la première ouverture que l'enfant doit franchir dans l'accouchement, et celle qui le plus souvent met obstacle à son passage. Il est formé, en arrière, par l'angle sacro-vertébral et le bord antérieur des ailerons du sacrum ; sur les côtés, par le rebord mousse de l'ilium ; en avant, par la crête et le bord supérieur du pubis.

Pour bien connaître les dimensions de ce détroit, on lui a imaginé quatre diamètres (1). Le diamètre *antéro-postérieur* ou *sacro-pubien,* qui part du milieu de l'angle sacro-vertébral à la symphyse pubienne, a de 11 centim. à 11 centim. et demi. ; le diamètre *transverse* ou *bis-iliaque,* étendu du milieu du rebord mousse d'un ilium au même point du côté opposé, est de 13 centim. et demi. ; les diamètres *obliques,* qui mesurent l'intervalle compris entre la symphyse-sacro-iliaque d'un côté, et l'éminence iléo-pectiné du côté opposé, sont au nombre de deux, et présentent 12 centim. pour chaque côté. (Planche 1.)

2° *Excavation.* L'excavation du bassin, ou *excavation pelvienne,* fait suite au détroit supérieur. C'est dans cette cavité que la tête de l'enfant exécute ses mouvements principaux pour se dégager plus facilement à l'extérieur. On distingue aussi, aux parois qui la constituent, quatre régions.

La région antérieure est concave transversalement. Elle présente, sur la ligne médiane, la paroi postérieure de la symphyse pubienne, marquée par

_____

(1) On appelle diamètre toute ligne droite menée d'un point à un autre du pourtour d'un cercle et passant nécessairement par son centre. Ici, ce mot n'a pas la signification ordinaire. La ligne droite, menée d'un point à un autre, ne passe pas absolument au centre du détroit supérieur, et comme le cercle que ce détroit représente n'est pas parfait, les diamètres ne sont pas égaux.

un bourrelet longitudinal ; sur les côtés, des surfaces planes inclinées en bas et en avant, qui concourent à former le pourtour du trou sous-pubien ; enfin, le trou sous-pubien, fermé par une membrane, *membrane obturatrice*, qui donne passage, à sa partie la plus élevée, aux vaisseaux et nerfs obturateurs.

Les régions latérales font suite à la région antérieure. Ce sont les surfaces de ces régions latérales dont l'inclinaison, au dire de certains accoucheurs, jouerait le rôle le plus important dans le mécanisme de l'accouchement. La portion antérieure, exclusivement osseuse, qui correspond à la cavité cotyloïde, aurait pour effet de diriger la tête de l'enfant dans la concavité pubienne, tandis que l'inclinaison de la portion postérieure, formée par les ligaments sacro-sciatiques et les trous qu'ils circonscrivent, conduirait son extrémité opposée dans la concavité du sacrum (GARDIEN). La hauteur de ces régions latérales est, au niveau de l'arrière-fond de la cavité cotyloïde, de 9 centim. et demi.

La région postérieure de l'excavation est concave de haut en bas. Elle est constituée par les faces antérieures du sacrum et du coccyx, les symphyses sacro-iliaques, et par la partie la plus reculée des ligaments sacro-sciatiques. Sa hauteur est, en tirant une ligne droite de l'angle sacro-vertébral au sommet du coccyx, de 11 centim., et de 13 centim. et demi en suivant la courbure du sacrum.

La forme de l'excavation n'est pas exactement cylindrique. Les inclinaisons de ses parois, en bas

et en dedans, rendent en effet sa partie la plus déclive un peu plus étroite que sa partie supérieure.
Ses dimensions, mesurées suivant quatre diamètres,
varient donc d'après les points divers de son étendue. Au niveau de la partie moyenne qui correspond
à la plus grande profondeur de la courbure du sacrum, les quatre diamètres ont à peu près chacun
12 cent., à l'exception du diamètre antéro-postérieur, qui en a 13 ; à mesure que l'on descend dans
l'excavation, les diamètres obliques et transverse
décroissent successivement et finissent par mesurer
la même longueur que les diamètres correspondants
du détroit inférieur.

3° *Détroit inférieur*. Le détroit inférieur, aussi
nommé *détroit périnéal*, parce qu'il sert de limite au
périnée, est l'ouverture de sortie de l'excavation. Il
présente une forme assez irrégulière. Composé de
deux échancrures profondes, inclinées en sens opposé et réunies par les deux tubérosités ischiatiques,
il a été comparé, malgré la surface courbe qu'il présente, à un ovale dont la grosse extrémité est en arrière. Il n'est pas, comme le détroit supérieur, formé
seulement de parties osseuses : des ligaments, qui
constituent sa moitié postérieure, assurent l'élasticité
de ses parois et permettent un léger agrandissement.

Il est constitué, en avant, par l'arcade pubienne,
dont les bords déjetés en dehors sont formés par les
branches descendantes du pubis et ascendantes de l'ischium ; sur les côtés et dans la portion la plus déclive,
sont les deux tubérosités ischiatiques ; sur les côtés et

en arrière, les bords inférieurs des ligaments sacro-sciatiques; tout à fait en arrière, est le coccyx, dont l'articulation mobile avec le sacrum rend possible, dans le travail, l'allongement d'avant en arrière du détroit inférieur.

On a considéré au détroit périnéal, comme au détroit supérieur et à l'excavation, quatre diamètres :

Le diamètre *antéro-postérieur* ou *cocci-pubien*, qui s'étend du bord inférieur de la symphyse à la pointe du coccyx, a 11 centim.; le diamètre transverse ou *bis-ischiatique*, qui va d'une tubérosité ischiatique à l'autre, a 11 centim.; les deux diamètres obliques, que l'on mesure du milieu de l'un des bords de l'arcade pubienne à la partie moyenne du grand ligament sacro-sciatique, ont chacun 11 centim. Dans le travail de l'enfantement, la rétrocession du coccyx, l'élasticité des ligaments sacro-sciatiques, agrandissent chacun des diamètres cocci-pubien et obliques de 1 centim. (1).

C. Direction, axes du bassin.

Le bassin, considéré dans son ensemble, n'est pas parfaitement horizontal. Lorsque le corps est dans la station debout, le plan formé par le détroit supé-

(1) De la comparaison des diamètres des deux détroits, il résulte : 1º que le diamètre transverse de l'inférieur est moins grand que le même diamètre du supérieur, ce qui donne la mesure du rapprochement par en bas des plans inclinés du bassin ; 2º que le plus grand diamètre du détroit inférieur croise la direction de celui du détroit supérieur, et que la tête de l'enfant, pour se présenter convenablement à chacun de ces détroits, doit exécuter un mouvement de rotation dans le petit bassin. (DÉSORMEAUX.)

rieur fait, avec une ligne menée perpendiculairement
à l'*axe du corps*, (1) un angle de 55 à 60 degrés environ. (2) Le pubis se trouve ainsi placé sur un point
beaucoup plus bas que l'angle sacro-vertébral. Une
ligne menée horizontalement en arrière du bord supérieur de cet os parvient à peu près au milieu du
sacrum, et la paroi antérieure du ventre qui ferme
l'échancrure correspondante du grand bassin occupe
presque la partie la plus déclive. Dans la même
position du corps, debout, le détroit inférieur n'est
pas aussi incliné que le supérieur. L'inclinaison de
son diamètre antéro-postérieur est un angle de 10
à 11 degrés seulement (NÆGELÉ). La pointe du coccyx se trouve placée, terme moyen, 14 à 16 millimètres plus haut que le sommet de l'arcade pubienne, et une ligne menée du bord supérieur du
pubis horizontalement en arrière aboutit à l'union de
la seconde pièce du coccyx avec la troisième.

Il n'en est pas ainsi lorsque le corps est dans la
station assise, le tronc à demi-renversé sur le dos. Le

(1) On appelle *axe* une ligne droite que l'on suppose traverser un
corps par son milieu. L'axe du corps est une ligne droite qui, du sommet de la tête, traverse le tronc de haut en bas et se prolonge verticalement entre les deux pieds.

(2) La figure formée par deux lignes droites qui se coupent s'appelle un *angle*. Lorsqu'une ligne en coupe une autre de telle sorte
qu'elle ne penche pas sur celle-ci d'un côté plus que de l'autre, la
figure formée s'appelle un *angle droit*. Tout angle plus grand qu'un
angle droit est dit *angle obtus* : tout angle plus petit qu'un angle droit
est un *angle aigu*. Pour évaluer en nombre l'espace compris entre
les deux côtés d'un angle, on a divisé la ligne courbe, ou *circonférence*,
qui limite un cercle, en 360 parties égales, appelées *degrés*. Un angle
droit vaut 90 degrés, ce qui s'exprime en écrivant 90°.

plan du détroit supérieur devient alors à peu près horizontal, et le détroit inférieur se présente directement en avant dans presque toute son étendue.

D'après cette inclinaison des détroits, par rapport à l'axe du corps, on comprend que ce dernier n'est pas continu, suivant une ligne droite, avec les axes du bassin. L'axe du détroit supérieur n'est pas continu davantage avec celui de l'excavation pelvienne ou du détroit inférieur.

Tandis que l'axe du détroit abdominal est, en effet, représenté par une ligne obliquement étendue, en bas et en arrière, de l'ombilic à l'articulation sacro-coccygienne, en passant par le centre de ce détroit, l'axe du détroit périnéal a une disposition opposée; il est dirigé en bas et en avant et figuré par une ligne menée du centre de ce détroit à l'angle sacro-vertébral. Ces deux axes se croisent dans l'excavation, en formant un angle obtus ouvert en avant, et leur direction doit être bien connue, car elle indique la route que le fœtus suit pour traverser la filière du bassin. (1)

§ IV. DES PARTIES MOLLES DU BASSIN.

A. Muscles.

Le bassin, base de sustentation du tronc dans la

_____

(1) Le bassin n'est pas absolument conformé chez l'homme comme chez la femme. Chez l'homme, les fosses iliaques moins évasées rendent les hanches moins saillantes ; les tubérosités sciatiques plutôt inclinées en dedans qu'en dehors rétrécissent le détroit inférieur ; l'angle sacro-vertébral est moins prononcé ; le sacrum est plus long , l'arcade pubienne moins large ; les cavités cotyloïdes sont plus rapprochées ; l'articulation du sacrum avec le coccyx se soude de bonne heure, et ce dernier os est plus fortement courbé en avant.

station ordinaire et dans l'attitude assise, offre un point d'appui dans les grands mouvements du corps et dans les mouvements des cuisses ; il est pourvu de muscles très-nombreux, qu'on peut diviser relativement à leur position : *en muscles sus-pelviens* ou *abdominaux, en muscles extrà-pelviens* et en *muscles intrà-pelviens*.

1° Les muscles sus-pelviens sont, supérieurement, le *diaphragme ;* aux régions postérieures, latérales et antérieures du ventre, les *grands* et *petits obliques,* les *transverses,* les *muscles droits* et les *pyramidaux*.

Le *diaphragme* est situé entre la cavité de la poitrine et celle du ventre, qu'il sépare l'une de l'autre. Il est aplati, courbé de haut en bas, en forme de voûte. Il s'insère à la face postérieure des cartilages des six dernières côtes, et aux corps des trois premières vertèbres lombaires. Par ses contractions, il refoule de haut en bas les organes contenus dans cette cavité.

Les *grands* et *petits obliques* et les *transverses,* superposés l'un à l'autre d'avant en arrière, peuvent être réunis dans une seule description ; ils sont situés sur les régions latérales de l'abdomen ; ils s'étendent de la base de la poitrine à la partie supérieure du bassin ; ils sont aplatis en forme de toiles, et quadrilatères. Ils s'attachent, en haut, aux sept dernières côtes ; en bas, à la crête iliaque ; en arrière, aux apophyses épineuses des vertèbres lombaires ; en avant, ils se continuent avec de larges aponévroses dont les fibres s'entrecroisent sur la ligne médiane.

Chacun de ces muscles a ses fibres charnues dirigées en sens différents, savoir : les fibres du grand
oblique, en bas et en avant ; les fibres du petit
oblique, en bas et en arrière ; les fibres du transverse, horizontalement d'arrière en avant.

Les *pyramidaux* sont deux petits muscles triangulaires situés à la partie inférieure du bas-ventre ; ils
s'insèrent au pubis et à la ligne aponévrotique médiane, qu'ils tendent par leurs contractions.

Les *muscles droits* vont de la partie antérieure et
inférieure de la poitrine au pubis ; ils sont allongés
et situés de chaque côté de la ligne médiane ; ils
prennent leur insertion supérieure aux cartilages
des trois dernières côtes qui se rendent au sternum,
et leur insertion inférieure au pubis.

Tous ces muscles concourent à former les parois
contractiles de l'abdomen ; ils ont pour point d'appui
une aponévrose très-résistante, qu'on appelle *aponévrose abdominale*. Elle est formée, sur les côtés
de la ligne médiane, par quatre feuillets, qui sont
les aponévroses des muscles grands et petits obliques, et des muscles transverses ; sur la ligne médiane, ces feuillets s'entrecroisent et constituent la
ligne blanche. Cette ligne est intermédiaire entre
le sternum et la symphyse des pubis auxquels elle
est fixée ; elle est percée, au-dessous de sa partie
moyenne, d'une ouverture étroite nommée *ombilic*,
qui, chez le fœtus, donne passage aux vaisseaux
ombilicaux.

La paroi abdominale antérieure, musculaire et

aponévrotique, a pour effet de garantir les organes du ventre, de resserrer l'abdomen sur lui-même, et de faire fléchir la poitrine sur le bassin. Dans l'acte du resserrement de l'abdomen, le bassin et surtout la poitrine, étant préalablement fixés, les contractions des muscles obliques et transverses sont puissantes. Ces muscles compriment les viscères horizontalement d'avant en arrière, et combinant leurs contractions avec celles du diaphragme, au moment de l'accouchement, ils agissent sur le fœtus en le poussant de haut en bas et d'avant en arrière dans le canal pelvien. Les muscles droits ont pour action de rapprocher la poitrine sur le bassin, et par la flexion des cuisses sur le ventre, d'opérer un relâchement des parois abdominales. Cette attitude devra souvent être mise à profit par la sage-femme dans l'exploration de l'abdomen, soit pendant la grossesse, soit après l'accouchement.

2° Les muscles extra-pelviens forment autour du bassin une couche musculaire protectrice contre les chocs extérieurs ; ils se rendent de l'os coxal au fémur et sont les agents d'une partie des mouvements de la cuisse. Les plus importants à connaître, pour la sage-femme, sont les *muscles fessiers*. Ces muscles, au nombre de trois, recouvrent les faces latérales et postérieures du bassin, auxquelles ils s'insèrent; en bas, ils s'attachent par un tendon très-résistant à une grosse tubérosité du fémur, qu'on appelle le *grand trochanter*. Les muscles qui s'étendent du bord inférieur du bassin à la partie interne de la

cuisse sont connus sous le nom d'*adducteurs*. Tous
ces muscles n'offrent aucune particularité pour l'é-
tude des accouchements ; ils produisent des mouvements complexes, c'est-à-dire des mouvements
d'écartement et de rapprochement, des mouvements
de flexion et d'extension des cuisses.

3° Les muscles intrà-pelviens servent à former
un coussin élastique dans l'intérieur du bassin ; ils
peuvent être divisés en deux séries, l'une supérieure propre au grand bassin, l'autre inférieure
propre au petit bassin. La première est composée
des muscles *psoas* et du *muscle iliaque*, la seconde
des *muscles pyramidal, obturateur interne* et du *releveur de l'anus*.

Le *psoas*, étendu verticalement des quatre premières vertèbres lombaires à la partie supérieure du
fémur, longe, en les recouvrant, les côtés du détroit
supérieur du bassin.

Le *muscle iliaque*, élargi en forme d'éventail,
tapisse toute la face iliaque interne, et s'insère
avec le psoas au petit trochanter par un tendon
commun.

Le *pyramidal* forme la moitié postérieure des
régions latérales de l'excavation. Il naît de l'intervalle qui sépare les trous sacrés antérieurs, sort du
bassin par le grand trou sciatique, et va s'attacher
au grand trochanter.

L'*obturateur interne* s'attache aussi au grand trochanter. Appliqué contre la membrane obturatrice,
il appartient à la région antérieure de la cavité

pelvienne, et sort, en se dirigeant en dehors, par le petit trou sciatique.

Le *releveur de l'anus* forme presque seul la couche musculaire du plancher du bassin. Il est recouvert, ainsi que les deux muscles précédents, par une toile aponévrotique, nommée *aponévrose pelvienne*, et s'étend des parties latérales et supérieures de l'excavation au coccyx et à l'intestin rectum.

Le psoas et l'iliaque servent à la flexion de la cuisse sur le bassin ; le pyramidal et l'obturateur interne impriment à la cuisse un mouvement de rotation en dehors ; le releveur de l'anus oppose surtout une résistance passagère à la sortie du fœtus poussé par les contractions des muscles abdominaux et de la matrice.

B. Vaisseaux du bassin.

Les vaisseaux du bassin sont divisés en artères et en veines.

Les *artères* proviennent de l'*aorte* abdominale qui se bifurque au niveau de la quatrième vertèbre lombaire et donne naissance aux deux *artères iliaques primitives*. Les artères iliaques primitives, après un trajet oblique en bas et en dehors, se terminent elles-mêmes, au niveau de la base du sacrum, par deux branches de bifurcation, l'*artère iliaque interne* et l'*artère iliaque externe*. L'artère iliaque interne, d'abord oblique en bas et en avant, s'enfonce verticalement dans le bassin, au-devant de la symphyse sacro-iliaque ; elle fournit des branches aux parois osseuses, aux muscles du bassin, à tous les viscères contenus dans cette cavité, à la peau et aux parties génitales. L'artère iliaque externe se dirige en bas et en dehors, en longeant le bord interne des muscles psoas sur lesquels elle est appliquée, et se rend au membre inférieur. En sortant du bassin, elle passe au-dessous d'une arcade aponévrotique, *arcade crurale*, formée par l'aponévrose abdominale, et tendue de l'épine iliaque antérieure et supérieure au pubis.

Les *veines* du bassin sont toutes satellites des artères, c'est-à-dire que chaque branche artérielle est accompagnée d'une veine correspondante. Elles aboutissent aux veines iliaques primitives qui se rendent dans la veine cave inférieure. (1)

C. Nerfs du bassin.

Les nerfs du bassin proviennent des gros cordons nerveux qui sortent par les trous sacrés antérieurs. Ces cordons, logés d'abord isolément dans les gouttières latérales du sacrum, forment, par leur réunion au-devant du muscle pyramidal, le *plexus sacré*.

Ce plexus, après avoir fourni des branches aux muscles du bassin et à un plexus particulier nommé *plexus hypogastrique*, se concentre en un faisceau considérable qui prend le nom de nerf sciatique, sort du bassin par le grand trou sciatique et se distribue dans le membre inférieur. Du plexus

(1) Les veines des organes génito-urinaires présentent un lacis vasculaire très-développé ; c'est à cause de cette disposition particulière qu'elles ont reçu le nom de *plexus* (plexus vésical, plexus vaginal, plexus utérin).

hypogastrique émanent les filets nerveux qui se rendent aux viscères contenus dans la cavité du bassin.

D. Viscères du bassin.

Les viscères contenus dans la cavité du bassin sont la vessie, qui termine l'appareil urinaire, et le rectum, qui termine l'appareil nutritif. Entre ces deux organes, se trouve l'appareil génital.

La *vessie*, réservoir de l'urine, est située à la partie moyenne et antérieure de l'excavation du bassin, derrière les os pubis, au-devant de la matrice. Lorsqu'elle est vide, elle se réduit au volume d'un petit œuf et ne s'élève pas au-dessus du pubis ; mais lorsqu'elle est distendue par une grande quantité d'urine, elle dépasse le pubis et fait une saillie plus ou moins considérable dans la région hypogastrique. La vessie est maintenue dans sa position, en bas, par le canal de l'urètre et des ligaments fibreux qui se portent de la vessie au pubis ; en haut, par trois cordons fibreux qui se rendent à l'anneau ombilical.

Le *rectum*, dernière portion du canal intestinal, est situé dans la partie postérieure de l'excavation du bassin, au-devant du sacrum et derrière la matrice. Il s'étend de la dernière vertèbre des lombes et finit à l'anus. Placé d'abord sur le côté gauche de l'angle sacro-vertébral, il se plonge dans le petit bassin en suivant la courbure de la face antérieure du sacrum ; il a par conséquent une direction oblique de haut en bas et de gauche à droite. Il est maintenu dans sa position par un tissu cellulaire assez dense, par l'aponévrose pelvienne et par le muscle releveur de l'anus. A son extrémité inférieure, il est pourvu d'un muscle circulaire appelé *sphincter de l'anus ;* ce muscle détermine par ses contractions le froncement de l'anus, et empêche les matières fécales de s'écouler au dehors.

La vessie et le rectum, ainsi que les muscles intrà-pelviens, ne sont pas immédiatement en rapport, par leur tissu propre, avec les autres viscères du ventre ; comme les intestins, ils sont recouverts d'une membrane spéciale, le *péritoine.* Cette membrane est mince et transparente ; elle est destinée à faciliter les mouvements des circonvolutions intestinales, et constamment lubréfiée par un liquide séreux qu'elle sécrète.

E. Modifications apportées dans les diamètres du bassin par les parties molles.

On conçoit que les diamètres du bassin doivent être légèrement diminués par la présence des parties molles que contient cette cavité. Les muscles psoas iliaques, les vaisseaux iliaques internes et externes, les aponévroses qui les recouvrent, diminuent de un centimètre environ le diamètre transversal du détroit supérieur ; la vessie, le tissu cellulaire assez abondant qui l'entoure, le rectum, diminuent le diamètre antéro-postérieur ; dans l'excavation, les muscles pyramidaux, les muscles obturateurs internes, la vessie, le rectum, le tissu cellulaire, rendent cette excavation un peu moins spacieuse.

Le périnée qui forme le plancher du bassin prolonge la courbe formée par le sacrum, de sorte que la tête de l'enfant est obligée de suivre cette courbe en totalité, circonstance favorable à la lenteur, mais aussi à l'heureuse issue de l'accouchement (NÆGELÉ). (1)

(1)   TABLEAU

INDIQUANT LES DIVERSES DIMENSIONS DU BASSIN.

———

A. DIMENSIONS DU GRAND BASSIN.

1.º TRANSVERSALEMENT.

D'une épine iliaque antérieure et supérieure à
l'autre................................... 24 à 27 centim.
D'une épine iliaque antérieure et supérieure à
l'autre................................... 21 centim.
Du milieu d'une crête iliaque à l'autre.......... 28 à 29 centim.
D'une épine iliaque postérieure et supérieure à
l'autre................................... 9 à 10 centim.

2º VERTICALEMENT.

Du milieu de la crête iliaque à la marge du bassin,
du même côté............................. 6 centim. 1/2
Du milieu de la crête iliaque au grand trochanter. 11 centim.
De l'épine iliaque antérieure et supérieure au
grand trochanter.......................... 9 centim.

3º D'AVANT EN ARRIÈRE.

De l'épine iliaque antérieure et supérieure d'un
côté, à l'épine iliaque postérieure et supérieure
du côté opposé............................ 21 à 23 centim.

B. DIMENSIONS DU PETIT BASSIN.

1º DÉTROIT SUPÉRIEUR.

Diamètre sacro-pubien...................... 11 à 11 centim. 1/2
Diamètre bis-iliaque....................... 13 centim. 1/2
Diamètres obliques, chaque................. 12 centim.

2º EXCAVATION.

Diamètre antéro-postérieur.................. 13 centim.
Diamètres obliques et transverse, chaque....... 12 centim.

3º DÉTROIT INFÉRIEUR.

Diamètre cocci-pubien , variable à cause du
coccyx.................................. 11 à 12 centim.

ART. II. ORGANES DE LA GÉNÉRATION.

Les organes de la génération, *ovaires* et *utérus*, *trompes utérines* et *vagin*, ne forment pas en totalité l'appareil génital. Des organes placés à l'extérieur complètent cet appareil et lui servent pour ainsi dire

Diamètres obliques, variables à cause des ligaments sacro-sciatiques, chaque............. 11 à 12 centim.
Diamètre bis-ischiatique, invariable........... 11 centim.

4° TRANSVERSALEMENT.

D'un grand trochanter à l'autre............... 29 à 31 centim.
Au sommet de l'arcade pubienne.............. 3 à 4 centim. 1/2
A la base de cette arcade. .... 9 à 9 centim. 1/2

5° VERTICALEMENT.

Du bord supérieur de la symphyse au sommet de
  l'arcade pubienne....................... 4 centim.
Du sommet de l'arcade à sa base.............. 5 à 6 centim.
De l'éminence iléo-pectiné à la tubérosité ischia-
  tique. .... 10 centim.
De la marge du bassin à la même tubérosité.... 9 centim. 1/2
De l'angle sacro-vertébral à la pointe du coccyx,
  directement............................ 11 centim.
De l'angle sacro-vertébral à la pointe du coccyx,
  en suivant la courbure du sacrum........... 13 centim. 1/2

6° D'AVANT EN ARRIÈRE.

De la partie antérieure et supérieure de la symphyse pubienne au sommet de la première
  apophyse épineuse du sacrum.............. 19 centim.
Epaisseur du sacrum........................ 6 centim. 1/2
Epaisseur de la symphyse pubienne........... 1 centim. 1/2

C. BASSIN DANS SON ENSEMBLE.

VERTICALEMENT.

Du milieu de la crête iliaque à la tubérosité
  ischiatique............................. 20 centim.
De l'épine iliaque antérieure et supérieure à la
  même tubérosité........................ 19 centim.
De l'épine iliaque postérieure et supérieure à la
  même tubérosité........................ 13 centim.
Du tiers postérieur de la crête iliaque à la même
  tubérosité..............................17 centim.

de vestibule; ce sont : la *vulve,* située à l'orifice externe du vagin ; le *mont de Vénus,* au-dessus de la vulve; le *périnée,* entre celle-ci et l'anus.

Commençons par les parties génitales internes les plus importantes.

§ I. PARTIES GÉNITALES INTERNES.

A. Ovaires.

Les ovaires, organes producteurs des ovules, sont au nombre de deux : situés de chaque côté de l'utérus dans un repli du péritoine, *ligaments larges,* qui les unit à cet organe, ils se présentent sous la forme d'un corps blanchâtre, ovoïde, aplati d'avant en arrière, et du volume d'une amande. Ils sont placés de champ transversalement, et présentent deux faces, deux bords et deux extrémités. Les faces, ainsi que le bord supérieur, sont lisses chez les femmes non fécondées, et rugueuses chez les femmes qui ont eu des enfants; le bord inférieur adhère aux ligaments larges; l'extrémité externe est libre ; l'extrémité interne donne attache à un cordon fibreux qui se fixe à la matrice, *ligament de l'ovaire.*

Le péritoine recouvre extérieurement les ovaires et y adhère intimement. Au-dessous de lui, est une enveloppe fibreuse très-résistante et très-dense ; à l'intérieur, on rencontre un tissu spongieux et rempli de vaisseaux, au milieu duquel sont déposées des vésicules. Ces vésicules, presque rondes, et remplies d'une sérosité incolore, sont les *œufs* ou *vésicules de Graaf.* Leur nombre est de quinze à vingt, et dans leur intérieur est l'ovule qui doit être fécondé un jour. (1)

B. Trompes utérines.

Les trompes utérines ou *trompes de Fallope*, sont deux canaux membraneux qui font communiquer les ovaires avec l'utérus, et ont pour objet de transmettre dans celui-ci l'ovule fécondé. Elles sont situées transversalement dans l'excavation du bassin, au-devant et au-dessous des ovaires, dans l'intérieur des ligaments larges. Elles ont la forme d'un entonnoir et se divisent en deux extrémités et une partie moyenne. L'extrémité externe, plus évasée, présente l'*orifice libre* de la trompe et permet l'introduction d'une plume d'oie; elle se termine par des franges flottantes, dont la plus grande tient à l'extrémité libre de l'ovaire; on la nomme *pavillon de la trompe, pavillon frangé*. La partie moyenne est flottante et tortueuse. L'extrémité interne s'ouvre dans l'intérieur de l'utérus et admet à peine une soie de sanglier.

Le canal de la trompe est constitué 1° par un tissu propre, continuation du tissu de l'utérus; 2° par le péritoine, qui recouvre sa surface externe;

(1) On a longtemps attribué les rugosités de la surface de l'ovaire et les cicatrices qui forment ces rugosités à la rupture des vésicules de Graaf après la fécondation des ovules qu'elles contiennent; suivant cette opinion, il y aurait autant de cicatrices que la femme aurait eu d'enfants. Il n'en est pas ainsi; on remarque ordinairement des cicatrices nombreuses à la surface des ovaires; à la suite des règles, on en trouve quelquefois de très-récentes, et il paraît aujourd'hui démontré que la femme serait soumise, comme les ovipares, à une ponte périodique correspondant à chaque époque menstruelle.

3° par une membrane muqueuse, qui le tapisse à son intérieur, et dont la communication directe avec la cavité du ventre permet d'expliquer les grossesses en dehors de l'utérus ou dans l'abdomen.

C. Matrice ou Utérus.

L'utérus est, pour la sage-femme, très-important à connaître : c'est l'organe de la gestation et de l'accouchement.

Il est placé dans l'excavation pelvienne, entre la vessie et le rectum, au-dessous des intestins, et au-dessus du vagin ; sa forme est celle d'une poire aplatie d'avant en arrière, ou d'un triangle dont la base est en haut et le sommet en bas. Sa direction est parallèle à l'axe du détroit supérieur du bassin.

Son volume varie suivant l'âge : très-peu considérable avant l'époque de la puberté, il augmente beaucoup à cette époque ; il s'atrophie au contraire dans la vieillesse. On divise l'utérus en *fond*, en *corps* et en *col*. Le *fond* comprend tout ce qui est au-dessus des trompes ; le *corps* s'étend depuis le fond jusqu'à la partie la plus rétrécie de l'organe ; le *col* est toute la portion située au-dessous de ce rétrécissement. Pour la description anatomique, on distingue une *surface externe*, une *surface interne*.

La surface externe présente à étudier deux faces, l'une antérieure, l'autre postérieure ; deux bords latéraux, un bord supérieur ou base et trois angles.

Les deux faces de l'utérus sont en grande partie libres dans la cavité pelvienne et tapissées par le péritoine. La face antérieure, un peu moins convexe que la postérieure, est immédiatement en rapport, dans son quart inférieur, avec le fond de la vessie. La face postérieure est en rapport médiat avec le rectum, ce qui permet d'explorer cette face à travers cet intestin.

Les bords latéraux de l'utérus, un peu concaves, sont compris dans les ligaments larges. Ils donnent attache à un ligament de l'utérus, *ligament rond*, aux trompes et au ligament de l'ovaire.

Le bord supérieur de l'utérus représente le fond de cet organe ; il est convexe et lisse, et regarde en haut et en avant ; il n'atteint jamais, dans l'état de vacuité, le détroit supérieur du bassin.

Trois angles réunissent ces bords. Aux deux angles supérieurs aboutissent les trompes et le ligament de l'ovaire ; l'angle inférieur constitue le col.

Le col de l'utérus présente assez bien la forme d'un fuseau. Séparé du corps de la matrice par une partie légèrement rétrécie que l'on distingue même à l'extérieur, il est renflé à sa partie moyenne pour se terminer par une extrémité moins volumineuse. Sa longueur est de 2 centim. et demi. Il est embrassé obliquement par le vagin et regarde en bas et en arrière. On remarque, à sa partie moyenne, un orifice en forme de fente transversale, *orifice externe de l'utérus*, que l'on divise en deux lèvres et qu'on appelle *museau de tanche*. Ces lèvres sont à peu près égales et lisses chez la femme vierge ; chez la femme déjà mère, la fente s'élargit, devient inégale, et la lèvre antérieure est manifestement plus volumineuse et plus longue que la postérieure. (1)

La surface interne de l'utérus forme une cavité extrêmement petite. Elle est triangulaire et se divise en *cavité du corps* et *cavité du col*. La *cavité du corps*, resserrée au point qu'elle peut à peine loger une *fève de marais*, se termine à chacun de ses angles par un orifice. Les deux orifices supérieurs sont les orifices des trompes; l'orifice inférieur, beaucoup plus large, s'ouvre dans la cavité du col et s'appelle *l'orifice in-*

---

(1)   COL DE L'UTÉRUS.

Chez la femme qui n'a pas eu d'enfants :

1º Le col est séparé du corps de l'utérus par une partie rétrécie.

2º Sa forme est une espèce de petit baril renflé à sa partie moyenne.

3º Sa surface est lisse et polie.

4º Sa longueur est fixe de 2 centim. et demi à 3 centim.

5º L'extrémité inférieure, ou museau de tanche, est complètement fermée et difficile à sentir ; elle présente deux lèvres séparées par une petite fente transversale.

6º Des deux lèvres qui circonscrivent le museau de tanche, l'antérieure est plus épaisse et plus longue que la postérieure ; ces lèvres sont lisses et polies.

Chez la femme qui a eu des enfants :

1º Le col se continue insensiblement avec le corps de l'utérus.

2º Sa forme représente un mamelon.

3º Sa surface est bosselée.

4º Sa longueur est très-variable; elle diminue en raison directe du nombre des enfants, au point que le col disparaît complètement chez certaines femmes.

5º Le museau de tanche est assez ouvert pour que l'extrémité du doigt puisse s'y introduire.

6º Les lèvres sont inégales; elles présentent des échancrures plus ou moins nombreuses, échancrures qui se rencontrent habituellement au niveau des commissures.

terne de l'utérus, par opposition avec l'orifice vaginal ou *orifice externe.*

Entre l'orifice interne et l'orifice externe est la *cavité du col.* Elle est plus large à sa partie moyenne qu'à ses extrémités. On remarque sur ses parois de petites colonnes longitudinales et transversales qui imitent assez bien, par leur disposition, une feuille de fougère, mais qui disparaissent après un premier accouchement.

Structure de l'utérus. La structure de l'utérus est complexe. Comme organe susceptible de dilatation, il est recouvert d'une membrane séreuse, le péritoine, qui facilite les glissements; comme agent d'expulsion, il est formé d'un tissu propre musculaire; enfin, comme toutes les cavités, il est tapissé à l'intérieur d'une membrane qui paraît muqueuse, et sécrète un liquide transparent.

Le tissu propre de l'utérus mérite une mention spéciale. Grisâtre, inextricable, et fibreux dans l'état de vacuité, il est manifestement musculaire lorsque l'utérus est distendu par le produit de la conception. On lui a considéré alors deux couches de fibres : une couche superficielle, composée de faisceaux longitudinaux, se porte en avant et en arrière; une couche profonde, formée de fibres transversales, au niveau du corps, se dispose en faisceaux concentriques au niveau des orifices. Le col est ainsi essentiellement composé de fibres circulaires.

La membrane muqueuse de l'utérus est excessivement mince. C'est aux follicules oblitérés de cette membrane que sont dues certaines vésicules transparentes, appelées *œufs de Naboth*, qui se rencontrent souvent dans la cavité de la matrice.

Ligaments de l'utérus. Le péritoine ne tapisse pas seulement les faces antérieures et postérieures de l'utérus : il forme de chaque côté, pour embrasser le ligament rond, les trompes de Fallope et les ovaires, des replis quadrilatères, *ligaments larges*, tendus transversalement dans l'excavation. Le bord supérieur seul est libre, et divisé en trois *ailerons*. L'*aileron antérieur*, le moins prononcé, loge le ligament rond ; l'*aileron moyen* enveloppe les trompes ; l'*aileron postérieur* contient l'ovaire et son ligament.

Indépendamment des ligaments larges qui servent à fixer l'utérus sur les côtés, celui-ci est maintenu dans sa position par six autres ligaments : quatre sont de petits replis du péritoine, étendus à la vessie et à l'intestin rectum ; deux seulement sont assez importants et se nomment les *ligaments ronds*.

Les ligaments ronds sont situés, l'un à droite, l'autre à gauche de l'utérus. Ils naissent des bords latéraux de cet organe. Placés dans l'aileron antérieur des ligaments larges, ils se dirigent en dehors et en avant pour se fixer, en traversant la paroi abdominale antérieure, à la symphyse pubienne. La texture de ces ligaments est fibreuse ; le ligament rond du côté droit est plus court que celui du côté gauche, ce qui explique la légère inclinaison de la matrice du côté droit.

La hauteur de l'utérus est de 7 à 8 centim. ; sa largeur, au niveau du fond, de 3 à 4 centim.; les dimensions du col dans tous les sens sont de 2 centim.

D. Vagin.

Le vagin est un conduit membraneux qui s'étend de l'utérus à la vulve. C'est un canal courbe, situé dans le petit bassin, entre la vessie et l'intestin rectum, au-dessus de la vulve qui lui sert d'ouverture inférieure, au-dessous de l'utérus dont il embrasse le col. Il a à peu près la forme d'un cylindre, dont les parois sont aplaties sur elles-mêmes d'avant en arrière. Il est dirigé, comme l'axe total de l'excavation pelvienne, en bas et en avant. On lui distingue quatre parois et deux extrémités.

La paroi antérieure, un peu concave, est en rapport avec le bas-fond de la vessie et le canal de l'urètre. La paroi postérieure, convexe, est plus longue et répond à la face antérieure du rectum.

Les parois latérales donnent attache en haut aux ligaments larges ; ils répondent en bas au périnée. A mesure que l'on se rapproche de la vulve, ces rapports du vagin avec les parties environnantes sont plus intimes ; toutefois, en bas et en arrière, la face postérieure du vagin est séparée du rectum par un espace triangulaire dont la base constitue le périnée.

L'extrémité supérieure du vagin est plus large que l'extrémité inférieure. Elle embrasse le col de l'utérus et forme avec cet organe un cul de sac d'autant plus considérable que le col est plus saillant;

ce cul de sac est constamment plus profond en arrière.

L'extrémité inférieure du vagin appartient à l'orifice vulvaire que nous allons décrire tout à l'heure. Il est pourvu chez les vierges d'une membrane perforée à son centre, la membrane *hymen*, et circonscrit par des fibres musculaires concentriques, nommées *muscle sphincter du vagin.*

Le vagin est composé d'un tissu propre et d'une membrane muqueuse. Le tissu propre est dense et serré. Mince dans la paroi postérieure et en haut, il est plus épais en bas, au niveau du canal de l'urètre; il acquiert une vascularité considérable autour de l'orifice, et jouit de propriétés érectiles. La muqueuse du vagin tapisse la surface interne de ce canal; elle offre une grande quantité de rides transversales qui permettent sa dilatation suffisante dans l'accouchement.

Vaisseaux et nerfs des parties génitales internes. Les parties génitales internes sont pourvues de vaisseaux et de nerfs qui proviennent de la même source. Les artères arrivent aux ovaires et à l'utérus dans le pli des ligaments larges; elles émanent de l'iliaque interne ou directement de l'aorte. On les appelle utérines et ovariques. Les veines sont plus nombreuses que les artères. Elles sont si multipliées dans l'utérus, qu'elles lui donnent une apparence spongieuse. Au vagin, elles forment un plexus qui embrasse son orifice inférieur. Les nerfs émanent des plexus sacré et hypogastrique.

Les parties génitales externes comprennent le mont de Vénus, la vulve et le périnée.

A. Mont de Vénus.

On appelle mont de Vénus ou *pénil* l'espace triangulaire, arrondi, qui recouvre la symphyse du pubis. Il est recouvert de poils et appuyé sur une couche de tissu cellulaire élastique et très-dense.

B. Vulve.

La vulve correspond à l'orifice inférieur du vagin. Elle se présente sous la forme d'une fente longitudinale, située sur la ligne médiane, au-dessous du mont de Vénus, en avant du périnée et dans l'intervalle des cuisses. On y trouve les *grandes* et les *petites lèvres* qui circonscrivent cette ouverture sur les côtés et en arrière ; le *clitoris* au point de jonction des petites lèvres ; le *méat urinaire,* directement au-dessus de l'orifice du vagin ; le *vestibule,* entre le clitoris et ce méat ; l'*hymen* chez les vierges, et ses débris, les *caroncules myrtiformes,* dans le vagin lui-même ; enfin, en arrière, la *fosse naviculaire* et la *fourchette.*

1° *Grandes lèvres.* Les grandes lèvres déterminent par leur longueur celle de la vulve. Ce sont deux replis de la peau qui semblent résulter de la bifurcation du mont de Vénus. Elles sont aplaties transversalement, s'écartent l'une de l'autre jusqu'au milieu de leur longueur, puis se rapprochent ensuite à 3 cent. environ de l'anus. Elles ont deux faces : une face externe cutanée, recouverte de poils, une face interne rosée, tapissée par la membrane muqueuse. Leur bord antérieur ou libre est convexe, et d'autant plus arrondi que les grandes lèvres sont plus volumineuses.

2° *Petites lèvres*. Les petites lèvres ou *nymphes* sont des replis muqueux situés entre les grandes lèvres. Leur forme est assez bien comparable à une crête de coq. Elles s'étendent de la commissure antérieure de la vulve jusque vers le milieu de l'orifice du vagin. Elles sont formées à l'intérieur d'un tissu spongieux, continuation du tissu propre du vagin.

3° *Clitoris*. Le clitoris est un petit tubercule rougeâtre situé au point de jonction des petites lèvres. Organe éminemment érectile, il a pour tissu propre deux corps caverneux qui sont fixés à la branche descendante du pubis et se rapprochent au-dessous de la symphyse pour le constituer. Un repli de la muqueuse, qui lui sert de capuchon, est le point d'origine des petites lèvres.

4° *Vestibule*. Immédiatement au-dessous du clitoris est le vestibule. Il n'a pas d'importance spéciale et comble l'espace triangulaire qui sépare le clitoris du méat urinaire.

5° *Méat urinaire*. Le méat urinaire est situé au-dessous du vestibule, au-devant de l'orifice du vagin. C'est l'orifice externe d'un canal, l'urètre, placé au-dessous de la symphyse, dans l'épaisseur de la paroi antérieure du vagin. L'urètre a 2 à 3 centim. et demi de longueur; il est oblique en bas et en avant, et présente une légère courbure à concavité tournée

dans le même sens. Son extrémité supérieure s'ouvre
dans la vessie; son extrémité inférieure est le méat
urinaire, plus étroit que le canal lui-même. Il suffit,
pour introduire une sonde par cet orifice, de sentir
un petit tubercule ou bourrelet saillant qui l'envi-
ronne et qui est situé à la partie antérieure du vagin.

6° *Hymen et caroncules myrtiformes*. L'hymen,
membrane en forme de croissant, qui ferme l'orifice
externe du vagin, n'a guère d'importance au point
de vue des accouchements. Chez la femme qui a
conçu, deux ou quatre tubercules arrondis et rou-
geâtres, appelés caroncules myrtiformes, rem-
placent l'hymen rupturé et paraissent servir à l'ampliation de la vulve dans l'accouchement (MOREAU).

7° *Fosse naviculaire* et *fourchette*. La fosse naviculaire et la fourchette complètent la vulve en arrière.
La fosse naviculaire est un petit enfoncement, en
forme de nacelle, placé au-dessous du vagin; la fourchette est une bride transversale très-résistante qui
sépare la vulve du périnée et qui forme la commissure postérieure des grandes lèvres. La fosse naviculaire disparaît chez les femmes qui ont eu des enfants, et il n'est pas rare de voir la fourchette se déchirer dans l'accouchement.

C. Périnée.

Chez la femme, on nomme seulement périnée
l'espace circonscrit qui sépare la vulve de l'anus. Il
forme le plancher inférieur de l'intervalle triangulaire compris entre le vagin et le rectum, et n'a
guère que 2 à 3 centim. et demi de longueur. Nous

dirons, à propos des accouchements, combien il est important, pour la sage-femme, de soutenir cette partie au moment du passage de l'enfant, pour prévenir la communication du vagin et du rectum qui peut résulter d'une déchirure.

Pour compléter l'exposé des organes qui appartiennent à l'appareil conservateur de l'espèce, nous avons encore à étudier ceux qui fournissent la première nourriture de l'enfant.

ART. III. ORGANES ANNEXES DE L'APPAREIL GÉNITAL.

Mamelles.

Les mamelles sont au nombre de deux dans l'espèce humaine; elles occupent la partie antérieure et supérieure de la poitrine. Elles s'étendent en forme de demi-sphère depuis le bord inférieur de la seconde côte jusqu'à la cinquième environ, et depuis le bord latéral du sternum jusqu'auprès du creux de l'aisselle.

Très-petites chez la femme jusqu'à la puberté, elles prennent à cette époque un accroissemeut qui est en rapport avec les fonctions de l'appareil génital ; leur volume augmente encore pendant la grossesse et surtout après l'accouchement. Les mamelles les plus volumineuses ne sont pas toutefois celles qui fournissent le plus de lait. C'est souvent au tissu graisseux qu'est due l'exubérance de volume et non pas à la glande mammaire elle-même.

A l'extérieur, trois parties se remarquent sur les mamelles : ce sont la *peau* qui couvre la glande ; le *mamelon*, saillie érectile placée à son sommet ; l'*auréole*, cercle coloré qui entoure le mamelon.

La peau des mamelles occupe la partie la plus considérable de l'organe ; elle est unie et blanche chez les jeunes filles ; sa finesse permet d'apercevoir le trajet des veines superficielles qui se rendent à la glande.

Le mamelon est de couleur rosée ou brune et de volume variable. Quelquefois cylindrique, ovoïde et assez considérable, il est chez certaines femmes déprimé et tellement court, que les lèvres de l'enfant ne peuvent l'embrasser. Il est percé à son centre des ouvertures des petits conduits laiteux ou *lactifères*.

L'auréole entoure le mamelon dans une étendue de trois centimètres environ. Sa couleur est rosée chez les jeunes filles, et brunâtre chez la plupart des femmes qui ont eu des enfants. Sa surface offre un aspect rugueux dû à une multitude de petites glandes qui sécrètent un liquide cireux propre à lubréfier le mamelon, et à empêcher les gerçures lors de l'allaitement.

Au-dessous de la peau et du tissu graisseux est la *glande mammaire*. Une agglomération de petites granulations blanchâtres, réunies en groupes irréguliers par un tissu fibreux très-résistant, en forme les parties importantes. De chaque granulation naît un conduit lactifère : ces conduits, qui se rapprochent de la circonférence vers le centre, sont entourés, au niveau de l'auréole, d'un tissu élastique, et viennent s'ouvrir au sommet du mamelon.

La mamelle reçoit des artères et des veines en
très-grand nombre ; les veines se dessinent sous la
peau en cercles bleuâtres, autour de l'auréole ; les
artères se distribuent dans l'intérieur de la glande.

———

CHAPITRE PREMIER.

CONCEPTION.

Maintenant que nous connaissons les organes de
l'appareil génital, voyons quelles fonctions ils remplissent dans la vie.

L'époque de la *puberté* s'annonce chez la femme
par une transformation de tout l'extérieur du corps.
Le bassin s'élargit et s'évase, la région pubienne s'arrondit et se couvre de poils, les hanches deviennent
plus saillantes ; les mamelles prennent peu à peu du
volume ; le mamelon proémine et l'auréole se colore ; les ovaires, lisses et aplatis jusque-là, sont plus
gros, plus arrondis, plus bosselés, ce qui tient au
développement plus grand des vésicules de Graaf ; le
pavillon des trompes s'allonge, l'utérus reçoit plus
de sang et acquiert un certain volume relativement
au col, qui reste petit ; le vagin devient plus extensible et plus vasculaire ; une excitation générale se
produit dans les organes génitaux ; la sécrétion périodique d'un liquide sanguinolent à la surface de
l'utérus et du vagin s'établit et constitue la *menstruation* ou les *règles*.

La *menstruation* a lieu périodiquement tous les **28** jours; aussi a-t-elle reçu le nom de *période mensuelle*. L'époque de la menstruation est liée à celle de la puberté ou de la faculté de conception; mais cette époque n'est pas toujours celle de la *nubilité*, c'est-à dire de la véritable maturité procréatrice, quoique certaines filles soient réglées de très-bonne heure. La loi ne permet pas à la femme de contracter *mariage* avant 15 ans révolus. (Art. 144 du code civil).

La menstruation apparaît en général vers l'âge de 13 à 14 ans, et disparaît de 45 à 50 ans; du reste, ces époques varient beaucoup suivant les climats, suivant les races et d'après diverses circonstances individuelles.

La menstruation est ordinairement précédée, au moment de la première apparition, de pesanteur et de lassitude dans les membres, de chaleur et de tension dans le bassin et les cuisses, quelquefois même de démangeaisons à la vulve. Elle n'est pas à beaucoup près aussi pénible à toutes les époques. Souvent le sang coule de lui-même, sans symptômes précurseurs appréciables. Chez les femmes un peu plus difficilement réglées, quelques coliques se développent dans le bas-ventre, les seins deviennent un peu douloureux, un état de langueur générale se produit, les yeux se cernent ; à mesure que le sang coule, le sentiment de tension diminue ; bientôt un écoulement séreux de peu de durée le remplace, et les règles sont terminées. La durée de chaque époque est de **2** à **8** jours.

Le liquide sécrété varie beaucoup dans sa quantité suivant les individus. Tantôt l'écoulement est très-abondant, tantôt il se réduit à quelques gouttes; les femmes chez lesquelles les règles sont abondantes sont considérées comme plus aptes à la fécondation.

La qualité du liquide menstruel est aussi très-variable; dans les règles naturelles, le sang est noir, épais, onctueux; chez les personnes affaiblies et pâles, il est rosé et laisse sur le linge une auréole blanchâtre autour de la tache sanguinolente; d'autres fois, il est presque séreux, et ce dernier état constitue la *leucorrhée* ou les *fleurs blanches*.

La *conception* peut avoir lieu dès qu'une femme est bien réglée. Ce premier acte de la fonction génitale résulte de l'action du principe fécondant fourni par l'homme sur l'ovule fourni par la femme.

On s'est de tout temps occupé de savoir quel rôle jouait dans la fécondation le principe fécondant de l'homme; quelle action intime il exerçait sur le germe de la femme, et comment, de cette action, il résultait un nouvel être; mais on n'a pu encore pénétrer ce mystère, qui probablement restera toujours impénétrable. Voici les deux théories le plus généralement admises sur ce sujet.

Suivant les uns, le principe fécondant de l'homme, pénétrant dans l'utérus par le col de la matrice, cheminerait le long de la trompe jusqu'à l'ovaire, et là, féconderait l'ovule.

Suivant d'autres, une ponte périodique, coïncidant

avec l'époque menstruelle, s'effectuerait chez la femme ; l'ovule, séparé de l'ovaire par la rupture de la vésicule de Graaf et saisi par la trompe, rencontrerait le principe fécondant de l'homme, soit dans la trompe, soit dans l'utérus.

Quoi qu'il en soit, au moment de l'union des sexes, une excitation survient dans tout l'appareil ; la vésicule ovarique se rompt à la surface de l'ovaire, et laisse échapper l'ovule humain, qui est aspiré par le pavillon des trompes utérines.

Une seconde fonction commence alors, c'est la grossesse ou la gestation.

CHAPITRE DEUXIÈME.

GROSSESSE OU GESTATION.

La grossesse est l'état de la femme qui a conçu et porte dans son sein le produit de la conception. Cet état, qui commence à l'époque où l'ovule fécondé chemine dans la trompe pour arriver dans l'utérus, a une durée de 270 jours ou de neuf mois.

La succession des phénomènes qui surviennent pendant cette époque se divise en deux périodes : *période embryonnaire*, qui comprend un laps de 90 jours ou de 3 mois ; *période fœtale*, qui compte 180 jours ou 6 mois.

Voyons quels phénomènes apparaissent dans l'œuf, dans la matrice, dans les mamelles, dans l'état général de la femme pendant chacune de ces périodes. Nous commençons par la période embryonnaire.

ART. Ier. PÉRIODE EMBRYONNAIRE.

La période embryonnaire, qui comprend la période *ovulaire* de quelques auteurs, coïncide avec l'existence d'une membrane passagère qui se développe dans l'utérus. Pendant le séjour de l'œuf dans la trompe, la membrane muqueuse de la matrice entre en fonction; elle sécrète sur toute sa surface intérieure une lymphe coagulable, véritable champ où l'œuf va puiser, par ses racines, les sucs nutritifs. Le produit de la sécrétion utérine est la *membrane caduque*.

Membrane caduque. Elle constitue une poche remplie d'un liquide transparent, et adhérente par sa surface externe à la muqueuse de l'utérus. L'œuf, en arrivant dans la matrice, rencontre cette membrane caduque, la refoule et s'en coiffe comme d'un bonnet. La caduque, qui n'avait qu'une seule cavité, en forme deux par ce refoulement : l'une, primitive ou directe, en rapport avec l'utérus, contient le liquide transparent; l'autre, secondaire ou réfléchie, est en contact avec l'embryon; un canal s'est en outre produit à l'endroit de la réflexion.

A mesure que l'œuf prend de l'accroissement, le liquide de la membrane caduque est absorbé; la portion réfléchie s'agrandit, elle se met en contact avec la face interne de la portion directe, de manière à ne plus former qu'une seule cavité. Sa fonction devient nulle vers le troisième mois de la grossesse.

Quelques auteurs ont considéré la membrane caduque comme une fausse membrane sans organisation ; il est démontré maintenant qu'elle est pourvue de vaisseaux sanguins prononcés pendant les trois premiers mois, et qui disparaissent après cette époque. La membrane caduque a pour usage de servir de nid où repose l'œuf humain.

§ Ier. OEUF HUMAIN.

L'œuf humain est formé de deux enveloppes, l'*amnios* et le *chorion*, et de l'*embryon*.

A. Enveloppes de l'œuf.

1° *Amnios*. L'amnios, membrane la plus interne de l'œuf, n'est d'abord qu'une vésicule rudimentaire, qui ne prend de l'accroissement qu'à la période fœtale ; nous la décrirons plus loin.

2° *Chorion*. Le chorion est l'enveloppe la plus externe de l'œuf. Il est blanchâtre et transparent ; sa face externe est garnie de villosités floconneuses, cylindriques, qui ont quelques millimètres de long, et qui, pour la plupart, se renflent à leur extrémité libre. Les villosités, qui sont en rapport avec la caduque réfléchie, pénètrent dans les mailles de cette membrane, grandissent d'abord, puis s'atrophient ; au contraire, celles qui correspondent au canal de la caduque, plus fortes et longues d'un centimètre, sont divisées en plusieurs filaments, et contribuent à former le *placenta*.

B. Embryon.

L'embryon apparaît dans les premiers jours sous la forme d'une vésicule arrondie.

On distingue dans cette vésicule trois feuillets superposés : 1° un extérieur ou feuillet séreux ; 2° un moyen ou feuillet vasculaire ; 3° un intérieur ou feuillet muqueux.

Ces trois feuillets sont les linéaments primitifs de l'organisation humaine. Le feuillet séreux contient l'appareil de l'innervation ou le système nerveux ; le feuillet muqueux contient l'appareil de la nutrition ou le système nutritif ; le feuillet vasculaire contient l'appareil de la circulation ou le système circulatoire et sanguin. Bientôt cette vésicule s'allonge en ovale ; une des extrémités se renfle et forme la tête ; l'autre extrémité reste plus ou moins étroite. Les feuillets se replient sur les parties antérieure, postérieure et latérales, pour constituer le corps de l'embryon ; de sorte qu'à cette époque, on a comparé l'embryon à un bateau renversé. Le repli antérieur a pris le nom de capuchon céphalique ; le repli postérieur, de capuchon caudal ; les replis latéraux, celui de lames ventrales.

Ce n'est que du 12ᵉ au 20ᵉ jour de la grossesse que l'embryon peut être aperçu ; il a alors 4 millim. de longueur ; il est gélatineux, d'un blanc grisâtre ; son poids est de 10 à 15 centigr. La tête se distingue du reste du corps par une petite saillie séparée par une fente ; le cordon ombilical n'apparaît pas encore ; on n'aperçoit aucun rudiment des membres ; la cavité abdominale est largement ouverte.

A un mois à peu près, l'embryon devient plus consistant ; sa tête a beaucoup grossi ; il a 2 centim.

de longueur ; il pèse un gramme environ. C'est à cette époque que les membres paraissent sous forme de boutons qui s'allongent ; on aperçoit déjà le cordon ombilical ; les oreilles et les yeux sont manifestes.

A 2 mois, l'embryon a 4 centimètres de longueur; son poids est de 12 à 20 grammes ; le tronc devient autant et même plus volumineux que la tête ; la bouche se montre comme une fente transversale.

A 3 mois, le corps a 6 centim. de longueur ; il pèse de 30 à 40 grammes; les doigts sont distincts; les paupières sont apparentes ; les lèvres commencent à se développer ; la poitrine et l'abdomen se forment : c'est alors que l'embryon entre dans la période fœtale.

§ II. MODIFICATIONS SURVENUES CHEZ LA FEMME PENDANT LA PÉRIODE EMBRYONNAIRE.

A. Dans la matrice.

En raison des relations intimes entre le fruit et l'utérus, il survient pendant les trois premiers mois des modifications du côté de cet organe. Le col de l'utérus commence à se ramollir vers le museau de tanche, et à devenir plus épais ; la fente transversale prend la forme ronde d'un entonnoir ; dans les premiers mois, cette portion vaginale du col s'abaisse et n'est plus, comme auparavant, autant dirigée en arrière. L'utérus ne dépasse pas encore la ceinture pubienne; il remplit la cavité du bassin, comprime la vessie, le rectum et les vaisseaux hypogastriques : de là les envies fréquentes d'uriner, la constipation, les lassitudes des membres inférieurs. L'abdomen n'a pris encore aucun développement apparent.

B. Dans les mamelles.

Les mamelles se tuméfient, deviennent plus dures, plus tendues ; elles sont le siége de picotements et de chatouillements. Le mamelon devient plus saillant, et l'auréole située à sa base se colore en brun ; les vaisseaux sanguins qui s'y rendent regorgent de sang.

C. Dans l'état général.

La sensibibilité est plus vive, l'impressionnabilité plus grande; les syncopes sont fréquentes, les yeux se cavent et s'entourent d'un cercle violacé, les traits se tirent, la figure pâlit et se couvre de taches de rousseur, le goût se pervertit, les digestions sont laborieuses; les nausées et les vomissements sont assez communs : ils surviennent surtout le matin et cessent ou diminuent avec la période embryonnaire.

§ III. DIAGNOSTIC DE LA GROSSESSE PENDANT LA PÉRIODE EMBRYONNAIRE.

Pendant les trois premiers mois, les modifications survenues dans le produit de la conception et dans l'organisme de la mère ne peuvent toutes être appréciées d'une manière positive par la sage-femme, ni constituer pour elle des signes certains d'une grossesse.

La nouvelle fonction qui s'accomplit dant l'utérus a bien déterminé un ébranlement général dans le système nerveux, dans le système sanguin et dans le système nutritif, mais ces phénomènes manquent souvent, ou du moins sont peu prononcés chez les femmes douées d'une bonne santé et d'une constitution normale.

Si le gonflement anormal des mamelles, si les vomissements ou les nausées, si le volume plus considérable de la matrice peuvent être des signes de présomption d'une grossesse, un seul phénomène, cependant, présente une importance plus grande que les autres et attire plus spécialement l'attention des femmes, c'est la suppression des règles. Toutes les fois, en effet, qu'une femme, habituellement bien réglée, éprouve une suppression qui n'est suivie d'aucun trouble notable dans la santé, il y a, sinon certitude, au moins très-grande probabilité en faveur de la grossesse. Si quelques personnes peuvent continuer de voir dans les premiers temps de la gestation, si même certaines femmes sont réglées seulement pendant leur grossesse, comme on en a cité des exemples, il ne faut pas considérer cet écoulement comme un écoulement menstruel véritable; en général, il ne coïncide pas avec les époques ordinaires des règles, et sa durée, la manière dont il se produit, sa quantité, ne permettent pas de le confondre avec les règles ordinaires (MOREAU).

Lorsque la suppression des règles a lieu chez une femme par suite d'une maladie, par les progrès de l'âge, ou chez les femmes qui nourrissent, il n'existe plus pour l'accoucheur, comme signes probables de

la grossesse, que les modifications survenues dans
les seins et dans l'état général. Dans cette occur-
rence, il importe d'observer la plus grande réserve
et d'attendre les signes sensibles qui vont apparaître
dans la période suivante.

ART. II. PÉRIODE FOETALE.

§ Ier. FOETUS ET SES ANNEXES.

Après le troisième mois, l'embryon, devenu plus
fort, passe à l'état fœtal; alors il a besoin d'un nouvel
organe de nutrition et d'un nouveau liquide alimen-
taire. La nature y pourvoit par la membrane amnios, qui contient le liquide amniotique, et par la
formation du *placenta*.

A. Amnios.

La membrane amnios est mince et transparente;
elle est en contact avec la face interne du chorion,
auquel elle adhère par un tissu cellulaire lâche; elle
se développe en raison directe du volume du fœtus
et paraît dépourvue de vaisseaux.

Sa cavité contient un liquide au milieu duquel le
fœtus est plongé. Dans les premiers temps, ce liquide
est limpide; à la fin de la grossesse, il devient onctueux et visqueux. Sa quantité est très-variable; elle
est d'autant plus considérable, relativement au fœtus,
que l'embryon est plus voisin du commencement de
sa formation. Ce liquide paraît être produit par l'u-
térus et pénétrer dans la cavité amniotique par voie
d'*endosmose* ou de *transudation*.

Pendant la grossesse, les eaux de l'amnios servent
à entretenir l'isolement des parties extérieures du

fœtus, à favoriser ses mouvements actifs et son développement, à le garantir des chocs extérieurs ; pendant le travail, elles lubréfient le canal pelvien et
facilitent ainsi le glissement du fœtus au moment
de l'accouchement.

B. Placenta.

Le placenta est une masse spongieuse constituant
la principale connexion de l'œuf avec l'utérus.

C'est un corps aplati, d'une forme circulaire ou
ovalaire, de 17 à 18 centimètres de diamètre. Son
épaisseur à son centre, qui est ordinairement le point
d'insertion d'un cordon, est de 2 centim. ; elle diminue à mesure qu'on se rapproche de la circonférence.

On distingue au placenta une face externe, une
face interne et une circonférence. Sa face externe,
qui est en rapport avec l'utérus, est irrégulière, spongieuse, labourée par de profondes scissures qui feraient croire que cet organe est composé de plusieurs
lobes et de plusieurs parties ; la face interne, qui est
tournée du côté de l'enfant, est lisse et recouverte
par les membranes chorion et amnios : c'est d'elle
que part le *cordon ombilical ;* la circonférence est
amincie, à bord tranchant et inégal ; son étendue est
en général de 65 centim.

Le placenta est ordinairement situé au fond de
l'utérus et un peu à droite ; cependant il peut se trouver dans toutes les parties de la cavité utérine. Lorsqu'il est implanté dans le voisinage de l'orifice utérin
ou sur cet orifice même, cela constitue une circonstance extrêmement fâcheuse.

Le placenta est un organe très-vasculaire; les vaisseaux sont réunis par un tissu cellulaire lâche.

Les adhérences du placenta avec l'utérus se font à l'aide d'un disque celluleux, intermédiaire à l'utérus et au placenta. Ce disque a reçu le nom de disque inter-utéro-placentaire ou *placenta utérin*. Dans ce tissu inter-utéro-placentaire se trouve une grande quantité de vaisseaux très-déliés, les uns appartenant à la mère, et provenant des vaisseaux utérins; les autres appartenant au fœtus, et provenant des vaisseaux ombilicaux. Leur agencement est tel, que les vaisseaux de l'utérus ne s'ouvrent pas immédiatement dans les vaisseaux du placenta, en sorte que le sang ne passe pas directement de la mère à l'enfant; mais les ramifications vasculaires sont situées les unes à côté des autres, s'enlacent entre elles et ne s'abouchent jamais par leurs extrémités terminales. Lorsque l'on arrache le placenta, les vaisseaux appartenant à l'utérus se déchirent et peuvent donner lieu à une hémorrhagie.

C. Cordon ombilical.

Le cordon ombilical, qui est la racine de communication du placenta avec le fœtus, a ordinairement de 45 à 50 centim. de longueur; son volume est un peu moindre que celui du pouce. Ce cordon est composé de deux artères et d'une veine; il est entouré d'une gaîne formée par la membrane amnios. Dans cette gaîne se trouve, avec les vaisseaux que nous venons d'indiquer, une substance gélatineuse. Les artères ombilicales conduisent le sang de l'enfant au

placenta, et la veine ombilicale transmet le sang de
la mère à l'enfant.

Les artères ombilicales sont plus longues et plus
minces que la veine ; elles s'enroulent autour de la
veine, et arrivées au placenta, elles se divisent en
plusieurs branches, lesquelles se subdivisent en une
infinité de ramuscules.

La veine ombilicale commence au placenta ; les
différentes racines de cette veine dans le placenta
donnent naissance au tronc veineux qui, constamment enveloppé dans les circonvolutions en spirale
des artères, arrive à la région ombilicale de l'enfant.

L'épaisseur du cordon ombilical est très-variable ;
elle dépend de la quantité plus ou moins grande du
tissu cellulaire gélatineux qui le constitue. Le long
du cordon, on rencontre quelquefois des tumeurs
qui sont formées par une accumulation plus grande
de la substance gélatineuse, et quelquefois aussi par
des circonvolutions des artères ombilicales. La longueur du cordon est, du reste, très-variable ; dans
certains cas, il n'a que 6 à 8 centimètres ; d'autres
fois, au contraire, il est beaucoup plus long.

Le placenta et le cordon ombilical sont destinés à
transmettre les éléments de vie de la mère à l'enfant.
Cette transmission consiste en ce que le sang de
l'enfant passe au placenta par les artères ombilicales, entre en contact avec le sang de la mère, subit
les modifications indispensables à la nutrition et à
la vie de l'individu, puis est rapporté par la veine à

l'enfant. La circulation placentaire est donc destinée
a élaborer le sang qui doit nourrir l'enfant.

D. Fœtus.

Sous l'influence de la circulation placentaire, le
fœtus va prendre un rapide développement.

Au 4e mois, la longueur du corps est de 16 à
20 centimètres; son poids est de 230 à 260 grammes;
la tête se couvre d'un léger duvet; le fœtus est formé,
et celui qui naîtrait à cette époque pourrait vivre
plusieurs heures.

A la fin du 5e mois, le fœtus a de 20 à 22 centim.
de longueur; son poids est de 250 à 350 grammes:
les cheveux commencent à poindre; les ongles sont
visibles; le fœtus peut déjà naître vivant, c'est-à-
dire qu'après être séparé du corps de sa mère, il
peut respirer et se mouvoir pendant quelque temps;
mais sa naissance, à un pareil moment, constitue
toujours un *avortement,* c'est-à-dire qu'il est inapte
à continuer de vivre.

A la fin du 6e mois, le fœtus a de 22 à 27 cent.;
son poids est d'un demi-kilogramme environ; la peau
se couvre d'un duvet très-apparent; les cheveux se
colorent; c'est à cette époque que le fœtus est reconnu *viable,* c'est-à-dire pouvant vivre de la vie
extra-utérine.

A la fin du 7e mois, le fœtus est de 32 à 36 centimètres de longueur; son poids est d'un kilog.

A la fin du 8e mois, sa longueur est de 40 à 45
centim.; son poids, de 2 à 2 kilogrammes et demi;
les ongles s'élargissent et se durcissent.

A la fin du 9ᵉ *mois*, c'est-à-dire *à terme*, le fœtus a de 50 à 60 centim. environ de longueur ; il pèse de 3 à 4 kilogrammes ; l'épiderme est solide et lisse ; la peau dense et d'un blanc rougeâtre ; l'insertion du cordon à l'abdomen, qui s'est successivement éloignée de la région hypogastrique, ne correspond cependant pas au milieu de la longueur du fœtus ; ainsi, chez un fœtus de 50 centim., on trouvera en général **27** à **28** centim. du vertex à l'ombilic.

§ II. MODIFICATIONS SURVENUES CHEZ LA FEMME PENDANT LA PÉRIODE FOETALE.

A. Dans la matrice.

Au 4ᵉ *mois*, le fond de la matrice s'élève au-dessus du corps des pubis, qu'il dépasse de **2** centim. ; il est tourné en haut, en avant et à droite ; par cette ascension, le vagin s'allonge, ses rides s'effacent, le museau de tanche s'élève et se porte en arrière, le ventre commence à se voûter.

Au 5ᵉ *mois*, le fond de l'utérus arrive au niveau de la partie moyenne de l'espace compris entre la symphyse des pubis et de l'ombilic.

Au 6ᵉ *mois*, il a atteint l'ombilic, dont il efface la dépression.

Au 7ᵉ *mois*, le fond de l'utérus s'est élevé à **2** ou 3 travers de doigt au-dessus de l'ombilic ; déjà à cette époque, on peut reconnaître, en arrière de la symphyse des pubis, la tête de l'enfant sous la forme d'un corps mobile.

Au 8ᵉ *mois*, le fond de l'utérus atteint le creux de l'estomac ; cette région devient proéminente : le ventre prend son plus haut degré de développement; la portion vaginale de l'utérus se raccourcit et s'élève de plus en plus, en se portant en arrière et un peu à gauche; par suite de cette élévation, le vagin est devenu très-allongé.

A la fin du 9e *mois*, l'utérus a 33 centim. de long sur 18 centim. de large; il forme une cavité arrondie, et son col n'est plus indiqué que par un bord mou et renflé; il s'abaisse de manière que son fond se retrouve entre l'ombilic et le creux de l'estomac. La portion inférieure de la matrice s'engage dans le détroit supérieur du bassin, et comme ses parois sont devenues plus molles et plus minces, elles permettent de sentir la tête du fœtus. Le canal du col a complètement disparu; le vagin est dilaté, chaud et mou; il sécrète beaucoup de mucosités glaireuses; les parties qui constituent la vulve sont tuméfiées, chaudes et rouges. (1)

B. Dans les mamelles.

Les mamelles augmentent peu à peu de volume; elles deviennent quelquefois douloureuses. Les veines qui rampent à leur surface se gonflent et dessinent des lignes bleues sous la peau. Les vaisseaux lac-

(1) Chez les femmes qui ont eu plusieurs enfants, les phénomènes que nous venons d'indiquer subissent quelques modifications. La portion vaginale de l'utérus et le canal que renferme son col ne s'effacent pas complétement à l'époque de l'accouchement; l'orifice externe de l'utérus reste ouvert; et dans les quatre ou cinq dernières semaines, l'orifice interne est tellement ouvert que l'on peut facilement y introduire le doigt et sentir l'enfant à travers ses membranes.

(NÆGELÉ.)

tifères forment un cordon roulant sous le doigt ; un liquide, d'un blanc jaune, s'échappe du mamelon, soit spontanément, soit sous l'influence de la pression ou de la succion.

C. Dans l'état général.

Lorsque, du troisième au quatrième mois, l'utérus a quitté la cavité pelvienne, il réagit moins activement sur les organes voisins. Les femmes reprennent de l'appétit, les digestions deviennent plus faciles ; l'embonpoint est un peu plus considérable ; les vomissements cessent, pour revenir à une époque plus éloignée. A la fin de la grossesse, le système nerveux présente l'exaltation la plus grande : il prédispose les femmes aux attaques nerveuses, change les caractères, les rend mélancoliques ou gais, acariâtres ou taciturnes : le pouls est à peu près constamment plus plein, plus dur et plus développé ; la peau de la poitrine, des cuisses, du visage surtout se couvre de taches grisâtres qui constituent le *masque* ; la marche devient plus pénible ; l'utérus est situé quelquefois tellement en avant, que les femmes sont sujettes à tomber ; enfin, la position que prend la femme en portant le haut du corps en arrière pour rétablir l'équilibre, augmente notablement l'inclinaison du bassin.

§ III. DIAGNOSTIC DE LA GROSSESSE PENDANT LA PÉRIODE FOETALE.

Le diagnostic de la grossesse pendant la période fœtale repose sur les signes fournis par la matrice remplie du produit de la conception, et sur les signes fournis par le fœtus.

Les premiers sont appelés signes de probabilité ou *signes rationnels;* les seconds sont en général des signes de certitude et sont connus sous le nom de *signes sensibles.*

A. Signes rationnels.

Lorsque la matrice a pris droit de domicile dans la cavité abdominale, elle produit par ses nouveaux rapports les signes suivants :

1° Elle appuie sur la paroi antérieure du ventre et change, par son poids, le centre de gravité du corps : la femme enceinte est obligée, pour conserver son équilibre dans la station debout, de porter la tête et les épaules en arrière ;

2° Elle refoule en haut l'estomac, le foie et le diaphragme, et détermine ainsi une diminution de la cavité pectorale, par conséquent une gêne dans les mouvements respiratoires ;

3° Elle refoule en avant les parois antérieures du ventre, devenues plus minces, et reporte dans la région des flancs les intestins grêles; aussi la *percussion* (1) sur la tumeur globuleuse de l'utérus donne un son mat, tandis que sur les côtés elle produit un bruit sonore dû à la présence des gaz intestinaux ;

4° En bas, elle comprime les vaisseaux iliaques, et par suite de cette compression, elle fait refluer le sang artériel vers les extrémités supérieures et le

---

(1) La percussion est un moyen de diagnostic fondé sur les résultats que l'on obtient en frappant avec la main les parois des cavités du corps. Il permet de reconnaître, par le son que rendent ces parties, l'état des ganes que ces cavités renferment.

sang veineux vers les extrémités inférieures ; dans le premier cas, elle détermine des congestions sanguines vers la tête et la poitrine ; dans le second, des varices aux jambes et souvent des hémorrhoïdes ;

5° Elle pèse de tout son poids sur les nerfs lombaires, sur les plexus sacrés et sur les filets nerveux qui émanent de ces plexus ; de là, des pesanteurs dans les reins, des engourdissements et des crampes des membres inférieurs ;

6° Elle attire à elle la vessie, de manière à l'élever quelquefois jusqu'à l'ombilic, et, par ce déplacement, elle produit les envies fréquentes d'uriner et parfois la rétention des urines ;

7° Elle comprime la fin de l'intestin colon et la partie supérieure du rectum et occasionne, par cette pression, une constipation opiniâtre ;

8° Enfin elle entraîne avec elle les ovaires, les trompes de Falloppe, les ligaments larges et le péritoine ; celui-ci ne la recouvre plus que vers son fond, de sorte que, dans toute sa face antérieure, sa couche musculaire est en rapport immédiat avec la face postérieure de l'aponévrose et des muscles abdominaux.

Il résulte de ces rapports, que la présence d'une tumeur globuleuse s'élevant des pubis vers l'ombilic, faisant saillie en avant et produisant un son mat à la percussion, que la gêne de la respiration, la congestion sanguine vers la tête et la poitrine, le gonflement des veines des jambes, la pesanteur des reins et l'engourdissement des membres inférieurs, les envies fréquentes d'uriner et la constipation, paraissent être des signes d'une grossesse. Mais comme des tumeurs abdominales, soit solides, soit liquides, peuvent occasionner presque tous ces signes, on ne doit leur attribuer qu'une valeur de présomption et rechercher dans la présence même du fœtus les signes de certitude.

B. Signes sensibles.

Ces signes sont au nombre de trois : 1° le fœtus, considéré comme masse inerte, peut être déplacé dans la cavité utérine par une force étrangère : ces déplacements s'appellent *mouvements passifs du fœtus* ou *ballottement;* 2° le fœtus, considéré comme être actif, peut se mouvoir au milieu des eaux de l'amnios, en vertu d'une force qui lui est propre : ces mouvements s'appellent *mouvements actifs;* 3° enfin, dans l'intérieur même du fœtus, il se passe des mouvements sensibles à l'oreille de l'accoucheur : ces mouvements sont les *battements du cœur*.

Les mouvements passifs ou le ballottement se reconnaissent par le *toucher;* les mouvements actifs, par le *palper abdominal;* les battements du cœur, par l'*auscultation*.

1° *Toucher*.

Le toucher est l'art d'explorer les parties internes de la génération, au moyen du doigt introduit dans le vagin. C'est la partie la plus importante et la plus difficile de l'art des accouchements ; elle est considérée comme la preuve de l'instruction et de l'expérience de la sage-femme.

Le toucher a pour but de constater l'existence et l'époque de la grossesse, l'imminence d'un accouchement prochain, les progrès du travail, la présentation et la position du fœtus, les obstacles qui peuvent s'opposer à la terminaison spontanée du travail; aussi la sage-femme doit-elle chercher sans cesse à se perfectionner dans l'exercice de ce moyen explorateur.

Pour pratiquer le toucher, on se sert ordinairement du doigt indicateur de la main droite ou de la main gauche; on l'enduit d'un corps gras (beurre, huile ou eau de guimauve), pour faciliter son glissement ou le garantir, dans certains cas, de quelque virus contagieux. Il est présenté horizontalement dans le sillon des fesses, puis ramené d'arrière en avant jusqu'à l'ouverture de la vulve; alors il est poussé presque directement en arrière, en suivant la paroi postérieure du vagin. Lorsqu'il a pénétré d'un tiers dans ce canal, on le dirige verticalement en haut, en abaissant fortement le poignet; par cette manœuvre, le pouce est placé au-devant des pubis, le bord externe de l'indicateur est tourné en avant, son bord interne appliqué en arrière contre la commissure antérieure du périnée.

Pour être soumise au toucher, la femme doit être debout ou couchée, suivant l'état où elle se trouve, et suivant le but qu'on se propose.

Pendant la grossesse ou au commencement du travail, si la femme se porte bien, il vaut mieux la toucher lorsqu'elle est debout, car les parties se rapprochent beaucoup mieux du doigt qui examine. La femme étant debout et appuyée contre un mur ou un meuble, on se place devant elle ; si on touche de la main droite, on doit mettre le genou gauche à terre ; l'autre genou, étant seulement fléchi, sert de point d'appui au coude droit.

La femme étant couchée, on se place à son côté droit si on veut pratiquer le toucher de la main droite, et au côté gauche, si on opère de la main gauche ; l'autre main est placée sur la région sacrée ou sur la paroi antérieure du ventre de la femme.

Après avoir écarté les grandes lèvres, on introduit le doigt dans le vagin ; on s'assure de sa longueur, de sa largeur, du poli ou de l'état rugueux de sa muqueuse, des diverses maladies ou dégénérations qui pourraient exister à sa surface ou dans l'épaisseur de ses parois ; on reconnaît la plénitude ou la vacuité du rectum et le bas-fond de la vessie ; on arrive à l'examen du col et du corps de l'utérus ; on en constate les modifications anatomiques survenues pendant la grossesse ; enfin, on cherche à reconnaître la présence du fœtus en déterminant les mouvements passifs ou le ballottement.

Mouvements passifs ou ballottement. Si le doigt imprime de bas en haut un choc brusque sur un des points inférieurs du corps de l'utérus, le fœtus, plongé au milieu du liquide amniotique, s'élève en vertu de ce choc, va frapper le point de l'utérus diamétralement opposé, et retombe par son propre poids sur le doigt qui l'a déplacé. Ces mouvements

d'ascension et de chute constituent le ballottement.
Pour l'obtenir, la femme doit être couchée ou
debout; la station debout est beaucoup plus convenable. On place le doigt indicateur, la pulpe du
doigt regardant en avant, sur une tumeur molle
que l'on sent à la partie supérieure du vagin, entre
la symphyse des pubis et la lèvre antérieure du
col; M. CAZEAUX conseille, au contraire, de placer
le doigt index en arrière du col. La face palmaire
de l'autre main est appliquée sur le fond de l'u-
térus; au moment du choc, le fœtus vient frapper
la main appuyée sur le ventre, et retombe par
un choc en retour sur le doigt introduit dans le
vagin.

C'est ordinairement vers le quatrième mois que
l'on commence à pouvoir obtenir ce signe; avant
cette époque, le fœtus est trop petit, et les parois
utérines trop épaisses. C'est vers le septième mois
que le ballottement est le plus nettement perçu. A la
fin du huitième et dans le neuvième, le volume du
fœtus est trop considérable; le doigt le soulève bien,
mais le frottement qu'il éprouve contre les parois
utérines rend presque nul l'effort d'ascension imprimé par le doigt.

Le ballottement indique, d'une manière non dou-
teuse, la présence du fœtus dans la matrice; mais
il est des positions dans lesquelles le ballottement
ne peut être senti; en général, dans les positions du
siége, il est très-difficile; dans celles du tronc, il est
presque impossible de le percevoir.

2° *Palper abdominal.*

Le palper abdominal est l'exploration de l'abdomen, à l'aide des mains appliquées sur la région antérieure; il sert à reconnaître le volume, la position et la forme de la matrice, et surtout à constater les mouvements actifs du fœtus.

Mouvements actifs. Ces mouvements paraissent au quatrième mois, ils ne sont d'abord qu'une espèce de chatouillement léger; à dater du cinquième jusqu'au huitième mois, ils augmentent de force. Tantôt les femmes ressentent un frottement général dans la matrice, devenue très-sensible; tantôt on reconnaît les mouvements du fœtus à des bosselures très - volumineuses qui se dessinent à travers les parois de l'abdomen; tantôt ce sont de véritables chocs.

C'est surtout le matin, lorsque la femme est couchée et que la main est appliquée froide sur le ventre, que ces mouvements se font sentir.

Lorsque les mouvements actifs sont vagues et peu prononcés, on ne peut affirmer l'existence d'une grossesse qu'après plusieurs observations; car il est arrivé, dans quelques cas, que des mouvements intestinaux ont pu tromper non-seulement la femme, mais encore le médecin.

3° *Auscultation.*

Un troisième signe confirme d'une manière plus certaine que les deux premiers l'existence de la grossesse; il est dû aux mouvements du cœur du fœtus, et se reconnaît par l'auscultation.

On entend par auscultation l'application de l'o-
reille ou d'un instrument acoustique appelé *stéthos-
cope* sur le bas-ventre d'une femme enceinte ; il sert
à percevoir les mouvements du cœur du fœtus et un
espèce de bruissement qui a reçu le nom impropre
de *souffle placentaire*. Pour pratiquer l'auscultation,
la femme doit être couchée sur le dos ou sur le côté ;
les muscles abdominaux doivent être placés dans le
relâchement.

a. Bruits du cœur du fœtus.

C'est au cinquième mois que les battements du
cœur du fœtus commencent à se faire entendre ; ils
sont composés de deux chocs : le premier plus fort,
le second plus faible ; ils ressemblent assez bien au
tic-tac d'une montre enveloppée dans un linge. Au
cinquième et sixième mois, il est difficile de les percevoir nettement ; mais dans les derniers temps de
la grossesse, à cause de la fixité du fœtus dans la
matrice, on arrive toujours à les entendre ; le plus
souvent alors ils sont sensibles sur la paroi abdominale antérieure et inférieure, soit au-dessus des
fosses iliaques, soit aussi, mais plus rarement, sur
la ligne médiane. Ce n'est pas seulement sur un
point très-limité, mais bien dans un rayon de 6 à
8 centim. qu'on les perçoit ; ce rayon peut s'a-
grandir à cause de la transmission du choc au liquide
amniotique.

Les pulsations du fœtus sont, terme moyen, de
cent quarante à la minute, tandis que celles de la
mère ne sont, dans le même temps, que de soixante,

ce qui prouve l'indépendance complète entre la circulation fœtale et la circulation maternelle.

Pendant le travail de l'accouchement, les pulsations ne changent pas avant la rupture des membranes; mais après l'écoulement du liquide amniotique, l'oreille de l'observateur étant plus rapprochée du corps du fœtus, elles deviennent plus bruyantes; à mesure que les contractions utérines sont plus actives, les pulsations fœtales sont plus faibles, moins régulières et plus lentes.

Enfin, après l'accouchement, le nombre des pulsations décroit, le cœur ne bat plus que cent dix à cent vingt fois à la minute.

L'auscultation a pour utilité : 1º d'être un signe certain de grossesse ; 2º d'annoncer d'une manière certaine la mort du produit, lorsque l'absence de ces bruits a été bien constatée par plusieurs explorations faites à quelques heures d'intervalle, après le sixième mois ; 3º de faire reconnaître une grossesse double; 4º de préciser la position du fœtus.

b. Bruit de souffle ou souffle placentaire.

Le second bruit, appelé bruit de souffle, souffle placentaire, est en rapport avec le pouls de la femme; il paraît tenir, malgré les diverses théories faites à ce sujet, à la circulation utéro-placentaire et probablement aussi à la compression des artères iliaques par l'utérus développé.

Le bruit de souffle est beaucoup moins facile à percevoir que les battements du cœur; il est quelquefois intermittent. Il ne sert pas à constater la

grossesse; rarement il peut faire supposer le lieu
d'insertion du placenta; il n'indique en rien la
position de l'enfant.

ART. III. FOETUS A TERME.

Neuf mois sont écoulés, les organes du fœtus ont
acquis un développement assez complet pour vivre
d'une vie indépendante de celle de la mère; le fœtus,
comme on dit, est à terme. Pour apparaître au
monde extérieur, il faut qu'il rompe ses enveloppes,
il faut qu'il se dégage des liens maternels qui l'en-
chaînent; pour sa sortie au dehors, il faut qu'il
s'harmonise, par son attitude et ses dimensions,
avec les dimensions du canal pelvien.

Le fœtus, placé dans la cavité utérine, ressemble
assez bien à un ovoïde allongé; il présente quatre
régions, une antérieure, une postérieure, et deux
latérales; deux extrémités, l'une supérieure ou céphalique, l'autre inférieure ou pelvienne.

La région antérieure comprend la face, le devant
du cou, la poitrine, le bas-ventre, le devant du
bassin et les genoux; la région postérieure comprend l'occiput, la nuque, le dos, les lombes et les
fesses; chaque région latérale comprend le côté de
la tête, le côté du cou, l'épaule, le côté proprement
dit, et la hanche; l'extrémité supérieure correspond
au sommet de la tête ou vertex, l'extrémité inférieure correspond aux fesses ou au coccyx. Toutes
ces régions du fœtus peuvent se présenter à l'orifice
de la matrice, au moment de l'accouchement; elles
ont des caractères particuliers qui servent à les faire

reconnaître; aussi la sage-femme doit s'habituer, par le toucher, à bien saisir ces différents caractères.

Le corps du fœtus a pour longueur 30 centim., en mesurant du vertex au coccyx, et 54 centim., en prolongeant la ligne jusqu'aux talons : il offre à étudier deux parties principales : 1° le *tronc*, 2° la *tête*.

§ I. TRONC DU FOETUS.

Le tronc est constitué par la cavité thoracique et la cavité abdominale, munies de leurs appendices; les parois sont très-souples et par conséquent très-réductibles sous l'influence d'un effort mécanique; cependant, comme le foie, très-volumineux et très-friable, occupe une place considérable dans la cavité abdominale, il faut se garder d'exercer une pression trop forte sur cette région.

On considère au tronc deux diamètres transversaux : le diamètre *bi-acromial,* qui s'étend du sommet de l'acromion d'un côté à celui du côté opposé : il a 9 centimètres; le diamètre *bis-iliaque,* qui s'étend de la crête iliaque d'un côté à celle du côté opposé : il a 8 à 9 centim; ces deux diamètres sont réductibles. Les autres parties du tronc s'adaptent assez bien par leur mollesse au contour du bassin.

La tête, étant la partie la plus volumineuse, et pourvue d'os qui résistent jusqu'à un certain point à la compression, mérite une description détaillée.

§ II. TÊTE DU FOETUS.

La tête du fœtus, séparée du corps, représente

un ovoïde, dont la grosse extrémité est postérieure : elle est constituée par le crâne et la face.

Le crâne est formé par la réunion de huit os : l'*os frontal* divisé en deux parties, les deux *pariétaux*, l'*occipital*, les deux *temporaux*, l'*ethmoïde* et le *sphénoïde*. Les os qui constituent la face sont les deux *os maxillaires supérieurs*, le *maxillaire inférieur*, les *os de la pommette*, auxquels il faut ajouter la partie inférieure de l'os frontal. On distingue à la tête cinq régions et deux extrémités : la région supérieure se nomme *vertex*; la région inférieure est la *base du crâne*, l'antérieure, *la face*, et les côtés s'appellent *régions latérales*; les deux extrémités sont formées par le *menton* et l'*occiput*. Les os du crâne, tres-minces chez le fœtus, se lient. entre eux par des membranes, de sorte qu'ils peuvent se plier légèrement, se croiser et s'écarter un peu les uns des autres, suivant la compression plus ou moins forte de la tête.

On appelle *sutures*, les endroits où les os du crâne se joignent et se lient entre eux, et *fontanelles*, les espaces membraneux où aboutissent plusieurs sutures.

Nous distinguons quatre sutures et quatre fontanelles :

1° La *suture sagittale*, qui s'étend de la racine du nez à la pointe de l'occipital, et sépare en avant les deux portions de l'os frontal, et en arrière les deux pariétaux;

2° Les deux *sutures fronto-pariétales*, qui séparent

l'os frontal des pariétaux, et se croisent à angle droit avec la suture sagittale;

3° La suture *lambdoïde*, qui sépare l'occipital des pariétaux, et se réunit à l'extrémité postérieure de la suture sagittale.

Au point d'entrecroisement des sutures fronto-pariétales avec la suture sagittale, existe un espace membraneux, large, quadrilatère, qu'on appelle *fontanelle antérieure*, ou *bregma*, vulgairement *la fontaine*.

Au point de réunion de la suture sagittale avec les deux branches de la suture lambdoïde, est un espace moins large que le précédent, et triangulaire, qu'on appelle *fontanelle postérieure*. Enfin, nous devons mentionner, de chaque côté de la tête, les deux *fontanelles temporales*, qui n'ont pas d'importance.

Pour déterminer la grosseur de la tête, il faut en connaître les diamètres et les circonférences.

On donne le nom de diamètres à des lignes fictives qui traversent la tête dans une direction déterminée. On peut distinguer à la tête du fœtus sept diamètres: *trois diamètres antéro-postérieurs, deux diamètres transverses, deux diamètres verticaux.*

Les diamètres antéro-postérieurs sont : l'*occipito-mentonnier*, qui s'étend de la fontanelle postérieure au menton : il a 13 centim. et demi de longueur; l'*occipito-frontal*, qui s'étend de la bosse occipitale à la bosse coronale : il a 11 centim. et demi; le *sous-occipito bregmatique*, qui s'étend du milieu de l'espace compris entre le trou occipital et la bosse occipitale à la fontanelle antérieure : il a 9 centim. et demi. (Pl. 1)

Les diamètres transverses sont : le *bi-pariétal*, qui s'étend d'un pariétal à l'autre : il a 9 centimètres; le *bi-temporal*, qui s'étend de l'apophyse zygomatique d'un côté à celle du côté opposé : il a 7 à 8 centim.

Les diamètres verticaux sont : le *trachélo-bregmatique*, qui traverse la tête perpendiculairement, en se portant du sommet à la partie antérieure du trou occipital : il a 9 centimètres et demi; le *fronto-mentonnier* ou *facial*, qui s'étend de la bosse coronale à la pointe du menton : il a 8 centim.

A chacun de ces diamètres, on a assigné une *circonférence* ; il est facile, en effet, du milieu de chacun de ces diamètres, et avec un rayon égal à la moitié de ce diamètre, de décrire une circonférence qui passe par ses deux extrémités. Nous en indiquerons trois principales : la *circonférence occipito-mentonnière*, qui passe par les deux extrémités du diamètre occipito-mentonnier, et sépare la tête en deux parties égales; la *circonférence occipito-frontale*, qui passe par les deux extrémités du diamètre occipito-frontal, et sépare la base de la voûte du crâne; la *circonférence sous-occipito-bregmatique*, qui passe par les deux extrémités du diamètre sous-occipito-bregmatique.

Les deux dernières circonférences sont les plus importantes de toutes, parce qu'elles sont, dans l'accouchement naturel, successivement en rapport avec la circonférence du bassin.

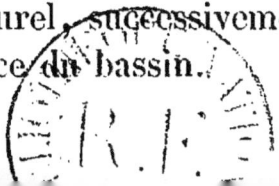

De la comparaison des diamètres de la tête avec
ceux du bassin, découlent les principes fondamen-
taux de l'accouchement. En effet, pour que le fœtus
franchisse naturellement le canal pelvien, il faut
qu'il se présente par une de ses extrémités, soit supérieure ou céphalique, soit inférieure ou pelvienne.
Dans la présentation de la tête, pour que l'accouchement spontané soit possible, il faut que le diamètre occipito-mentonnier, qui a 13 cent., ne soit
pas parallèle avec les diamètres du bassin, dont le
plus long n'a que 12 centim.; il faut, par conséquent, que toujours l'occiput se dégage avant le
menton, ou le menton avant l'occiput; enfin, il est
très-avantageux que la tête soit fortement fléchie sur
le tronc, de manière à ce que son plus petit diamètre, le sous-occipito-bregmatique, soit parallèle
au plan du détroit supérieur, et que l'occiput corresponde à une des extrémités du diamètre oblique. (1)

(1)   TABLEAU

DES DIMENSIONS DES DIAMÈTRES DU FOETUS A TERME.

A. DIAMÈTRES DE LA TÊTE.

1º VERTICALEMENT.

Du sommet de la tête en avant du trou occipital
(trachélo-bregmatique) .... 9 centim. 1/2
De la fontanelle antérieure en avant du trou occipital (cervico-bregmatique)................. 9 centim. 1/2
De la fontanelle antérieure au dessous de l'occiput
(sous-occipito-bregmatique)................ 8 centim. 1/2
De la fontanelle antérieure au menton (mento-
bregmatique). .... 11 centim.
De la bosse du frontal à la pointe du menton
(fronto-mentonnier ou facial)............... 8 centim.

§ III. ATTITUDE DU FOETUS A TERME DANS L'UTÉRUS.

Dans la plupart des cas, le fœtus affecte l'attitude suivante dans l'utérus : il est courbé sur sa face antérieure, le menton rapproché de la poitrine, les bras appliqués sur les côtés, les avant-bras fléchis et croisés sur le devant du sternum, les pieds relevés sur le devant des jambes, les jambes contre la face postérieure des cuisses, et les cuisses sur la face antérieure de l'abdomen. La tête est

De la bosse du frontal à la partie antérieure du cou (trachélo-frontal)..................... 8 centim. 1/2

2° TRANSVERSALEMENT.

D'une bosse pariétale à l'autre (bi-pariétal)..... 9 à 9 centim. 1/2

D'un temporal à l'autre (bi-temporal).......... 7 à 8 centim.

3° D'ARRIÈRE EN AVANT.

Du tubercule de l'occiput à la bosse du frontal (occipito-frontal)........................ 11 centim.

De la fontanelle postérieure à la pointe du menton (occipito-mentonnier).................... 13 centim. 1/2 -

De la fontanelle postérieure à la partie antérieure du cou (trachélo-occipital)................. 11 centim.

B. DIAMÈTRES DES ÉPAULES.

TRANSVERSALEMENT.

Du sommet d'une épaule à celui du côté opposé (bi-acromial)........................ 10 centim. 1/2 à 11

Réductible à............................. 9 centim. 1/2

C. DIAMÈTRES DE L'EXTRÉMITÉ PELVIENNE.

TRANSVERSALEMENT.

D'une hanche à celle du côté opposé (bis-iliaque) 10 centim. 1/2 à 11

Réductible à............................. 8 à 9 centim.

D. DIAMÈTRES DU FOETUS DANS SON ENSEMBLE.

VERTICALEMENT.

Du sommet de la tête à la pointe du coccyx (cocci-bregmatique)...................... 30 centim.

Du sommet de la tête au talon (calcanéo-bregmatique.............................. 54 centim. environ.

presque toujours dirigée en bas, et la face postérieure
du corps (l'occiput, la nuque et le dos) est dirigée
à gauche et légèrement en avant. Cette présentation
de la tête à l'orifice de l'utérus a beaucoup occupé
les auteurs; les uns l'ont attribué à la pesanteur
spécifique de la tête; les autres, au mode d'insertion
du cordon ombilical; M. P. Dubois, à une détermination instinctive du fœtus. Qu'il nous suffise de reconnaître le fait, sans nous préoccuper de l'explication.

Quelquefois, l'enfant affecte une attitude opposée;
les fesses et les pieds sont en bas, la tête au fond de la
matrice, le dos à la partie postérieure de ce viscère,
la face et la poitrine en avant; cette attitude serait,
pour certains auteurs, la plus fréquente dans les
premiers mois de la grossesse ; à sept mois, le fœtus ferait la *culbute*, et la tête deviendrait la partie
la plus déclive ; Baudelocque et les auteurs qui l'ont
suivi n'admettent pas ce déplacement de l'enfant à
une époque déterminée.

§ IV. FONCTIONS DU FOETUS.

Nous avons vu que, dans les trois premiers mois,
le fœtus se développait en puisant ses éléments nutritifs dans le liquide de la membrane caduque ; nous
avons vu qu'après l'épuisement de ce liquide, la nature s'est pourvue d'un nouvel agent, le placenta;
cet organe va servir à recevoir le sang de la mère, à
l'élaborer, à le transmettre, comme aliment, aux
organes du fœtus, et ces opérations constituent la
circulation et la *nutrition*.

A. Circulation du fœtus.

Le sang est transmis du placenta au fœtus par la veine ombilicale ; cette veine traverse l'ombilic, arrive au sillon transversal du foie et se bifurque en deux branches : l'une, directe, qui se rend à l'oreillette droite, c'est le canal veineux ; l'autre, transversale, va s'aboucher avec la veine porte et se ramifie dans le foie, qui probablement fait subir au sang une nouvelle élaboration.

Les veines hépatiques et le canal veineux apportent tout le sang du placenta et des extrémités inférieures du fœtus dans la veine cave inférieure, qui le transmet dans l'oreillette droite ; ce sang passe de l'oreillette droite dans l'oreillette gauche par une ouverture qui se ferme au moment de la naissance, c'est le trou de *Botal.* De l'oreillette gauche il passe dans le ventricule gauche, et de là il est porté par l'aorte dans les parties supérieures du corps, d'où il revient par les veines jugulaires et axillaires dans la veine cave supérieure, dans l'oreillette droite et dans le ventricule droit. Le ventricule droit le pousse dans l'artère pulmonaire ; mais comme les poumons sont encore inactifs, ce sang qui remplit l'artère pulmonaire passe dans l'aorte descendante au moyen d'un canal appelé *canal artériel.* Ce sang, qui avait déjà servi à la nutrition des membres supérieurs, passe dans l'aorte descendante, va nourrir les extrémités inférieures, et la majeure partie revient à son point de départ, le placenta, par les artères ombilicales.

A l'époque de la naissance, le cordon ne cesse de battre que lorsque l'enfant a respiré ; alors, la respiration par les poumons remplace celle qui avait lieu par la circulation utéro-placentaire ; la veine ombilicale et le canal veineux s'oblitèrent ; le trou de Botal se ferme par une valvule qui s'applique contre la paroi inter-auriculaire ; le canal artériel et les artères ombilicales s'oblitèrent également ; l'air arrive dans les poumons, les met en jeu, et la respiration pulmonaire s'établit.

B. Nutrition du fœtus.

La nutrition du fœtus se fait en grande partie par le placenta ; il est probable aussi que le liquide amniotique contribue à fournir des éléments nutritifs. Dans ce dernier cas, la nutrition paraît se faire par absorption à la surface de la peau, et par la déglutition, suivant certains auteurs.

ART. IV. SOINS QUE RÉCLAME UNE FEMME ENCEINTE.

La sage-femme n'a pas seulement pour devoir de servir d'aide à la nature dans la fonction de l'accouchement, de donner des soins à la mère et à l'enfant après les couches, elle est souvent appelée aussi à donner des conseils et quelquefois des secours pendant la grossesse : ces conseils sont ou hygiéniques ou médicaux ; cependant la sage-femme doit, lorsqu'elle a affaire à une femme faible, réellement malade, ou dont les grossesses antérieures ont été funestes, appeler un médecin, afin de mettre à couvert sa responsabilité ; dans aucun cas, elle ne devra prescrire un médicament actif.

Une femme enceinte doit-elle être saignée pendant sa grossesse ?

Si aucune circonstance ne commande une évacuation sanguine, telle qu'une congestion vers la tête, des douleurs de reins, une pesanteur dans les membres inférieurs, un état de torpeur générale, il faut s'abstenir ; il faut surtout éviter la saignée chez les femmes lymphatiques qui sont atteintes d'une infiltration générale des membres ; si, au contraire, le sang se porte à la tête, s'il y a oppression marquée, pouls développé, disposition à des mouvements convulsifs, il vaut mieux pratiquer une saignée vers le septième ou le huitième mois.

Quant aux soins hygiéniques, conseiller à la femme enceinte de continuer, pour la nourriture, le même régime qu'elle suivait antérieurement à la grossesse ; elle doit éviter tout excès.

On doit mettre une femme enceinte à l'abri de tout ce qui peut exciter des passions ou des affections vives, comme la colère, le chagrin, la peur, la frayeur, la tristesse ; il faut être toujours prêt à dissiper les craintes qui peuvent survenir dans son esprit.

Les femmes enceintes doivent veiller avec soin à ce que le mamelon de leurs seins ne soit ni froissé, ni comprimé par leurs vêtements ; on doit leur conseiller, dans les derniers mois de la grossesse, de le frotter, matin et soir, ainsi que l'auréole, avec de l'eau-de-vie.

La propreté la plus grande est le moyen le plus

sûr de maintenir la santé d'une femme enceinte;
aussi doit-on y attacher beaucoup d'importance;
l'emploi des bains tièdes est généralement avanta-
geux; les bains de pied doivent être défendus.

CHAPITRE TROISIÈME.

ACCOUCHEMENT.

Après avoir décrit les deux premières phases de
la génération, c'est-à-dire la conception et la grossesse, il ne reste plus qu'à traiter de la troisième,
l'*accouchement,* la *parturition,* le *part,* qu'on pourrait appeler phase critique.

L'accouchement est la fonction qui consiste dans
l'expulsion ~~spontanée~~ d'un fœtus viable à travers
les parties naturelles de la génération. (1)

D'après cette définition, l'accouchement est appelé *naturel,* lorsqu'il s'opère sous l'influence des
seuls efforts de la nature; il est appelé *artificiel,*
laborieux, lorsque la nature impuissante a besoin,
pour accomplir son œuvre, de l'intervention de l'art.
Nous ne parlerons dans la première partie que de
l'accouchement naturel.

§ I. CAUSES DE L'ACCOUCHEMENT NATUREL.

Les causes de l'accouchement ont été divisées en
causes efficientes et en *causes déterminantes.*

a. La *cause efficiente* de l'accouchement, c'est-à-dire
la force qui expulse l'enfant de la matrice, réside sur

---

(1) L'expulsion d'un fœtus non viable porte le nom d'avortement.

tout dans l'utérus. Les contractions des parois de l'organe agissent seules dans toute la première moitié du travail ; mais dans la seconde période, elles sont aidées par les contractions des muscles abdominaux ; celles-ci deviennent d'autant plus actives que le travail est plus près de sa fin. Les contractions utérines pourraient le plus souvent suffire ; les contractions abdominales seules ne pourront presque jamais terminer l'accouchement.

Les contractions de l'utérus sont indépendantes de la volonté de la mère ; les contractions des muscles abdominaux sont au contraire sous l'influence de cette volonté. Aussi, recommander à la mère *de faire valoir* ses douleurs, c'est l'exciter aux efforts musculaires ; lui reprocher au contraire de perdre ses douleurs, c'est lui faire sentir la nécessité de ces mêmes efforts, et l'engager à les soutenir.

Plusieurs auteurs ont regardé le fœtus comme le principal agent de son expulsion ; mais l'enfant est passif dans cette opération, et ne fait pas plus pour accélérer sa sortie que ne le ferait un corps solide inanimé et du même volume, qui serait renfermé dans la matrice. La sortie d'un enfant mort, celle d'un placenta ou d'une môle s'opère, malgré leur état d'inertie, de la même manière que la sortie d'un enfant vivant et bien portant.

b. C'est dans l'utérus que les auteurs s'accordent à placer les *causes déterminantes*.

Pour les uns, l'utérus entre en contraction quand il a subi toutes les modifications qu'il doit subir au terme de la gestation; pour d'autres, c'est l'excès de distension de la matrice qui le force à réagir sur le produit. Enfin, pour M. Dubois, le col arrivé à sa dilatation complète est irrité par le contact des membranes et des parties fœtales auxquelles il n'était pas accoutumé ; il réagit sympathiquement sur les fibres musculaires du fond de l'utérus et détermine leurs contractions.

Aucune de ces théories ne satisfait pleinement la raison, et l'on est forcé de dire : au temps fixé par la nature, le corps maternel tend à se débarrasser d'un fardeau qui, s'il en demeurait chargé plus longtemps, porterait le trouble et le désordre dans la vie.

§ II. PHÉNOMÈNES DE L'ACCOUCHEMENT.

L'accouchement s'accompagne de phénomènes, qu'on divise en *phénomènes physiologiques* et *phénomènes mécaniques*.

On entend par phénomènes physiologiques toutes les manifestations qui surviennent dans l'économie de la femme au moment de la phase critique de la génération; par phénomènes mécaniques, on constate les différentes *adaptations* des diamètres du fœtus avec ceux du canal pelvien, et les différentes évolutions de l'enfant pour sortir du sein de sa mère.

A. Phénomènes physiologiques de l'accouchement.

Parmi les phénomènes physiologiques de l'accouchement, il en est un, *les douleurs*, qui mérite une description spéciale.

On entend par douleurs un sentiment pénible qui

accompagne toujours la contraction de l'utérus destinée à l'expulsion du fruit ; de sorte que, dans le langage tocologique, douleurs et contractions utérines sont synonimes. Elles ont aussi reçu le nom de *vraies douleurs*, pour les distinguer des *fausses douleurs*. Ces dernières surviennent soit avant, soit pendant le travail ; elles sont étrangères aux contractions de la matrice ; le plus souvent elles résultent de la tension et de la dilatation des voies génitales, de la compression de la vessie, du rectum et des nerfs sciatiques ; elles sont irrégulières, ressemblent souvent à des coliques ; elles sont plutôt cause de retard que d'accélération dans le travail de l'accouchement.

Les vraies douleurs se reconnaissent à ce que, au moment de leur apparition, la matrice devient dure, tendue, plus ou moins saillante en avant, et reste dans cet état pendant tout le temps de leur durée. Elles prennent leur point de départ dans les régions sacrées et lombaires, semblent se diriger en avant jusqu'aux parties génitales externes et quelquefois jusqu'aux cuisses ; elles sont plus ou moins uniformes et laissent entre elles des intervalles de repos ; elles sont considérées comme *régulières* lorsqu'elles surviennent à des moments fixes, et avec une intensité qui est en rapport avec l'énergie de la femme en travail, et lorsqu'elles s'étendent à toute la matrice, depuis son fond jusqu'à son col. Elles sont dites *irrégulières* lorsqu'elles sont tantôt fortes, tantôt faibles, tantôt trop rapprochées, tantôt trop éloignées, ou bien lorsqu'elles agissent avec plus d'énergie sur cer-

taines parties de l'utérus que sur d'autres. L'appréciation de ces différences dans les douleurs est très-
importante dans le travail de l'accouchement.

La *durée* ordinaire de l'accouchement est de quatre
à six heures ; quelquefois elle ne dépasse point une
heure ; rarement elle en exige plus de douze. D'après
madame LACHAPELLE, sur 2339 accouchements, 1476
eurent lieu en 1 à 6 heures, 719 en 7 à 12, 124 en
13 à 24, 15 en 25 à 36, 4 en 48, et 1 en 60 heures.
Trois opérations essentiellement différentes l'une de
l'autre ont lieu pendant ce laps de temps : la première
est la dilatation de l'orifice de la matrice et la déchirure de la membrane amnios, la seconde est l'expulsion du fœtus, la troisième est l'expulsion de l'arrière-
faix ; mais, pour mettre plus de précision dans cet
exposé, nous distinguerons dans l'accouchement cinq
périodes.

« 1° *Première période*. Elle pourrait être appelée
période préparatoire ou *période des prodromes ;* elle
commence à l'époque où les premières contractions
utérines se font sentir, jusqu'au moment de l'ouverture du col utérin chez les primipares. De ces premières contractions utérines résulte, pour la femme
enceinte, un sentiment analogue à celui que détermi-
nerait une pression circulaire de tout l'abdomen. A
ces douleurs se joint quelquefois un sentiment de
pesanteur dans la région pelvienne, et surtout dans
la région sacrée. Si, à cette époque, on applique la
main à plat sur le ventre, on sent manifestement que
la matrice est dure et tendue ; et, lorsque la contrac-

tion cesse, l'utérus redevient flasque. Le plus souvent ces douleurs se manifestent vers le soir et disparaissent pendant le repos de la nuit.

» Pendant cette période, dont la durée est très-variable, on trouve que le vagin est le siége d'une sécrétion abondante de mucosités; que la femme a des envies fréquentes d'uriner; qu'elle éprouve une certaine agitation et des angoisses; son ventre s'affaisse de plus en plus; chez les primipares, l'orifice utérin est difficile à trouver, soit parce qu'il est situé beaucoup plus en arrière, soit parce qu'il est très-petit. Chez les femmes qui ont eu des enfants, au contraire, l'orifice utérin est mou et tellement entr'ouvert que déjà il livre passage aux membranes, et que le doigt peut sentir et reconnaître les parties de l'enfant qui se présentent.

» 2° La *seconde période* commence au moment où l'orifice utérin s'ouvre chez les primipares, et où il est déjà dilaté chez les femmes qui ont eu des enfants. Les contractions sont alors douloureuses, deviennent plus fréquentes et plus régulières. Les douleurs partent de la région lombaire, semblent se diriger vers les pubis et sont beaucoup plus sensibles dans la région sacrée. L'orifice utérin se dilate de moment en moment pendant chaque douleur; le liquide contenu dans les membranes est refoulé vers cet orifice; les membranes forment une poche tendue qui fait saillie à travers l'orifice; c'est cette saillie qu'on appelle la *poche des eaux*. Lorsque les douleurs cessent, la poche s'affaisse et redevient flasque; la partie de l'enfant qui se présente peut alors être sentie avec le doigt.

» Au moment d'une douleur, la poche se tend dans le vagin et se rompt, ce qui se fait en produisant souvent un léger bruit. Il y a rupture de la poche des eaux, et le liquide qui se trouvait contenu entre cette poche et la tête de l'enfant, et qui s'échappe seul, est désigné sous le nom de *premières eaux*. Les douleurs qui dans cette période de l'accouchement ont pour but d'agrandir l'ouverture de l'utérus et de préparer la sortie du fruit ont reçu le nom de *douleurs préparantes*. Ces douleurs sont chez la plupart des femmes enceintes plus tolérables que celles qui se manifesteront plus tard. Les mucosités qui, au commencement de cette période, s'écoulent du vagin, sont alors mélangées de quelques stries de sang. Ces stries sont la preuve que l'orifice utérin se dilate, et que le travail de l'accouchement a commencé.

» 3° Avec la rupture des eaux commence la *troisième période*. Ordinairement cette rupture est suivie de la cessation des douleurs ; mais ces dernières reparaissent bientôt et se manifestent avec plus d'intensité, et à des intervalles beaucoup plus rapprochés. La femme en travail commence alors à trembler, et le plus souvent elle ne peut rester ni assise, ni debout ; sa face devient rouge et brûlante ; son corps se couvre de sueur ; le besoin d'aller à la selle et d'uriner se fait sentir avec une nouvelle force ; des plaintes involontaires et fréquentes sont articulées, et la femme accuse des douleurs qui ont spécialement leur siége au niveau du sacrum. Pendant cette période, la tête s'enfonce plus profondément dans le col de l'utérus, et, lorsque sa plus grande circonférence se trouve entourée par l'orifice utérin, on dit que la tête est *au couronnement*; enfin, lorsqu'elle est descendue complètement dans la cavité pelvienne, de manière à être sentie en arrière des grandes lèvres, et à être vue pendant les douleurs, la troisième période cesse. Après la rupture des eaux, l'utérus se contracte davantage sur l'enfant; son segment inférieur se moule plus exactement sur la tête du fœtus ; les os du crâne chevauchent alors les uns sur les autres ; le cuir chevelu forme des plis. Les douleurs qui surviennent dans cette période sont les douleurs propres du travail, et sont désignées sous le nom de *douleurs expultrices.*

» 4° La *quatrième période* commence au moment où, pendant les douleurs, la tête de l'enfant apparaît entre les grandes lèvres, et elle se termine avec l'expulsion de l'enfant. Pendant chaque douleur, la tête s'avance davantage vers les grandes lèvres, les écarte peu à peu, comprime le périnée, le refoule en dehors, le distend dans toutes les directions, de manière à ce que cette région qui, à l'état normal, n'a que deux travers de doigt d'avant en arrière, obtient, pendant cette période du travail, une largeur de quatre travers de doigt, et même au-delà. En même temps elle devient plus mince et menace rupture. L'anus est fortement dilaté; il laisse même apercevoir la paroi antérieure de l'extrémité inférieure du rectum. A

chaque cessation de douleurs, la tête se retire en arrière, mais avec moins de lenteur qu'elle n'avait mis
de rapidité à descendre ; la distension forcée des
parties cesse. D'un autre côté, il s'écoule encore des
eaux, et en général les écoulements partiels se font
avant ou après les douleurs, rarement pendant
qu'elles ont lieu ou dans leur intervalle.

» Pendant chaque douleur, la tête devient de plus
en plus apparente, et lorsque la plus grande partie
de son ovoïde se trouve hors de la cavité pelvienne,
il peut arriver ou bien qu'elle se précipite rapidement, ou bien, et c'est surtout ce qui a lieu chez les
primipares, que les douleurs s'arrêtent ; mais la tête
ne fait aucun mouvement en arrière, et à la première
douleur qui se manifeste, elle se dégage et apparaît
tout entière à l'extérieur. C'est là, à proprement
parler, le moment le plus douloureux de l'accouchement, et les primipares surtout, alors même qu'elles
sont peu sensibles, poussent des cris.

» Pendant cette période, les contractions sont plus
fortes, plus permanentes, apparaissent à des intervalles plus rapprochés, et sont plus douloureuses que
dans les précédentes périodes. Le besoin d'aller à la
selle devient plus fréquent et plus vif; il n'est pas rare
qu'il survienne des vomissements ; la femme tremble
de tous ses membres ; sa face est brûlante, et tout le
corps se couvre de sueur ; son regard est fixe et ha-
gard ; ses traits se décomposent de manière à la
rendre méconnaissable; enfin l'inquiétude est à son
comble : des pleurs, des cris, des lamentations sur-

viennent, même chez des femmes très-fortes et très-énergiques, et se terminent par une syncope.

» Dès que la tête est passée, les douleurs cessent, et il y a pour la malade un moment de repos et de tranquillité. Puis, au bout de quelques instants, de nouvelles contractions surviennent, mais beaucoup moins douloureuses que les précédentes; les épaules se présentent au détroit, franchissent la vulve, et tout le reste du corps de l'enfant est expulsé ordinairement avec rapidité : c'est en ce moment que le reste des eaux *(les secondes eaux)* s'écoule. Ordinairement cet écoulement est accompagné de la sortie d'une certaine quantité de sang et quelquefois de caillots. La matrice revenue sur elle-même représente alors, à moins qu'elle ne contienne encore un fœtus, un globe de la grosseur de la tête d'un enfant de trois ou quatre ans; c'est sous cette forme qu'on la sent au-dessus des pubis. Ordinairement la sortie de l'enfant est suivie d'un frisson plus ou moins intense.

» 5° La *cinquième période* commence immédiatement après la sortie de l'enfant, et se termine au moment où l'évacuation de l'arrière-faix est complète. Ordinairement, à ce moment, la surface lisse du placenta peut être sentie à l'orifice utérin dans lequel il fait saillie : c'est là une preuve que le placenta se détache de l'utérus.

» Au bout d'un quart d'heure, d'une demi-heure ou de trois quarts d'heure reparaissent de nouvelles contractions utérines, qui ordinairement ne sont pas

douloureuses. Au moment de ces contractions, il s'é-
chappe une quantité plus ou moins considérable de
sang coagulé. Sous leur influence, le placenta qui se
présente à l'orifice utérin par sa surface lisse descend
dans le vagin avec les membranes, et se trouve peu
à peu expulsé.

» Lorsque, immédiatement après la sortie de l'enfant, on introduit la main dans l'orifice utérin, en
suivant le cordon ombilical que l'on tend de l'autre
main, on trouve en général que le cordon est situé
entre la partie saillante du placenta et la lèvre antérieure du museau de tanche, et ce n'est que dans
des cas très-rares que l'on peut porter le doigt jusqu'au point d'insertion du cordon tant que le placenta est encore au col de l'utérus; le plus souvent
le doigt ne peut atteindre ce point qu'au moment où
le placenta est descendu plus profondément dans le
vagin, ou qu'on a exercé sur lui des tractions. Quelquefois le placenta ne se détache que plus tard, et
quelquefois en partie seulement, et alors on ne rencontre à l'orifice utérin que l'un de ses bords, et dans
quelques cas, on n'y en trouve qu'une partie. D'autres fois, et particulièrement lorsque l'accouchement
ne s'est effectué que longtemps après la rupture des
eaux, l'arrière-faix se détache et sort en même temps
que le fœtus.

» L'écoulement du sang qui a lieu après l'accouchement indique que le placenta s'est détaché de l'u-
térus; car il est évident qu'aucun écoulement de sang
ne peut avoir lieu tant que le placenta reste adhérent

dans toute son étendue, à moins que l'utérus ou le vagin n'aient été déchirés.

» Souvent la sortie de l'arrière-faix est suivie d'un écoulement de sang en partie liquide, en partie coagulé. L'accouchement est terminé après l'expulsion de l'arrière-faix, et c'est alors que commence la période *des couches*. (NÆGELÉ.) »

B. Phénomènes mécaniques de l'accouchement.

Dans la généralité des cas, l'extrémité céphalique du fœtus est la partie la plus déclive ; mais il peut arriver qu'un des autres points du grand axe du fœtus corresponde au col de l'utérus. L'extrémité inférieure ou pelvienne, une des parties du tronc ou la partie moyenne peuvent se présenter la première au détroit supérieur. Comme ces différentes circonstances de présentation doivent nécessairement influer sur le mécanisme de l'accouchement, sur la facilité, la promptitude avec lesquelles se fait l'expulsion de l'enfant, il est de la dernière importance, avant de commencer l'étude de ce mécanisme, de bien connaître les *présentations* et les *positions* diverses du fœtus. Par le mot présentation, on indique la région principale du fœtus qui apparaît la première au détroit supérieur ; par celui de position, on indique les rapports de cette région avec les différents points de ce détroit supérieur.

Classification des présentations. Comme le fœtus peut se présenter au détroit supérieur par toutes ses parties, nous classerons les différentes présentations de la manière suivante : 1° *présentation de la tête* ou *céphalique;* 2° *présentation de l'extré-mité pelvienne;* 3° *présentation du tronc.*

1° Dans la présentation céphalique, le plus souvent la tête est fléchie sur la poitrine ; quelquefois elle est défléchie sur le plan postérieur du tronc ; de là deux variétés : *présentation du sommet — présentation de la face.*

2° Lorsque l'extrémité pelvienne se présente, les jambes sont habituellement fléchies sur les cuisses et les cuisses sur l'abdomen ; mais il peut arriver que ces diverses parties soient séparées. Tantôt elles s'engagent ensemble dans l'excavation ; tantôt les membres inférieurs se relèvent sur le devant du tronc, et les fesses descendent seules, *présentation des fesses;* tantôt les membres inférieurs, entraînés par le flot du liquide qui s'écoule au moment de la rupture des membranes, s'engagent les premiers. Si la déflexion des membres inférieurs est complète, les pieds franchissent les premiers la vulve, *présentation des pieds;* si, les cuisses étant étendues, les jambes restent fléchies sur les cuisses, les genoux se montrent les premiers, *présentation des genoux.* Tous ces modes de présentations sont réunis sous le titre commun de *présentation pelvienne.*

3° Dans les présentations du tronc, tantôt c'est le plan latéral droit qui se présente, tantôt c'est le plan latéral gauche. De là deux variétés : *présentation du plan latéral droit — présentation du plan latéral gauche.*

Classification des positions. Les positions indiquent

les rapports de la région fœtale qui se présente avec les différents points du détroit abdominal.

Pour déterminer ces rapports, il a fallu choisir tant sur le fœtus que sur le détroit abdominal des points de ralliement. Dans la présentation du sommet, le point de ralliement du côté du fœtus est l'*occiput ;* dans la présentation de la face, le *menton ;* dans la présentation pelvienne, le *sacrum* pour les fesses, et le *calcaneum* pour les pieds. Du côté du bassin, les points de ralliement sont les extrémités des quatre diamètres du détroit supérieur.

Dans la présentation du sommet, l'occiput aurait donc huit rapports correspondant aux extrémités des quatre diamètres du détroit supérieur du bassin. Il y aurait par conséquent huit positions de l'occiput, et M. MOREAU a accepté cette division :

Position occipito-cotyloïdienne gauche ; — Position iliaque gauche ; — Position sacro-iliaque gauche ; — Position occipito - cotyloïdienne droite ; — Position iliaque droite ; — Position sacro - iliaque droite ; — Position pubienne ; — Position sacrée.

Comme des quatre diamètres il y en a deux avec lesquels l'occiput ne se trouve pas, ou se trouve très-rarement en rapport, savoir : le diamètre transversal et le diamètre antéro - postérieur, BAUDELOCQUE, GARDIEN, FLAMANT et M. VELPEAU ont divisé le bassin en deux régions, une antérieure et une postérieure, et ont admis six positions au lieu de huit, rejetant les positions iliaques ou transversales. Voici le tableau de la classification de BAUDELOCQUE.

1º PRÉSENTATION DU SOMMET.

Positions d'après leur ordre de fréquence.

1re Occiput à la cavité cotyloïde gauche.
  (Occipito-cotyloïdienne gauche).
2e Occiput à la cavité cotyloïde droite.
  (Occipito-cotyloïdienne droite).
3e Occiput à la symphyse du pubis.
  (Occipito-pubienne).
4e Occiput à la symphyse sacro-iliaque droite.
  (Occipito-sacro-iliaque droite.)
5e Occiput à la symphyse sacro-iliaque gauche.
  (Occipito-sacro-iliaque-gauche).
6e Occiput contre la saillie du sacrum.
  (Occipito-sacrée).

2º PRÉSENTATION DE LA FACE.

Positions d'après leur ordre de fréquence.

1re Menton au sacrum.
  (Mento-sacrée).
2e Menton au pubis.
  (Mento-pubienne).
3e Menton à droite.
  (Mento-iliaque droite).
4e Menton à gauche.
  (Mento-iliaque gauche).

3º PRÉSENTATION DES PIEDS.

Positions d'après leur ordre de fréquence.

1re Talons au côté gauche du bassin.
  (Calcanéo-iliaque gauche).
2e Talons au côté droit du bassin.
  (Calcanéo-iliaque droite).
3e Talons au pubis.
  (Calcanéo-pubienne).
4e Talons au sacrum.
  (Calcanéo-sacrée).

4º PRÉSENTATION DES GENOUX.

Positions d'après leur ordre de fréquence.

1re Dos de l'enfant au côté gauche de la *fesse* ?
2e Dos de l'enfant au côté droit.
3e Dos de l'enfant à la partie antérieure.
4e Dos de l'enfant à la partie postérieure.

5º PRÉSENTATION DES FESSES.

Positions d'après leur ordre de fréquence.

1re Sacrum à la cavité cotyloïde gauche.
  (Sacro-cotyloïdienne gauche).
2e Sacrum à la cavité cotyloïde droite.
  (Sacro-cotyloïdienne droite).
3e Sacrum à la symphyse du pubis.

6º PRÉSENTATION DE LA POITRINE.

Positions d'après leur ordre de fréquence.

1re Tête au-dessus du pubis.
2e Tête au-dessus du sacrum.
3e Tête sur la fosse iliaque gauche.
4e Tête sur la fosse iliaque droite.

7º PRÉSENTATION DU VENTRE.

Mêmes positions que pour la poitrine.

8º PRÉSENTATION DU DERRIÈRE DU COU.

Positions d'après leur ordre de fréquence.

1re Tête au-dessus du sacrum.
2e Tête au-dessus du pubis.
3e Tête sur la fosse iliaque gauche.
4e Tête sur la fosse iliaque droite.

9º PRÉSENTATION DU DOS.

Mêmes positions que pour la poitrine.

10º PRÉSENTATION DES LOMBES.

Mêmes positions que pour la poitrine.

11º PRÉSENTATION DES COTÉS DE LA TÊTE.

Positions du côté gauche.

1re Sommet de la tête au pubis.
2e Sommet de la tête au sacrum.
3e Sommet de la tête à la fosse iliaque gauche.
4e Sommet de la tête à la fosse iliaque droite.

Positions du côté droit.

Comme les précédentes.

12º PRÉSENTATION DE L'ÉPAULE.

Mêmes divisions que pour les côtés de la tête.

13º PRÉSENTATION DU BRAS.

Mêmes positions que pour l'épaule.

14º PRÉSENTATION DU COTÉ ET DE LA HANCHE.

Positions d'après leur ordre de fréquence.

1re Aisselle de l'enfant au-dessus du pubis.

On ne tarda pas à reconnaître que ce nombre considérable de positions était complétement inutile dans la pratique ; aussi, la classification de BAUDE-LOCQUE fut-elle modifiée par tous les auteurs qui l'ont suivi. Madame LACHAPELLE, M. DUBOIS et NÆGELÉ ont divisé le bassin en deux régions latérales (la région latérale gauche et la région latérale droite), et ont admis six positions comme les premiers, en rejetant les positions du diamètre antéro-postérieur ou les positions occipito-pubienne et occipito-sacrée. Nous adoptons la classification suivante de M. Paul DUBOIS.

TABLEAU
DE LA CLASSIFICATION DE M. PAUL DUBOIS.

PRÉSENTATIONS.	POSITIONS.	VARIÉTÉS.
Du sommet........	Occipito-iliaque gauche.	
	Occipito-iliaque droite.	
De la face.......	Mento-iliaque droite.	Antérieure.
	Mento-iliaque gauche.	3 variétés. Transversale.
Du siége........	Sacro-iliaque gauche.	Postérieure.
	Sacro-iliaque droite.	
Du plan latéral droit. .	Céphalo-iliaque gauche.	Dans ces deux présentations, l'expulsion spontanée est ordinairement impossible.
Du plan latéral gauche.	Céphalo-iliaque droite.	

Ainsi, le sommet se présentant, l'occiput peut être en rapport avec un des points de la moitié latérale gauche du détroit supérieur : cela constitue la *première position du sommet ;* ou bien il peut se trouver en rapport avec un des points de la moitié latérale droite : cela constitue la *seconde position.* Comme le mécanisme est le même, que l'occiput soit d'abord en avant, au milieu ou en arrière, nous considérons seulement ces circonstances comme des nuances infinies de la même position, nuances ou variétés qui, dans l'immense majorité des cas, ne changent en rien le mécanisme naturel.

Toutes les présentations et les positions que nous venons d'indiquer ne sont pas également fréquentes. Nous examinerons successivement le mécanisme de l'accouchement naturel dans chacune de ces présentations, nous réservant, dans la deuxième partie, de revenir sur celles qui constituent des irrégularités ou des difficultés insurmontables.

Les présentations du sommet sont, de toutes, les plus fréquentes et les plus favorables ; c'est par elles que nous commencerons.

1° *Présentation du sommet ou vertex.*

La présentation du sommet est beaucoup plus commune que toutes les autres présentations : sur **20,517** accouchements observés à la Maternité, madame BOIVIN rapporte qu'il y eut **19,810** cas de présentation du sommet : parmi ces présentations, on nota **15,682** fois la position occipito-iliaque gauche antérieure, **109** fois l'occipito-iliaque gauche postérieure, **3682** *fois l'occipito-iliaque droite antérieure,* **92** *fois l'occipito-iliaque droite postérieure.*

Sur 2020 naissances, M. Dubois a constaté 1913 fois la présentation du sommet : sur ces 1913 cas, 1367 fois l'occiput regardait à gauche, 546 fois l'occiput regardait à droite ; dans les 1367 cas de position occipitale gauche, 1355 fois l'occiput était antérieur, 12 fois seulement il était postérieur ; dans les 546 cas de position occipitale droite, 55 *fois l'occiput regardait en avant*, 491 *fois l'occiput regardait en arrière*.

On voit, d'après ces deux statistiques, 1° que les positions occipito-iliaque gauche sont bien plus fréquentes que les positions occipito-iliaque droite ; 2° que les positions occipito-iliaque droite antérieures sont pour madame Boivin bien plus fréquentes que les postérieures ; tandis que pour M. Dubois ce sont les positions occipito-iliaque postérieures qui sont beaucoup plus nombreuses.

Nous expliquerons bientôt cette contradiction entre ces deux auteurs ; on verra qu'elle n'est qu'apparente.

Avant Baudelocque, la position occipito-pubienne était considérée comme une des plus ordinaires et des plus favorables. On ne faisait alors attention à la manière dont la tête se présentait qu'à l'instant où elle paraissait à la vulve. Dans ce moment, en effet, presque toujours la face regarde le sacrum, et l'occiput le pubis.

A. *Causes.* Si on recherche les causes de la fréquence de la présentation du sommet, il est impossible de les expliquer positivement, ainsi que nous l'avons indiqué à l'article *attitude du fœtus*. Les positions obliques reconnaissent pour cause la forme du détroit abdominal ; la déclivité de ce détroit, la présence et le mode d'action des muscles psoas, l'inclinaison antérieure de l'utérus dans l'état de grossesse se réunissent pour forcer la tête du fœtus à prendre une situation oblique. La plus grande fréquence de la position occipitale gauche paraît tenir à la présence du rectum en arrière et à gauche.

B. *Diagnostic.* Au commencement du travail, on reconnaît que l'enfant présente le sommet aux caractères suivants : le ventre est saillant en avant et régulièrement développé ; l'auscultation fait entendre les battements du cœur dans les fosses iliaques droite ou gauche, suivant que l'occiput est placé à droite ou à gauche ; le toucher fait reconnaître une tumeur arrondie, d'une certaine étendue, dure, résistante, élastique, offrant des sillons qui indiquent les sutures du crâne et des espaces membraneux qui sont les fontanelles.

C. *Division des positions.* Nous avons dit qu'il y avait deux positions principales du vertex ou sommet, appelées iliaques gauche et droite ; que ces positions étaient divisées en trois variétés, antérieure, transversale postérieure ; nous réunirons à dessein la description du mécanisme de l'accouchement dans ces trois positions du sommet, parce qu'il est le même pour toutes. La seule différence est dans le mouvement de rotation de la tête. Il est d'autant plus facile et moins étendu, que l'occiput se trouve plus rapproché de la

partie antérieure de l'iléum, d'autant plus lent, plus
difficile et plus étendu, que l'occiput est plus rapproché de la partie postérieure de l'os iliaque. Les positions occipito-iliaque gauche antérieure et occipito-
iliaque droite postérieure étant les plus fréquentes,
ce sont ces deux positions qui nous serviront de type
pour la description.

D. *Mécanisme de l'accouchement naturel dans la position occipito-iliaque gauche antérieure* (1re *position
de* BAUDELOCQUE). Dans cette position, l'occiput répond à l'éminence iléo-pectinée gauche, le front à la
symphyse sacro-iliaque droite ; la suture sagittale est
dans la direction du diamètre oblique gauche et
placée au centre de l'axe du bassin ; la fontanelle
postérieure est en avant et à gauche ; l'antérieure est
en arrière et à droite ; le plan dorsal du fœtus est dirigé en avant et à gauche ; le plan antérieur en arrière et à droite ; l'épaule droite en avant et à droite ;
l'épaule gauche en arrière et à gauche. Le diamètre
occipito-frontal est parallèle au diamètre oblique
gauche du détroit supérieur ; le bi-pariétal est parallèle au diamètre oblique droit ; la circonférence occipito-frontale est parallèle au pourtour du détroit
supérieur.

Après la rupture de la poche des eaux, le fœtus
comprimé par les contractions utérines se courbe sur
sa région antérieure. La tête éprouve quatre mouvements successifs : le premier, de flexion et de
descente, se passe au détroit supérieur ; le second,
de rotation de gauche à droite, se passe dans l'ex-

cavation; le troisième, d'extension, a lieu au détroit inférieur; le quatrième, mouvement de restitution, s'opère en dehors du bassin. (Pl. 1.)

1° *Temps de flexion et de descente.* L'utérus se contracte sur le fœtus; la tête tend à descendre dans l'excavation, mais elle est arrêtée par le détroit supérieur; l'occiput s'abaisse, le menton seulement remonte; alors le diamètre sous-occipito-bregmatique a pris la place du diamètre occipito-frontal, et est parallèle au diamètre oblique gauche; le diamètre bi-pariétal n'a pas changé; la circonférence occipito-bregmatique est maintenant parallèle au pourtour du détroit supérieur, et l'axe du bassin qui traversait la tête dans la direction du diamètre trachélo-bregmatique la traverse maintenant dans une direction très-voisine du diamètre occipito-mentonnier.

Ce mouvement de flexion a donc évidemment pour résultat de placer la tête du fœtus dans la position la plus favorable à son passage, en la forçant à offrir ses plus petits diamètres aux diamètres du bassin.

L'occiput glisse sur la face interne et antérieure de la branche de l'ischium, et sur le muscle obturateur interne; le front glisse en arrière sur le bord interne du muscle psoas, sur le pyramidal et le plexus sciatique. La région pariétale gauche suit la courbure du sacrum et le rectum; la région pariétale droite suit la paroi postérieure de la symphyse pubienne; la circonférence occipito-bregmatique est parallèle au pourtour du détroit inférieur; le diamètre occipito-mentonnier est parallèle à l'axe du bassin.

2° *Temps de rotation intérieure*. Arrêtée par le plancher du bassin, la tête exécute un mouvement de rotation au moyen duquel l'occiput se porte de gauche à droite, derrière la symphyse des pubis, et le bregma dans la concavité du sacrum ; la suture sagittale est parallèle au diamètre cocci-pubien ; l'occiput s'engage sous l'arcade des pubis, dépasse la partie inférieure de la symphyse, jusqu'à ce que la partie postérieure du cou, venant s'appliquer contre la face postérieure de la symphyse, arrête le mouvement de progression antérieure de l'occiput.

3° *Temps d'extension*. Au moment où l'occiput s'engage sous l'arcade pubienne, les épaules et la partie supérieure du tronc pénètrent dans l'excavation ; le tronc forme une tige courbe à convexité postérieure et à concavité antérieure ; tout l'effort de la contraction utérine porte sur cette tige, qui le transmet à la partie antérieure de la tête ; le menton se tend, presse sur le périnée, et toute la tête se renverse au devant de la symphyse du pubis ; pendant ce mouvement d'extension, on voit apparaître successivement au devant de la commissure antérieure du périnée la suture bi-pariétale, le bregma, la suture coronale, le nez, la bouche et le menton.

4° *Temps de restitution* ou *de rotation extérieure*. La tête reste quelques secondes dans cette position ; alors l'occiput se porte vers la face interne de la cuisse gauche, la face vers la face interne de la cuisse droite ; les épaules se dégagent, et après ce dégagement, le reste du tronc du fœtus est expulsé, en décrivant quelquefois une spirale très-allongée.

E. *Mécanisme de l'accouchement naturel dans la position occipito-iliaque droite postérieure* (4me position *de* BAUDELOCQUE). Nous ne décrirons pour la position iliaque droite que la variété postérieure, car elle est beaucoup plus fréquente que la position occipito-antérieure, d'après les observations des accoucheurs modernes, et elle se termine presque toujours en position antérieure : c'est à ce mouvement de rotation de la tête d'avant en arrière qu'on doit attribuer le désaccord entre la statistique de M. DUBOIS et celle de madame BOIVIN.

Dans cette position, qui est l'opposée de la précédente, l'occiput est en rapport avec la symphyse sacro-iliaque droite ; le front est situé derrière la cavité cotyloïde gauche. La suture sagittale et le diamètre occipito-frontal sont parallèles au diamètre oblique gauche ; le diamètre bi-pariétal est parallèle au diamètre oblique droit ; les deux fontanelles sont à peu près sur le même plan, mais la postérieure est plus difficile à atteindre que dans la position précédente ; l'antérieure, au contraire, est plus facilement accessible ; le plan antérieur du fœtus correspond à la région antéro-latérale gauche de la mère, le plan postérieur à la région postéro-latérale droite.

Le mécanisme de l'accouchement, dans cette position, diffère à peine de celui que nous venons de décrire.

Temps de flexion et de descente. La tête se fléchit

par les mêmes raisons que dans le cas précédent, et cette flexion opère les mêmes changements dans les rapports de ses diamètres avec ceux du bassin.

Temps de rotation. La tête arrivée sur le plancher du bassin éprouve un mouvement de rotation, par suite duquel l'occiput parcourt toute la moitié latérale droite d'arrière en avant, et le front ou bregma, roulant en sens inverse, se porte d'avant en arrière vers la concavité du sacrum. La position primitivement occipito-postérieure se trouve ainsi convertie en position occipito-pubienne ou antérieure, et l'accouchement se termine dès lors comme dans les cas où l'occiput était primitivement en avant.

Mais le peu d'étendue de la rotation de la tête sur le cou fait que l'occiput ne pourrait venir ainsi se placer sous la symphyse pubienne, sans que la vie du fœtus fût compromise, si le tronc ne participait à ce mouvement de rotation, et si les épaules ne changeaient de position : il suit de là qu'un temps plus long est nécessaire pour terminer l'accouchement. Si même la femme est primipare et l'enfant volumineux, la nature s'épuise souvent en efforts inutiles, et l'art est obligé d'intervenir.

Après la sortie de la tête, c'est toujours vers la partie interne de la cuisse gauche de la mère que la face se dirige, et par conséquent l'occiput se porte vers la partie interne de la cuisse droite; l'épaule droite se place dans la concavité du sacrum, et la gauche sous l'arcade des pubis : c'est celle-ci qui se dégage la première.

Quelquefois, c'est le front qui descend le premier, et se place derrière le pubis ; l'occiput glisse dans la concavité du sacrum et sur le périnée qu'il distend ; alors la bosse coronale qui s'était montrée la première à l'extérieure remonte et se cache derrière la face postérieure de la symphyse.

L'occiput tend fortement le périnée, qui, glissant sur le plan incliné représenté par la nuque, revient fortement sur lui-même, et facilite ainsi le dégagement des parties antérieures de la tête ; aussi voit-on la tête éprouver son mouvement d'extension autour de la nuque comme centre, et apparaître au-dessous de la symphyse, d'abord la fontanelle antérieure, puis la suture coronale, le front, le nez, la bouche et le menton.

Cette variété de rotation de l'occiput est l'exception ; car, sur 1244 positions occipito-iliaques postérieures, NÆGELÉ n'a vu que dix-sept fois l'occiput se dégager en arrière. Cette exception était considérée comme la règle pour BAUDELOCQUE et son école. Cependant BAUDELOCQUE fait une grande restriction en disant : « Il arrive *quelquefois* que l'occiput, au lieu de se tourner vers le sacrum, revient insensiblement vers l'un des trous ovalaires, et se rapproche de l'arcade du pubis, sous laquelle il se place dans la suite. Nous observerons qu'il n'est pas difficile de faire suivre cette *direction avantageuse* à l'occiput, toutes les fois qu'il se présente vers l'une des symphyses sacro-iliaques, le doigt appliqué convenablement à la tête pouvant la diriger ainsi. »

Il faut observer que la nature ne met pas une rigueur mathématique dans ces différents temps ; quelquefois deux ou trois de ces temps s'exécutent simultanément ; il y a aussi dans chacun des temps des mouvements exceptionnels que nous passons sous silence, parce qu'ils n'offrent qu'un intérêt de nulle valeur.

F. *Pronostic.* Les présentations du sommet sont de toutes les présentations les plus favorables ; mais les positions du sommet ne sont pas toutes également avantageuses, et on peut établir comme proposition générale que celles dans lesquelles l'occiput est, au début du travail, tourné vers un des points de la moitié antérieure du bassin, sont plus favorables que celles dans lesquelles il regarde un des points de la moitié postérieure.

En effet, dans les positions occipito-postérieures, l'accouchement est plus long et plus difficile, par conséquent plus nuisible à la mère et à l'enfant. C'est dans ces cas qu'il faut craindre la rupture du périnée ; de plus, ce n'est pas sans danger que le travail se prolonge, que la femme se fatigue et s'épuise, et que l'enfant reste comprimé et péniblement fléchi.

Du côté du fœtus, on trouve toujours, pour peu que le travail se soit prolongé après la rupture des membranes, une tuméfaction plus ou moins considérable sur un des points du sommet. Cette tuméfaction peut induire en erreur, à cause de sa ressemblance avec la poche des eaux.

Cette tumeur sanguine n'existe pas quand le fœtus

est mort avant le travail, ou dès le commencement du travail et constitue une indication importante en médecine légale, comme nous le dirons plus tard.

RAPPORT DES DIAMÈTRES DU FŒTUS

AVEC LES DIAMÈTRES DU BASSIN DANS LA PRÉSENTATION DU SOMMET.

1° Avant la rupture des membranes au détroit supérieur.

Diamètre occipito-frontal...... 11 centimètres. — Diamètre oblique..... 12 centimèt.

Diamètre bi-pariétal.......... 9 centimètres. — Diam. oblique opposé. 12 centimèt.

2° Après la rupture de la poche. Détroit supérieur. Flexion de la tête.

Diamètre occipito-bregmatique. 8 1/2 à 9 cent. — Diamètre oblique..... 12 centimèt.

Dans l'excavation.

Diamètre occipito-bregmatique. 8 1/2 à 9 cent. — Diamètre oblique..... 12 centimèt.

3° Temps de rotation sur le plancher du bassin.

Diamètre occipito-bregmatique. 8 1/2 à 9 cent. — Diamètre cocci-pubien. 11 à 12 cent.

4° Dégagement de la tête. Détroit inférieur.

Diamètre occipito-bregmatique. 8 1/2 à 9 cent. — Diamètre cocci-pubien. 11 à 12 cent.

Diamètre sous-occipito-frontal. 9 à 10 centim. — Diamètre cocci-pubien. 11 à 12 cent.

5° Dégagement des épaules.

Diamètre bi-acromial........ 9 à 10 centim. — Diamètre oblique..... 12 centimèt.

2° *Présentation de la face.*

Lorsque l'extrémité céphalique se présente au détroit supérieur, il peut arriver que la tête soit étendue et renversée sur le plan postérieur du fœtus : cette situation constitue la *présentation de la face.*

Les présentations de la face, sans être précisément rares, ne sont pas cependant très-communes. On en a compté 352 sur 82,164 accouchements par l'extrémité céphalique, ce qui fait à peu près une présentation de la face sur 250 accouchements.

On observe, dans la présentation de la face, deux positions principales : la première est la position mento-iliaque droite transversale, l'autre est la mento-iliaque gauche transversale. Cependant, le menton peut correspondre à chacune des extrémités des diamètres obliques ; mais, lorsque le travail commence, il est ramené à l'une des positions transversales. Les positions mento-iliaques droites sont plus fréquentes que les mento-iliaques gauches, et cela devait être, puisque les positions de la face sont souvent des déviations de celles du sommet. Sur 246 cas, il s'en est trouvé 141 dans lesquels le menton correspondait à droite, et 105 dans lesquels il regardait le côté gauche.

A. *Causes*. Les causes de cette présentation tiennent le plus souvent à une obliquité considérable de l'utérus, et à une inclinaison préalable du fœtus ; mais ces présentations sont souvent primitives, et alors la cause nous échappe.

B. *Diagnostic*. Avant la rupture des membranes, la face est très-élevée et difficilement accessible ; si les membranes sont tendues, il est impossible de rien sentir de la tête. Si les membranes sont rompues, on trouve alors le front, puis le nez, les ouvertures des narines, enfin, la bouche et le menton. En portant les doigts dans la bouche, il est facile de reconnaître la langue, et surtout les bords alvéolaires, qui, dans aucun cas, ne permettent de confondre cette partie avec l'anus. Quand la face est déjà tuméfiée, le diagnostic présente plus de difficultés ; les joues saillantes laissent entre elles un sillon dans lequel les lèvres froncées représentent non pas une fente transversale, mais un orifice arrondi : on peut croire alors à une présentation des fesses.

La présentation étant reconnue, la position est facile à constater ; il est évident que l'ouverture des narines regardera toujours un point du bassin qui est le même que celui vers lequel est tourné le menton.

C. *Mécanisme de l'accouchement dans la position mento-iliaque droite transversale* (3me de BAUDELOCQUE). Dans cette position, le menton correspond à l'extrémité droite du diamètre transverse ; le bregma à l'extrémité gauche ; le front est au centre du détroit supérieur. Les diamètres de la tête sont dans les rapports suivants : le diamètre mento-bregmatique est parallèle au diamètre transverse du bassin, le bi-temporal au diamètre antéro-postérieur ; la circonférence mento-bregmatique est parallèle au pourtour du détroit supérieur ; l'axe du bassin traverse la tête dans la direction du diamètre occipitofrontal. Le plan postérieur du fœtus regarde directement à gauche de la mère ; le plan antérieur à droite, le côté droit en avant, le côté gauche en arrière. (Pl. 2.) Le mécanisme de l'expulsion se compose de quatre temps.

1° *Extension forcée et descente.* Par suite des contractions utérines, l'extension de la tête sur le cou augmente ; les rapports des diamètres de la tête entre ceux du bassin restent les mêmes ; la tête, fortement étendue, s'engage dans l'excavation et descend autant que le permet la longueur du cou.

2° *Rotation.* La tête exécute alors un mouvement de rotation, pendant lequel le menton roule de droite à gauche pour se porter derrière la symphyse des

pubis ; le front de gauche à droite et d'avant en arrière, pour se porter dans la cavité du sacrum. Alors,
le mouvement de descente se complète ; le cou arrive derrière la symphyse des pubis en même temps
que le menton au niveau de la partie inférieure de
cette symphyse.

3° *Flexion.* Puis, sous l'influence des contractions
utérines, le menton s'engage au-dessous de la symphyse et dépasse la partie inférieure où il est retenu ;
l'occiput est abaissé, et cet abaissement oblige la
tête à compléter son mouvement de flexion ou de
dégagement ; alors on voit apparaître au-devant de
la commissure antérieure du périnée le front, le
bregma, le vertex et l'occiput.

4° *Rotation extérieure.* Le mouvement de rotation
extérieure est le même que celui décrit par la tête
dans les présentations du sommet.

D. *Mécanisme de l'accouchement dans la position
mento-iliaque gauche* (4me de BAUDELOCQUE.) Dans
cette position, l'expulsion du fœtus a lieu absolument de la même manière que dans le cas précédent ; seulement le menton est à gauche, ainsi que
le plan antérieur du fœtus ; la face est au centre du
détroit abdominal ; le diamètre fronto-mentonnier
est parallèle au diamètre bis-iliaque ; le mouvement
de rotation s'opère de gauche à droite, au lieu de
s'opérer de droite à gauche (1).

_____

(1) Nous reviendrons, dans la seconde partie, sur les circonstances
qui rendent les présentations de la face si laborieuses, que BAUDE-
LOCQUE les range dans la classe des accouchements contre nature ou
laborieux.

E. *Pronostic.* L'expulsion du fœtus est presqu'aussi souvent spontanée dans les présentations de la face que dans les présentations du sommet ; mais le travail est en général plus long , plus pénible, et par conséquent plus fâcheux pour la mère et le fœtus. Il exige assez souvent l'intervention de l'art ; aussi , pendant longtemps, on a rangé cette présentation de la face parmi les accouchements artificiels. Relativement au fœtus, le travail peut être fatal pour peu qu'il se prolonge, et l'apoplexie en est souvent le résultat, par suite de la compression répétée et prolongée des veines du cou. Après la naissance, la face est ordinairement le siége d'une infiltration sanguine, et devient monstrueuse ; il faut prévenir les parents qui seraient effrayés d'une telle difformité, et leur dire que cet état se dissipe en général dans l'espace de quelques jours.

RAPPORT DES DIAMÈTRES DU FŒTUS
AVEC LES DIAMÈTRES DU BASSIN DANS LA PRÉSENTATION DE LA FACE.

1º Avant la rupture des membranes au détroit supérieur.

Diamètre mento-occipital...... 12 centim. 1/2 — Diamètre transverse... 13 centimèt.
Diamètre bi-temporal......... 7 à 8 centim. — Diamèt. sacro-pubien. 12 centimèt.

2º Après la rupture de la poche. Détroit supérieur. Déflexion de la tête.

Diamètre mento-bregmatique. . 11 centimètres. — Diamètre transverse... 13 centimèt.

Dans l'excavation.

Diamètre mento-bregmatique. . 11 centimètres. — Diamètre oblique..... 12 centimèt.

3º Temps de rotation sur le plancher du bassin.

Diamètre mento-bregmatique. . 11 centimètres. — Diamètre cocci-pubien. 11 à 12 cent.

4º Dégagement de la tête. Détroit inférieur.

Diamètre trachélo-frontal. .... 8 centim. 1/2. — Diamètre cocci-pubien. 11 à 12 cent.
Diamètre trachélo-bregmatique. 9 centim. 1/2. — Diamètre cocci-pubien. 11 à 12 cent.
Diamètre trachélo-occipital. ... 11 centimètres. — Diamètre cocci-pubien. 11 à 12 cent.

3° *Présentation de l'extrémité pelvienne.*

Sous le titre de présentation de l'extrémité pelvienne, nous comprenons les présentations du siége, des pieds et des genoux, dont Baudelocque avait fait des présentations spéciales; mais ces présentations ne sont que des modifications légères de la présentation du pelvis, qui ne changent en rien le mécanisme de l'accouchement. Ainsi, il peut arriver :

1° Que l'extrémité pelvienne, composée de tous ses éléments, s'engage dans l'excavation et au détroit inférieur.

2° Que les membres inférieurs, entraînés au moment de la rupture des membranes par le flot du liquide amniotique, soient défléchis en totalité, et que les pieds paraissent les premiers à l'extérieur (1).

3° Que le siége peut descendre seul, les membres inférieurs étant relevés sur le plan antérieur du fœtus.

4° Enfin, qu'un seul des membres inférieurs soit étendu sur l'abdomen, l'autre étant défléchi.

Les présentations de l'extrémité pelvienne ne sont pas fréquentes, quoiqu'elles soient les plus communes après les présentations du sommet. Sur 20,517 accouchements, madame Boivin en a noté 611 ; sur 80 présentations du siége, M. P. Dubois a noté 54 fois la présentation des fésses et 26 fois la présentation des pieds.

---

(1) Nous passerons sous silence la présentation des genoux, qui a été observée 4 fois sur 20,517 accouchements, et que M. Dubois n'a jamais rencontrée.

A. *Causes.* Il est impossible actuellement de dire pourquoi le siége se présente quelquefois au détroit supérieur. On a remarqué que les présentations de l'extrémité pelvienne sont comparativement plus rares chez les primipares que chez les femmes qui ont eu déjà plusieurs enfants. La cause la plus probable est la suivante : jusqu'au huitième mois, l'enfant flotte assez librement dans l'utérus ; sa tête peut donc, dans quelques mouvements de la mère, se porter vers le fond de l'organe, et, si l'enfant a déjà un certain volume, peut-être son grand diamètre occipito-coccygien ne pourra repasser à travers les petits diamètres de la cavité utérine. L'enfant conservera cette position nouvelle, et l'extrémité pelvienne viendra, au moment de l'accouchement, se présenter au passage.

B. *Division des présentations.* Nous diviserons les présentations de l'extrémité pelvienne en deux variétés : présentation du siége et présentation des pieds.

a. Présentation du siége ou des fesses.

C. *Diagnostic.* La présentation du siége ou des fesses se reconnaît à une tumeur arrondie, mollasse et lisse, offrant des inégalités plus ou moins saillantes, qui sont dues, dans quelques cas, à la présence d'un des grands trochanters, ordinairement, à celle des ischium et du coccyx. En haut et en arrière, le doigt rencontre le sillon des fesses ; au fond de ce sillon, il trouve le coccyx surmonté d'une surface osseuse inégale, le sacrum, puis l'anus, enfin les parties génitales externes. C'est à la présence du sacrum, du coccyx, des tubérosités de l'ischium, des cuisses et des organes de la génération qu'on doit surtout s'attacher. La saillie du coccyx est non-seulement un signe certain de présentation, mais elle peut encore servir à constater la position. Sa pointe, en effet, est toujours dirigée du côté opposé à celui vers lequel est tourné le dos de l'enfant.

Il est une circonstance dans laquelle on peut confondre les fesses avec le sommet de la tête : c'est lorsque l'enfant, se présentant par cette dernière partie, éprouve, après la rupture de la poche des eaux, beaucoup de peine à franchir le col utérin, et que les téguments du crâne deviennent le siége d'une tuméfaction considérable.

D. *Positions*. Dans la présentation du siége, le sacrum, du côté du fœtus, l'os iliaque, du côté de la mère, sont les points de reconnaissance pour les positions. Nous rattacherons toutes les variétés de positions à deux principales : position sacro-iliaque gauche, position sacro-iliaque droite.

M. Moreau admet, avec madame Boivin et Baude-locque, quatre positions des fesses : 1° position sacro-iliaque gauche ; 2° sacro-iliaque droite ; 3° sacro-pubienne ; 4° sacro-sacrale. Il reconnaît que ces deux dernières surviennent dans des cas très-rares; qu'elles nécessitent l'intervention de l'art, ou qu'elles se convertissent en l'une des deux premières. C'est pour ces motifs que nous les avons rejetées, et que nous avons admis seulement deux positions principales.

E. *Mécanisme de l'accouchement dans la position sacro-iliaque gauche* (1re de BAUDELOCQUE). Dans cette position, le dos du fœtus regarde en avant et à gauche; son plan antérieur, en arrière et à droite; le côté gauche, en avant et à droite; le côté droit, en arrière et à gauche; le diamètre bis-iliaque du fœtus, dans la direction du diamètre oblique droit; le diamètre sacro-pubien, dans la direction du diamètre oblique gauche; la tête est légèrement inclinée à droite au fond de l'utérus (Pl. 2).

Avant la rupture des membranes, la partie qui se présente est excessivement élevée; après la rupture des membranes, si le col utérin est largement dilaté, les fesses s'engagent immédiatement en traversant le col, et descendent assez rapidement dans l'excavation; à mesure que les contractions de la matrice acquièrent plus d'énergie, la hanche gauche glisse sur la face interne du trou sous-pubien, la hanche droite se tourne vers la symphyse sacro-iliaque gauche. Arrivé au détroit inférieur, le siége exécute un mouvement de rotation qui fait que la hanche gauche est ramenée sous la symphyse des pubis, et se montre la première à la vulve, tandis que la hanche droite, ramenée dans la concavité du sacrum, glisse par un mouvement de bascule sur le plan incliné formé par la courbure du sacrum, du coccyx et du périnée, et vient se dégager au-devant de la commissure antérieure. D'après BAUDELOCQUE, c'est la hanche droite qui se dégage la première, pendant que la hanche gauche reste immobile derrière la symphyse des pubis.

Après le dégagement des hanches, le tronc subit un mouvement de rotation et un mouvement de flexion, de manière que le côté gauche antérieur est concave, et le côté droit postérieur est convexe; il s'adapte ainsi à la direction du canal pelvien.

Une fois que la partie inférieure du tronc est dégagée, les épaules arrivent bientôt au détroit inférieur. D'abord, en position diagonale, elles subissent un mouvement de rotation d'après lequel l'épaule gauche antérieure se trouve derrière la symphyse des pubis, et l'épaule droite postérieure au-devant du sacrum; celle-ci, après avoir parcouru toute la paroi postérieure du bassin, vient se dégager au-devant du périnée, tandis que l'autre reste encore appliquée derrière les pubis.

Quand le fœtus est volumineux, les bras glissent le plus ordinairement sur les parties latérales du tronc, et se relèvent pour se porter sur les côtés de la tête; quand, au contraire, l'enfant a peu de volume, les bras restent accolés au tronc, ou, si l'un des deux bras se relève, c'est en général celui qui correspond à la symphyse des pubis, l'autre restant accolé contre le tronc; mais, par l'effet des contractions subséquentes, lorsque l'un des bras est dégagé, l'autre, n'étant plus retenu, exécute un mouvement en sens inverse de celui qu'il avait suivi pour se relever, il s'abaisse, revient à sa position naturelle et se dégage avec le tronc.

De son côté, la tête, fléchie sur le devant de la poitrine, franchit le détroit supérieur dans la direction du diamètre oblique gauche, c'est-à-dire le front tourné vers la symphyse sacro-iliaque droite; les diamètres de la tête, qui sont alors en rapport avec les diamètres du détroit inférieur, varient suivant la flexion plus ou moins complète de celle-ci. Quand la tête est seulement modérément fléchie, ce qui est le cas le plus ordinaire, le diamètre occipito-frontal est parallèle au diamètre oblique gauche du détroit inférieur, le diamètre bi-pariétal au diamètre oblique droit. Si on la suppose plus fortement fléchie sur le devant de la poitrine, le diamètre sous-occipito-bregmatique prend la place du diamètre occipito-frontal, et l'occipito-mentonnier se rapproche de l'axe du détroit inférieur. En un mot, nous retrouvons les mêmes rapports que dans la présentation du vertex; seulement la tête se présente par sa base, au lieu de s'offrir par son sommet. Elle éprouve un mouvement de rotation à la suite duquel la face est portée dans la concavité sacrée, et la nuque sous la symphyse des pubis ; alors la matrice, aidée des contractions des muscles abdominaux, fléchit la tête de plus en plus ; et pendant que le mouvement de flexion s'opère autour de la nuque, comme centre, on voit apparaître successivement le menton, le front, le bregma et l'occiput au-devant de la commissure du périnée. La tête présente successivement les diamètres occipito-mentonnier et occipito-bregmatique.

F. *Mécanisme de l'accouchement dans la position sacro-iliaque droite* (2e de Baudelocque). Cette position ne diffère de la précédente qu'en ce que les rapports partiels du fœtus et du bassin de la mère sont inverses : ainsi, le sacrum est tourné vers l'os iliaque droit; les jambes et les cuisses, étendues et relevées au-devant de l'abdomen, sont dirigées vers l'iliaque gauche, la hanche droite vers le pubis, la gauche vers le sacrum. Quant au mécanisme, il est le même : les hanches s'engagent selon le diamètre sacro-pubien ou l'un des obliques ; la hanche droite est la première qui apparaît à la vulve; après quoi, le côté droit du tronc s'infléchit sous les pubis pour la sortie de la hanche gauche ; les bras et les épaules se présentent à leur tour, et leur dégagement est à peu près le même que dans le cas précédent. Après l'expulsion des épaules, la tête reste seule dans l'excavation du bassin : alors l'occiput glisse en avant et se place derrière la symphyse des pubis, et l'accouchement se termine comme dans la première position.

On cite quelques cas où l'occiput reste en arrière jusqu'à la complète expulsion de la tête. Ce qu'il importe de savoir, c'est que dans toutes les présentations de l'extrémité pelvienne la tête ne peut s'engager d'une manière convenable, qu'autant qu'elle reste fléchie sur le devant de la poitrine. Si par d'imprudentes tractions on venait à la redresser, on créerait des difficultés qui pourraient compromettre la vie de l'enfant.

b. Présentation des pieds.

G. *Diagnostic.* On sent à travers les membranes un ou deux petits corps oblongs et mobiles. Quand la poche des eaux est rompue et que les pieds sont dans le vagin, la présence du calcanéum et des malléoles indique clairement la présentation. Si on ne sent qu'un seul pied, on peut le confondre avec une main. On l'en distinguera cependant avec un peu d'attention : ainsi, 1° les orteils sont rangés sur la même ligne, plus courts, moins mobiles; les doigts de la main sont plus longs, et le pouce séparé des autres doigts; 2° le bord interne du pied est beaucoup plus épais que le bord externe; les deux bords de la main sont à peu près de la même épaisseur; 3° le pied s'articule à angle droit sur la jambe; la main se continue directement avec le bras.

Lorsque les pieds se présentent avec les fesses et sont seuls accessibles, le diagnostic est très-difficile. Quelquefois même on ne peut sentir qu'un pied; ce qui le rend encore plus obscur. Dans ce cas, il faut d'abord s'assurer quelle est le pied que l'on touche : il suffit, pour cela, de faire attention à la relation qui existe entre le bord interne et le talon. Supposons, en effet, que le calcanéum soit tourné vers la symphyse des pubis, et le bord interne du côté droit de la mère, il est évident que c'est le pied droit; si, au contraire, le talon était tourné vers l'angle sacro-vertébral, et le bord interne à droite, ce serait le pied gauche.

H. *Positions.* Nous admettons, comme pour les positions principales : la position calcanéo-iliaque gauche, la position calcanéo-iliaque droite.

I. *Mécanisme de l'accouchement dans la position cal-*

canéo-iliaque gauche (1re de BAUDELOCQUE). Dans la première position, les pieds, après la rupture des membranes, s'engagent dans l'orifice de l'utérus, puis dans le vagin, en conservant leur position oblique ; la hanche droite passe au-devant de la symphyse sacro-iliaque gauche, se contourne légèrement pour se loger dans la concavité du sacrum sur lequel elle glisse et sort la première à l'angle inférieur du périnée ; la gauche descend derrière la cavité cotyloïde droite, puis se porte en avant, remonte derrière les pubis, se contourne ensuite sous l'arcade pubienne, et sort à son tour.

Le tronc se dégage ensuite, ainsi que les épaules, comme dans la première présentation des fesses ; la face, située d'abord au-devant de la symphyse sacro-iliaque droite, passe dans la courbure du sacrum, le long de laquelle elle glisse pour sortir du bassin, de manière que la bouche, le nez, les yeux et le front se dégagent successivement ; le sommet et l'occiput sortent les derniers.

K. *Mécanisme dans la position calcanéo-iliaque droite* (2e de BAUDELOCQUE). Dans cette position, les pieds et les jambes s'engagent obliquement dans l'orifice de l'utérus ; la hanche gauche descend au-devant de la symphyse sacro-iliaque droite, gagne la courbure du sacrum et sort la première ; la droite, située derrière la cavité cotyloïde gauche, glisse derrière les pubis et s'engage sous l'arcade ; le côté gauche du tronc parcourt la courbure du sacrum ; l'épaule gauche passe au-devant de la symphyse sacro-iliaque droite, se contourne pour arriver dans la concavité du sacrum, et se dégage au-devant du périnée ; la face descend au-devant de la symphyse sacro-iliaque gauche, passe dans la concavité du sacrum, et sort de la vulve par le même mécanisme que dans la position précédente.

L. *Pronostic des présentations de l'extrémité pelvienne.* L'accouchement par l'extrémité pelvienne est beaucoup plus fâcheux que celui qui a lieu par l'extrémité céphalique, soit relativement à la mère, soit relativement à l'enfant.

1º *Relativement à la mère.* L'accouchement est en général plus long ; car, à mesure que les parties inférieures du fœtus se dégagent, il en reste moins dans la cavité utérine ; l'utérus revient sur lui-même ; comme tout muscle contractile, il perd, par cette rétraction, une grande partie de sa puissance : c'est donc précisément à l'instant où la grosse extrémité du cône représenté par le fœtus a à vaincre la résistance des parties, que les contractions utérines sont le plus affaiblies, et souvent même ne peuvent servir en rien à l'expulsion de la tête. Lorsque le siége se présente, la dilatation du col se fait beaucoup plus lentement, surtout si la rupture des membranes a lieu longtemps avant que cette dilatation soit opérée.

2º *Relativement au fœtus.* L'accouchement par l'extrémité pelvienne est très-dangereux pour le fœtus. Il résulte de la statistique faite par M. Paul Dubois, que dans l'accouchement par l'extrémité pelvienne, il meurt à peu près un enfant sur onze, tandis que dans les présentations du sommet, il en meurt un sur cinquante. La proportion des morts est même plus forte que ne l'indique M. DUBOIS, puisque sur 790 accouchements spontanés par l'extrémité pelvienne, il y a eu 101 morts.

Quelle est la cause de la mort du fœtus?

On l'avait d'abord attribuée au refoulement du sang vers la tête, par suite d'une compression successive des parties du fœtus de bas en haut. La compression du cordon explique cette congestion mortelle d'une manière beaucoup plus satisfaisante. Après le dégagement du siége, le cordon ombilical, tendu de l'ombilic à son insertion placentaire, se trouve placé entre la paroi du bassin et le tronc, et même, un peu plus tard, la tête du fœtus. On conçoit alors facilement combien il est exposé à être comprimé; comme le dégagement des parties supérieures du fœtus, et surtout de la tête, est souvent difficile à s'opérer, cette compression peut durer assez longtemps; elle intercepte nécessairement la circulation du cordon, et, d'après ce que nous avons dit, le placenta étant le siége de la respiration du fœtus, le fœtus meurt asphyxié par suite de l'arrêt de la circulation dans le cordon.

———

RAPPORT DES DIAMETRES DU FŒTUS
AVEC LES DIAMÈTRES DU BASSIN DANS LA PRÉSENTATION PELVIENNE.

1° Avant la rupture des membranes au détroit supérieur.

Diamètre sacro-pubien........   »   Diamètre oblique..... 12 centimèt.
Diamètre bis-iliaque.......... 10 à 11 centim. — Diam. oblique opposé. 12 centimèt.

2° Après la rupture de la poche. Amoindrissement des parties.

3° Temps de rotation sur le plancher du bassin et dégagement au détroit inférieur.

Diamètre bis-iliaque........... 8 1/2 à 9 cent. — Diamètre cocci-pubien. 11 à 12 cent.

4° Dégagement de la tête fléchie.

Diamètre sous-occipito-frontal. 10 centimètres. — Diamètre cocci-pubien. 11 à 12 cent.

Diam. sous-occipito-bregmatiq. 8 1/2 à 9 cent. — Diamètre cocci-pubien. 11 à 12 cent.

———

§ III. CONDUITE DE LA SAGE-FEMME DANS L'ACCOUCHEMENT NATUREL.

A. Dans l'accouchement en général et dans la présentation
de l'extrémité céphalique.

Lorsque la sage-femme est appelée près d'une femme dont le travail commence, elle doit, si déjà elle ne connaît pas la malade, s'informer de toutes les circonstances relatives à l'accouchement qui va lui être confié.

Elle demandera à la mère si elle a bien calculé l'époque de sa grossesse; si déjà elle a éprouvé des douleurs; si les eaux se sont écoulées; si elle a eu un ou plusieurs enfants; comment se sont passés les accouchements antérieurs; si leur marche a été lente ou rapide; quelles en ont été les suites; elle s'assurera si la femme sent encore les mouvements de l'enfant, ou si elle les a sentis depuis peu.

1re *Période*. Elle doit alors procéder avec prudence, par le palper abdominal et le toucher, à l'examen externe et interne de la femme, afin d'acquérir une connaissance exacte de l'état de l'abdomen, de la position de l'enfant, et de savoir si le travail est commencé.

Si les douleurs sont faibles ou éloignées, si elles n'ont encore aucune influence sur l'orifice utérin, et si, après avoir examiné quelque temps la femme, elle a acquis la certitude que l'accouchement n'est pas encore proche, elle se contente de prescrire le repos et des aliments légers.

2me *Période*. Pendant la deuxième période, la sage-femme doit se pourvoir de tout ce dont elle peut avoir besoin pendant et après l'accouchement. Elle aura soin d'écarter tous les témoins inutiles, tous ceux qui pourraient devenir nuisibles, tous ceux surtout dont la présence gêne ou contrarie la femme. De l'eau chaude doit être préparée, soit pour tisane ou pour un bain destiné à l'enfant. La femme doit être dépouillée de tous ses vêtements lourds; le lit doit être disposé; le meilleur est un lit de sangle solide. Quand il est convenablement placé, on étend dessus ordinairement deux matelas, puis on place entre eux un oreiller ou un coussin de balle d'avoine sur le point qui doit correspondre au siége de la femme; on recouvre les matelas d'une toile cirée et d'un drap, pour que les liquides qui doivent s'écouler ne les salissent pas; on étale sur le drap une serviette mobile qui puisse être renouvelée au besoin, de manière à maintenir la plus grande propreté possible. Un simple oreiller, placé sous la tête, sert à la relever et à la fléchir légèrement sur la poitrine.

Si la sage-femme n'a pu reconnaître, avant la dilatation de l'orifice utérin, quelle est la partie de la tête qui se présente, elle pratiquera le toucher dans l'intervalle d'une douleur, afin de bien se convaincre de sa position; elle doit ensuite s'abstenir de tout autre examen, et attendre, pour la renouveler, la dilatation complète du col utérin.

Au commencement de cette période, un lavement émollient sera utile, afin de débarrasser le gros intestin des matières qui pourraient s'échapper pendant le travail, souiller l'enfant ou le lit, et mettre obstacle à la progression du fœtus. Il faut aussi engager la femme à uriner, et si elle ne peut y parvenir, évacuer l'urine par le cathétérisme de la vessie.

Il ne faut jamais s'aviser de dilater l'orifice utérin et le vagin, de déprimer la fourchette et le périnée. On ne doit jamais déchirer la poche des eaux : cette rupture prématurée prive l'utérus d'un moyen accessoire de dilatation, rend par conséquent celle-ci moins égale, moins régulière, et le fœtus se trouve soumis pendant longtemps à des compressions nuisibles ou funestes.

Pendant cette période, les douleurs sont fatigantes et intolérables : c'est à la sage-femme à exciter à la patience et à remonter le moral ; il faut bien, d'un autre côté, se garder de préciser l'époque à laquelle l'accouchement doit se terminer, dans la crainte que l'événement ne réponde pas aux prévisions ; il arrive souvent que le travail commence d'une manière régulière, et que tout à coup, sans qu'il soit possible de le préjuger, les douleurs se ralentissent et s'arrêtent. Toutefois, lorsque la poche des eaux est arrivée à son plus haut degré de tension, il est bon d'en avertir les primipares.

3ᵐᵉ *Période.* Après la rupture de la poche des eaux, la sage-femme examinera de nouveau si elle ne s'est pas trompée sur la position. Elle sera spectatrice des efforts de la nature, en invitant la femme à ne pas crier, à ne pas se lamenter, de peur d'épuiser ses forces; car ces cris ont l'inconvénient d'annihiler l'action des puissances musculaires qui viennent en aide aux contractions utérines.

4ᵐᵉ *Période.* Dans cette période, on a pour but de prévenir la déchirure du périnée au moment du passage de la tête du fœtus. On fait prendre à la femme une position convenable : la meilleure position est le décubitus sur le dos, le siége un peu relevé, les cuisses écartées et légèrement fléchies sur le ventre; on l'empêche de prendre un point d'appui pour se cramponner et faire des efforts considérables; on soutient le périnée avec la main, de la manière suivante :

Au moment de la douleur, on fait soulever le siége de la femme, afin que la peau de la partie postérieure du tronc puisse se prêter à l'ampliation de la vulve; puis, selon qu'on se trouve placé à droite ou à gauche du lit, on applique la main droite ou la main gauche à plat sur le périnée, de telle sorte que le petit doigt se trouve dirigé vers l'extrémité du coccyx et l'index vers la vulve. On soutient ainsi, pendant une ou deux contractions, le plan musculo-membraneux qui forme le plancher du bassin. Quand il s'est laissé distendre, si le fœtus présente l'occiput en avant, comme il le fait dans la majeure partie des cas, on presse avec le bord interne de la main, en abaissant le bord externe, ce qui force la tête, à mesure qu'elle se dégage, à cheminer d'arrière en avant, et on prévient, autant que possible, les déchirures. Lorsque la tête est sortie, la main de l'accoucheur doit rester appliquée sur la région périnéale, jusqu'à ce que les épaules soient dégagées complétement.

B. Dans la présentation de l'extrémité pelvienne.

Les présentations de l'extrémité pelvienne offrent quelques particularités et réclament quelques soins spéciaux.

Nous savons déjà que le pronostic est assez fâcheux, et que souvent les enfants, restés trop longtemps au passage, meurent asphyxiés par suite de la compression du cordon; cette compression a surtout lieu après la sortie du tronc de l'enfant, la tête restant encore enclavée dans le bassin. La sage-femme doit avoir pour ligne de conduite dans ces présentations de ne pas activer primitivement les contractions utérines, et de les réserver pour la terminaison de l'accouchement.

Pour arriver à ce but, il est important que la poche des eaux reste intacte le plus longtemps possible; aussi faut-il prendre les plus grandes précautions pour la ménager. Le devoir de la sage-femme consiste à faire reposer la patiente, et à lui recommander la position sur le dos.

Jamais elle ne doit tirer sur les pieds; jamais elle ne doit hâter leur sortie, dans la crainte de la déflexion de la tête.

Lorsque le siége se présentera, il ne faut pas chercher à attirer les pieds ; il ne faudra pas, non plus, si un seul pied se présente, aller à la recherche de l'autre pied.

Lorsque le siége est sorti du détroit inférieur, et que le tronc s'avance, il faut veiller avec le plus grand soin à ce que le cordon ne soit pas tiraillé.

Lorsque le corps est sorti jusqu'à la poitrine, il faut activer les contractions utérines, hâter le passage des épaules, et soutenir de la main gauche la partie de l'enfant qui est hors de la vulve, en ayant soin toutefois de ne pas comprimer la région du foie.

Les douleurs cessent ordinairement pendant un instant : il faut alors attendre patiemment le retour de nouvelles contractions utérines, et dans aucun cas on ne doit, pour hâter l'accouchement, exercer des tractions sur la tête.

§ IV. NAISSANCE.

La naissance est le passage du fœtus du milieu chaud et liquide de la matrice dans une atmosphère sèche et froide. L'enfant éprouve dans ses fonctions principales des changements subits : ce n'est plus le sang de la mère, mais l'air atmosphérique qui agit sur son sang ; la fonction du placenta se trouve transportée aux poumons ; la cavité pectorale se dilate ; l'air est aspiré par la bouche, il s'introduit dans les bronches, se met en contact avec le sang, et la respiration s'établit. Une fois la respiration établie, la circulation du sang prend une autre direction ;

la colonne sanguine, poussée par le ventricule droit, afflue dans les poumons par les artères pulmonaires qui se dilatent; elle n'aboutit plus dans l'aorte descendante, par suite de l'oblitération du canal artériel; les artères ombilicales se rétrécissent peu à peu, et la circulation placentaire disparaît complétement. Chez les enfants venus au monde après une parfaite maturité, les artères du cordon ombilical ne battent que pendant trois à cinq minutes; chez les enfants faibles et non arrivés à terme, au contraire, la circulation peut se continuer pendant un quart d'heure, et la cessation des pulsations dans les artères ombilicales commence avec l'activité de la respiration pulmonaire.

Conduite de la sage-femme. Au moment de la naissance, le rôle de la sage-femme va devenir plus actif. Immédiatement après l'expulsion de l'enfant hors de la vulve, la sage-femme doit le coucher transversalement sur l'un des côtés, entre les cuisses de la mère, la face opposée aux parties génitales : de cette manière, la bouche ne reçoit pas les eaux et le sang qui découlent de l'utérus, et peut rendre plus facilement les humeurs muqueuses et glaireuses qui souvent la remplissent. La sage-femme doit surtout veiller à ce que le cordon ne soit ni comprimé, ni tiraillé; car la traction, même la plus légère, peut avoir les plus funestes résultats, tels que la déchirure du placenta, le renversement de la matrice, une hémorrhagie. Elle se met alors en devoir de faire la *section* et la *ligature* du cordon; la section du cor-

don est faite ordinairement avec des ciseaux, à 6 ou
7 centim. des parois abdominales ; en la pratiquant
plus près, on aurait de la peine à appliquer la ligature, et l'on courrait le risque, si une anse intestinale se trouvait engagée dans le cordon, comme il
arrive quelquefois, de la serrer avec le lien.

Pour pratiquer la ligature, on emploie un cordonnet préparé avec quelques brins de gros fil ciré ;
on la place à cinq ou six centimètres de l'ombilic ;
on fait d'abord un circulaire avec ce cordonnet qu'on
ne fixe qu'au moyen d'un nœud simple ; puis un second, un troisième circulaire, soutenus d'un double
nœud.

Malgré toutes les précautions prises pour cette ligature, il faudra examiner de nouveau si le sang ne
coule plus par l'extrémité du cordon, et, dans la
crainte d'une hémorrhagie, il est prudent d'appliquer un second lien au-dessous du premier et de le
serrer assez fortement. Nous insistons sur ce précepte, car bon nombre d'enfants sont morts d'hémor-
ragie par le cordon, les uns quelques heures après
leur naissance, les autres un peu plus tard. Cet accident nous est arrivé une fois, bien que la ligature
parut être appliquée d'une manière convenable.

L'époque à laquelle la ligature doit être pratiquée
est très-variable. Si le nouveau-né est fort, et qu'il
respire bien, si la peau est d'une couleur rosée, on
peut attendre quatre ou cinq minutes ; si, au contraire, il est faible et pâle, si les chaires sont molles
et flasques, si la chaleur du corps est diminuée, il

faut opérer de suite la section et la ligature. Si l'enfant a la surface du corps, la face surtout, d'une teinte livide et bleu-noirâtre, si les membres sont flexibles, si la chaleur est conservée, si les pulsations du cœur n'ont plus lieu que d'une manière obscure ou insensible, on coupe promptement le cordon, on laisse couler une petite quantité de sang, et on fait la ligature dès que la respiration et la circulation se rétablissent.

Lorsque le cordon est lié et coupé, la sage-femme prend l'enfant (1) et le dépose sur un drap chaud et plié en plusieurs doubles ; elle le confie à une autre personne, et va donner des soins à la mère.

§ V. DÉLIVRANCE.

Nous savons déjà (page 113) que la délivrance est l'expulsion des annexes du fœtus ; savoir : le placenta, les différentes membranes et le cordon ombilical.

Nous avons considéré la délivrance comme la terminaison ou plutôt comme le complément de l'accouchement ; elle s'accomplit de la même manière et par les mêmes moyens ; comme l'accouchement, elle peut être confiée aux seuls efforts de la nature : elle est alors appelée *naturelle*.

Il existe deux actes dans la délivrance : 1° le décollement du placenta ; 2° son expulsion au dehors.

---

(1) Pour prendre commodément et sûrement l'enfant, on passe une main sous les épaules, de manière que les doigts écartés embrassent l'un des bras près l'aisselle et les côtés du cou, et de l'autre main, on saisit les cuisses, de sorte qu'un doigt soit placé entre elles.

Lorsque le placenta est inséré au fond de la matrice, le décollement a lieu du centre à la circonférence ; s'il est inséré sur les parties latérales, le décollement se fait par son bord supérieur ou par son bord inférieur. Après la séparation complète, l'utérus se contracte sur la masse placentaire et la pousse dans le vagin : c'est à ce moment seulement que la sage-femme doit intervenir ; elle ne doit jamais tirer sur le cordon ombilical avant le décollement complet des annexes du fœtus ; car, par une traction imprudente, elle pourrait abaisser la matrice, rompre le cordon et laisser le placenta en partie ou en totalité dans la cavité utérine.

Pour l'extraire, on s'y prend de la manière suivante : après avoir entortillé le cordon autour du médius et de l'indicateur de la main droite, on tire sur lui, et lorsqu'il sera tendu, on glisse le long du cordon, jusqu'à son insertion au placenta, le médius et l'indicateur de la main gauche qui forment poulie. Lorsque l'arrière-faix est parvenu entre les grandes lèvres, on le saisit entre les cinq doigts de la main droite, et après lui avoir imprimé plusieurs tours de rotation sur lui-même, on détermine sa sortie par des tractions progressives. Cette manœuvre a pour effet d'achever le décollement des membranes et d'en former un cordon solide, de manière qu'elles ne courent plus risque de se déchirer.

§ VI. SOINS A DONNER A LA FEMME APRÈS LA DÉLIVRANCE.

Quand la femme est délivrée, on la laisse pendant quelque temps encore sur le lit de misère, dans une situation horizontale, afin qu'elle puisse prendre un peu de repos ; les cuisses sont rapprochées et fixées, afin de retenir le sang dans le vagin et de déterminer un caillot qui s'étend jusqu'au col utérin. On fait, avec la main, des frictions douces sur le bas-ventre, afin de stimuler les contractions de la matrice, et de la débarrasser de l'accumulation du sang dans sa cavité.

On procède ensuite à la toilette de l'accouchée : on lave les parties génitales et les cuisses avec de l'eau tiède, ou de l'eau de guimauve, si les organes génitaux ont éprouvé quelques lésions ; on essuie les parties avec des linges chauds ; on enlève les vêtements qui ont été souillés ; on les remplace par d'autres bien secs. Un tampon de linge chaud est placé entre les cuisses, et un bandage de corps autour du ventre ; ce bandage doit seulement soutenir les parois abdominales, sans être trop serré.

Tous ces préparatifs étant terminés, avec autant de célérité que possible, on transporte la femme dans un lit préparé d'avance et garni de draps pliés et chauffés ; presque toujours elle éprouve un frisson général, et bientôt elle s'endort d'un sommeil paisible, qu'il faut bien se garder de troubler.

ÉTAT PUERPÉRAL OU SUITE DE COUCHES.

§ I. PHÉNOMÈNES DE L'ÉTAT PUERPÉRAL.

Ici commence l'état des couches ou l'état puerpéral, dont le but est le retour des organes génitaux aux conditions antérieures à la grossesse, et la formation du lait, qui doit être la première nourriture de l'enfant nouveau-né. Nous aurons à étudier trois phénomènes principaux : 1° les *tranchées* ou douleurs utérines; 2° les *lochies;* 3° la *fièvre de lait.*

A. Tranchées utérines.

Les tranchées utérines résultent de la contraction des fibres musculaires de la matrice pour revenir à son volume antérieur. Après la naissance de l'enfant, si l'on palpe les parois relâchées de l'abdomen, on sent l'utérus formant, au-dessus des pubis, une boule d'environ 20 à 30 centim. de long sur 15 à 20 centim. de large. Au bout de six semaines, elle est revenue au même état qù'avant la grossesse, à cela près d'un peu plus de volume et de laxité.

Les tranchées sont douloureuses, surtout chez les femmes qui ont déjà eu des accouchements nombreux, et dont la matrice fort relâchée ne peut revenir aussi aisément à son volume primitif ; elles le sont également toutes les fois que la parturition a eu lieu d'une manière rapide et n'a point épuisé les forces de l'organe; elles commencent dès les premières heures qui suivent l'accouchement, et cessent en général au moment où la fièvre de lait se manifeste.

Lorsqu'elles sont modérées, on les abandonne aux soins de la nature; si elles sont trop intenses, une compression légère, ou l'application d'un cataplasme sur l'hypogastre les font disparaître assez facilement.

B. Lochies.

Les lochies sont toutes les matières qui s'échappent par les parties génitales externes, depuis le moment de la délivrance jusqu'à ce que l'utérus soit revenu à ses proportions et à sa consistance normales. Elles consistent effectivement en un écoulement de sang exhalé et de liquide excrété, ayant pour but de diminuer l'abondance des sucs qui pénètrent le tissu de la matrice.

Dans les trois premiers jours qui suivent l'accouchement, les lochies sont formées d'un sang artériel pur, qui provient des vaisseaux béants du placenta utérin ; au bout de deux ou trois heures, ce sang est en caillots et d'une coloration noirâtre. A mesure que la matrice se resserre, et au bout de deux ou trois jours, il est plus pâle et moins dense. Du huitième au dixième jour, il s'écoule un liquide albumineux blanc un peu épais, qui répand une odeur particulière, ressemble à du pus, et laisse sur le linge des taches semblables à celles qu'y produirait du lait ; ce liquide devient ensuite plus rare et mucilagineux. L'écoulement cesse tout à fait au bout d'un mois environ chez les femmes qui allaitent, et au bout de six semaines chez les autres.

Les lochies servent à faire cesser les congestions de la matrice. Elles durent d'autant plus longtemps que l'accouchement a été plus prompt et plus facile ; elles sont plus abondantes chez les femmes sanguines ; elles sont plus rares chez les femmes qui ont eu une hémorrhagie ; elles entraînent avec elles les débris des membranes de l'œuf qui seraient restées dans la cavité utérine ; elles diminuent l'excitation générale de tout l'organisme.

C. Fièvre de lait.

La fièvre de lait est le mouvement fébrile dont s'accompagne l'établissement de la sécrétion laiteuse. C'est au troisième ou quatrième jour que survient ce mouvement fébrile, qui dure environ vingt-quatre heures. Elle s'annonce par des lassitudes, un brisement des membres, des maux de tête, de l'agitation; bientôt les mamelles sont gonflées, dures et douloureuses, l'appétit manque, le pouls est plein, les lochies coulent moins abondamment, la peau est chaude et sèche. Après quelques heures, le pouls se ralentit; le gonflement des seins diminue; il s'échappe par le mamelon un liquide appelé *colostrum*, qui disparaît au bout d'un ou deux jours; enfin, apparaît le lait proprement dit.

Chez la plupart des femmes, la fièvre de lait mérite à peine le nom de fièvre, tant la réaction est peu prononcée ; si, au contraire, elle est intense, il sera bon de l'apaiser par la diète assez sévère et par l'usage de boissons délayantes, telles que l'eau d'orge et l'eau sucrée.

§ II. SOINS QUE RÉCLAMENT LES FEMMES PENDANT L'ÉTAT PUERPÉRAL.

La période des couches a beaucoup d'analogie avec la *convalescence* qui succède à une longue maladie. Il faut, après l'accouchement, que l'équilibre se rétablisse entre les fonctions principales de l'économie, et le devoir de la sage-femme est de favoriser le rétablissement de cet équilibre par les règles d'une bonne hygiène.

Une femme en couches doit respirer un air libre et pur, non chargé d'odeurs, ni trop chaud, ni trop froid ; la chambre doit être assez spacieuse et aérée ; si une alcôve renferme le lit de l'accouchée, il ne faut pas la clore par les rideaux ; si le lit est placé au milieu de la chambre, on a soin que le froid extérieur ne vienne pas la frapper d'une manière directe. Il est bon d'entretenir un peu de feu dans l'appartement, même en été, et surtout pendant la nuit ; on évite ainsi les changements brusques de température, qui peuvent être si pernicieux pour les nouvelles accouchées. La boisson la plus convenable est l'eau sucrée ; on peut également faire usage d'eau d'orge, d'eau de gruau, édulcorées avec du sirop de gomme ou de capillaire ; quelle que soit la tisane qu'on emploie, elle doit toujours être prise chaude ; les boissons stimulantes, telles que le vin chaud sucré, les infusions de véronique, de camomille, de thé suisse, doivent être généralement interdites.

En général, la femme en couches ne doit pas être mise à une diète absolue : les premiers jours, elle doit prendre trois bouillons gras ; le troisième jour, si la fièvre de lait est trop intense, on suspendra les bouillons ; on s'en tiendra seulement à l'eau d'orge, et aussitôt la période fébrile calmée, on reprendra les bouillons, des potages et un peu de viande légère. Il faudra surtout surveiller avec attention l'alimentation des femmes en couches, le jour du baptême de l'enfant; ce jour de fête pour la famille devient souvent fatal à la mère, à cause de l'excès qu'elle peut faire dans sa nourriture.

Le séjour au lit est d'une grande importance pour la femme en couches; neuf jours sont indispensables au rétablissement des organes qui ont été fatigués dans le travail de l'accouchement. Ce temps de rigueur est souvent abrégé à la campagne; on voit des femmes se lever impunément après quatre jours; mais que d'accidents à la suite de ces imprudences! que de personnes ont été victimes de leur indocilité! La sage-femme doit insister sur le repos au lit, pendant le temps indiqué; elle permettra aux femmes de se tourner à leur gré, tantôt sur un côté, tantôt sur un autre, et même de se mettre un peu sur leur séant pour se délasser.

Les parties génitales salies par l'écoulement des lochies et souvent meurtries par la tête de l'enfant doivent être lavées tous les jours avec de l'eau de guimauve tiède ou de l'eau vineuse.

La sage-femme devra surveiller l'excrétion des urines et des matières fécales; si les urines ne s'écoulent pas vingt-quatre heures après l'accouchement, il faudra avoir soin de sonder la malade ou appeler un médecin. La constipation est très-fréquente chez les femmes qui viennent d'accoucher; il faut s'attacher à entretenir le ventre libre au moyen de lavements miellés; si les lavements ne suffisent pas, on prescrira une ou deux cuillerées d'huile de ricin dans un peu de bouillon de veau ou de bouillon aux herbes ; on peut aussi administrer un verre d'eau de Sedlitz, chaque matin, aux personnes qui n'allaitent pas, mais il faut bien se garder de purger avant la fièvre de lait, car ce serait détourner la nature d'un travail salutaire.

« Dans les trois premiers jours, la sage-femme visitera l'accouchée trois fois par jour, et du troisième au neuvième jour, elle le fera matin et soir.

» A chaque visite, elle devra s'informer avec soin de l'état de la mère ; examiner l'état de la peau, de l'abdomen, des parties génitales et des mamelles.

» Elle devra agir de toutes ses forces contre les préjugés et les coutumes nuisibles qui règlent si souvent la conduite de l'accouchée et des personnes qui l'environnent ; et, parmi ces préjugés et ces coutumes nuisibles, nous signalerons surtout l'usage de tenir trop chaudement les accouchées en les couvrant lourdement ou en entretenant une température trop élevée dans leur chambre ; de leur faire prendre trop de boissons chaudes, des remèdes sudorifiques, spiritueux ou stimulants ; de leur administrer des remèdes de bonnes femmes contre les douleurs qu'elles éprouvent. Toutes ces pratiques sont autant d'abus qui causent la mort d'une foule d'accouchées ; la sage-femme doit s'appliquer à détruire complétement ces abus, si funestes dans les villages. » (NÆGELÉ.)

§ III. SOINS QUE RÉCLAME L'ENFANT.

Dès que la sage-femme a donné à l'accouchée les soins qui lui sont nécessaires immédiatement après la délivrance, elle doit s'occuper de l'enfant : ces

soins sont relatifs 1º à sa toilette ; 2º à son coucher;
3º à son alimentation.

A. Toilette de l'enfant.

La sage-femme place l'enfant dans un bain tiède,
et avec une éponge, un morceau de drap ou de flanelle, elle lave son corps afin de le débarrasser de
l'enduit muqueux qui le recouvre ; pour dissoudre
cette matière cérumineuse, il faut le frotter avec du
beurre frais ou un jaune d'œuf ; on détache ensuite
facilement cet enduit en essuyant avec un linge sec.
Au sortir du bain, l'enfant est placé dans un drap
chaud, sur un matelas, après qu'il a été convenablement essuyé. Pendant et après le bain, la sage-
femme doit examiner l'enfant avec soin et en détail,
pour voir si toutes ses parties sont bien conformées.
La racine du cordon sera placée dans une compresse
pliée en deux et fendue jusqu'à sa partie moyenne.
Cette compresse enveloppera le cordon, puis elle
sera réfléchie sur le côté gauche du ventre de l'enfant, où elle sera fixée à l'aide d'un bandage ombilical large de trois travers de doigt et modérément
serré. Lorsque le cordon est tombé, ce qui arrive du
cinquième au huitième jour, on applique sur l'ombilic un morceau de linge fin que l'on maintient à
l'aide d'un bandage ombilical ; enfin, lorsque la
place où était inséré le cordon n'est plus humide,
qu'une cicatrice de même couleur que la peau s'est
formée, ce qui indique une guérison complète, il est
inutile d'employer aucune espèce de bandage.

L'enfant doit être vêtu d'une manière simple et

légère; on couvre sa tête d'une espèce de coiffe appelée *béguin*, et d'un bonnet de toile de coton ou de laine qu'on fixe au moyen d'une bandelette qui passe sous le menton ; on met ensuite une chemise et une camisole appelées *brassières*, qui se croisent sur le dos ; puis on enveloppe le corps de deux langes, l'un de toile à demi usée et l'autre de toile piquée, depuis les aisselles jusqu'au delà des pieds ; on croise ces langes sur le devant de la poitrine, on relève l'excédant de leur longueur sur les jambes, et on les assujettit au moyen de quelques épingles, mais de manière que la poitrine et le ventre ne soient pas serrés, et que l'enfant puisse mouvoir librement ses membres. On met un fichu sur le cou, et un lange de futaine par dessus les premiers, si c'est en hiver (1).

Du reste, pour l'emmaillottement de l'enfant, chaque peuple, chaque condition sociale a son mode particulier ; les Anglais et les Américains enveloppent les enfants d'une longue robe ou d'une espèce de sac en flanelle. Il faut avoir soin surtout de tenir les langes constamment propres, car la propreté est pour les enfants nouveau-nés une condition indispensable sans laquelle ils ne sauraient être bien portants.

B. Coucher de l'enfant.

L'enfant doit être couché seul dans un berceau.

(1) Pour fixer la tête ou l'empêcher de ballotter et de tomber brusquement de côté et d'autre, on la fixe au moyen d'une bandelette passée sous la sous-gorge du bonnet et attachée au lange de futaine sur le devant de la poitrine.

Pendant les premières heures, on le place sur l'un de ses côtés, la tête un peu plus élevée que les pieds, afin qu'il puisse rendre plus facilement les humeurs muqueuses qui abondent dans la bouche; dans la suite, on le couchera tantôt sur un côté, tantôt sur l'autre, ou sur le dos. On pourra agiter doucement le berceau pour provoquer de la somnolence ; mais il faut se garder de le secouer violemment, car on produit ainsi des étourdissements plutôt qu'un sommeil réparateur.

L'intérieur du berceau sera garni sur les côtés d'une étoffe épaisse destinée à amortir les coups et les chutes de l'enfant; on placera dans le fond un grand coussin en fougère, et sur le coussin, à côté les uns des autres, sur le même plan, trois petits paillassons remplis de fougère; par ce moyen, celui qui est placé au milieu se mouille presque seul, et il est plus facile à faire sécher ; les deux autres ne se trouvent pas imprégnés d'urine. L'oreiller devra être en balle d'avoine; la plume sera proscrite, car elle échauffe la tête de l'enfant et l'expose aux congestions cérébrales. Le berceau devra être aussi garni de rideaux et placé eu face du jour, afin que l'enfant puisse diriger sa vue directement, et qu'il ne prenne pas l'habitude de loucher.

C. Alimentation de l'enfant.

Lorsque l'enfant a respiré et qu'il a pris un peu de repos, le premier besoin qui s'éveille en lui, après la naissance, est le besoin d'aliment; la nature a pourvu à cette condition de l'existence de l'enfant, en préparant dans les mamelles de la mère une liqueur chaude, douce et sucrée, qu'on appelle le *lait*, d'où le nom d'*allaitement* donné à l'alimentation du nouveau-né.

Si la mère nourrit son enfant de son lait, l'allaitement est appelé *maternel;* si c'est une nourrice autre que la mère, l'allaitement est appelé *étranger* ou *mercenaire;* si l'enfant est alimenté au moyen du lait de vache, de chèvre ou d'ânesse, l'allaitement est dit *artificiel* ou *au biberon*.

1° *Allaitement maternel*. Par l'allaitement maternel, la vie de l'enfant se trouve pendant quelque temps encore sous la dépendance complète de sa mère, et la mère ne fait que suivre dans l'accomplissement de ce devoir le vœu de la nature ; cependant, si la plupart des femmes doivent nourrir leur enfant, il en est quelques-unes à qui ce soin est formellement interdit : telles sont les personnes faibles ou disposées à la phthisie ; telles sont celles dont les seins sont complètement dépourvus de mamelons.

Lorsque la mère réunit les conditions d'une bonne nourrice, elle doit élever son enfant ; alors, elle lui présentera le sein deux ou trois heures après la délivrance. Les deux ou trois premiers jours, la glande mammaire sécrète un liquide spécial, appelé colostrum ; il est clair, légèrement amer et purgatif ; il sert à débarrasser l'intestin des glaires et du méconium qui le remplissent ; les jours suivants, le liquide devient blanc, plus épais et plus nourrissant.

Pendant les quatre ou cinq premiers mois, le lait de la mère suffit à l'enfant; vers le cinquième mois, il devient utile d'ajouter au lait maternel quelques aliments; cependant, rien n'est plus variable que cette nécessité, et c'est sur la fatigue qu'éprouve la mère, et sur les besoins que l'enfant paraît ressentir, qu'il faut se guider : les crêmes de pain à l'eau sucrée, au lait, à l'œuf, et plus tard même au bouillon, sont l'aliment le plus convenable. Enfin, vers dix à douze mois, lorsque l'enfant aura plusieurs dents, et qu'il pourra mâcher de la viande, sa mère devra le sevrer.

Le nombre des repas, pendant la journée, est très-variable pour l'enfant : il est déterminé par la nature. Dormir, téter et crier, sont les trois actes d'un nouveau-né bien portant; l'enfant qui a suffisamment tété s'endort et ne se réveille qu'au moment où un nouveau besoin se fait sentir : il annonce ce besoin par des cris ; on doit alors de nouveau lui donner le sein ; ce n'est qu'après six semaines ou deux mois que l'allaitement peut être régularisé, et le sein sera présenté à l'enfant toutes les trois ou quatre heures.

Pendant l'allaitement, la femme doit préserver avec soin ses mamelles du contact du froid, dont l'impression est surtout à redouter pendant la nuit; il faut qu'elle ait constamment la poitrine couverte d'un linge doux, plié en plusieurs doubles, et qu'elle le renouvelle toutes les fois qu'il sera humide. A chaque repas, l'enfant devra téter alternativement l'une et l'autre mamelle. Si les seins se flétrissent et si la mère ne peut alimenter elle-même son enfant, elle doit avec recours à une nourrice étrangère.

2° *Allaitement étranger* ou *mercenaire*. Cet allaitement est le plus favorable après l'allaitement maternel ; le point important est de trouver une bonne nourrice, et la sage-femme est souvent appelée à faire ce choix délicat.

Les conditions essentielles d'une bonne nourrice sont les suivantes : elle doit être bien portante et forte, être âgée de dix-huit à vingt-six ans ; elle doit avoir de belles dents, des gencives saines et fermes, une haleine douce ; elle doit être récemment accouchée ; ses mamelles doivent être d'un volume assez considérable, bien saines des deux côtés ; les mamelons doivent être régulièrement formés, pas trop petits, ni trop développés, et convenablement saillants. Le lait sera de bonne qualité si, en en faisant tomber une goutte dans un verre d'eau, elle se répand en un nuage léger qui disparaît peu à peu, ou si une goutte versée sur l'ongle que l'on incline laisse une trace blanchâtre.

Les soins d'une nourrice envers l'enfant doivent être les mêmes que ceux de la mère ; il est préférable qu'elle ne soit pas réglée pendant qu'elle nourrit, et on fera bien de visiter préalablement l'enfant qu'elle allaite.

3° *Allaitement artificiel*. L'allaitement artificiel exige beaucoup de patience et d'attention ; de tous les aliments qui ont été proposés, le plus convenable est le lait de vache. Les règles qu'il faut observer pour que cet allaitement atteigne le but qu'on se propose sont les suivantes :

Les premiers jours, le lait de vache destiné à l'enfant devra être coupé avec deux tiers d'eau ; au bout de douze ou quinze jours, on n'ajoutera que moitié eau ; plus tard, un tiers seulement ; enfin, on le donnera pur.

Chaque fois, on ajoutera au liquide un peu de sucre en poudre (une demi-cuillerée à café pour une demi-tasse de liquide). Cette boisson ne doit jamais être donnée froide à l'enfant, mais toujours tiède ; il ne faut pas la faire chauffer sur le feu, mais au bain-marie. Les biberons devront toujours être tenus très-propres ; les biberons qui méritent la préférence sont les biberons en verre : ils sont plus faciles à nettoyer, et ne conservent pas une odeur désagréable et malfaisante comme les biberons en bois ou en étain.

Au bout de quelques semaines, on donnera d'abord une fois, puis deux fois, de la bouillie faite avec du gruau très-fin. A mesure que l'enfant grandira, on lui donnera de bon bouillon dans lequel on aura fait cuire du gruau ou du riz ; ce bouillon devra être passé dans un linge, le gruau et le riz fortement exprimés, afin que le liquide ressemble à de la bouillie très-claire. Ce n'est qu'à l'époque où les dents commencent à percer qu'on devra donner des aliments plus substantiels.

HISTOIRE

DE

LA GÉNÉRATION.

—

DEUXIÈME PARTIE.

ANOMALIES.

—

Deux ordres de circonstances ou de causes peuvent entraver plus ou moins profondément la marche normale de la fonction que nous venons de décrire. Ce sont : 1° des causes inhérentes à l'organisation même de la mère ou de l'enfant, ou *constitutionnelles ;* 2° des causes fortuites ou *accidentelles* se développant inopinément dans les conditions en apparence les plus heureuses.

Ces deux ordres de causes ne se distinguent pas seulement par le mode différent de leur apparition, ils déterminent des effets divers dans chaque phase de la fonction qu'ils modifient. Tandis que les effets des causes constitutionnelles sont ordinairement essentiels, exigent, pour la plupart, l'intervention manuelle de la sage-femme, et se reproduisent dans toutes les périodes, aussi bien dans l'accouchement que dans la grossesse, les effets des causes accidentelles sont habituellement passagers ; ils peuvent survenir indistinctement dans les conditions régulières ou irrégulières de la génération ; ils sont plus spécialement combattus par des médicaments ; enfin, ils constituent, pour ainsi dire, les maladies de la femme enceinte ou de la femme en couches.

Pour marquer mieux ces deux ordres d'effets produits par deux ordres de causes, nous comprendrons sous le titre d'*anomalies* les modifications imprimées à la fonction de la génération par des causes constitutionnelles, et sous le titre d'*accidents* la série d'événements fortuits développés par des causes accidentelles.

L'histoire des anomalies va faire l'objet de la seconde partie de ce manuel; et, conformément au plan suivi dans la première partie, nous commencerons par les vices de conformation qui, du côté de la mère, affectent les organes génitaux, et, du côté du fœtus, peuvent apporter obstacle à la marche naturelle de la conception, de la grossesse ou de l'accouchement.

———

DESCRIPTION

DES ANOMALIES DANS LES ORGANES GÉNITAUX DE LA FEMME
ET DANS LE PRODUIT DE LA CONCEPTION.

ART. I. ANOMALIES DES ORGANES GÉNITAUX DE LA FEMME.

Les anomalies qui affectent les organes génitaux sont de deux genres : elles sont *congénitales* ou *congéniales,* quand elles datent de l'époque de la naissance; elles sont *accidentelles* ou *acquises,* quand elles sont le résultat de maladies contractées depuis la naissance. Au point de vue des obstacles apportés dans la fonction de la génération, nous n'aurons pas à examiner si ces anomalies sont congénitales ou accidentelles, et nous les décrirons sous le titre commun de vices de conformation.

Nous suivrons dans cet exposé l'ordre tracé dans l'anatomie normale des organes de la génération, et nous commençons par le bassin.

§ I. VICES DE CONFORMATION DU BASSIN.

Toutes les fois que la conformation du bassin s'éloigne d'une manière notable de la forme et des dimensions que nous avons assignées à la bonne conformation, on dit qu'il y a *vice de conformation du bassin*.

Variétés. Le bassin est *vicié par excès d'amplitude* quand ses différents diamètres sont plus étendus que dans l'état sain ; le bassin est *vicié par excès d'étroitesse* lorsqu'au contraire ses différents diamètres sont moins étendus. On ne doit pas dire qu'il y a vice de conformation du bassin par excès d'amplitude ou par excès d'étroitesse, lorsque celui-ci est grand ou petit comparativement au volume du fœtus : il y a, dans ces cas, *volume trop petit* ou *trop grand* du fœtus.

Le bassin n'est pas ordinairement vicié en totalité par excès d'amplitude ou par excès d'étroitesse ; ces vices sont tantôt *généraux*, c'est-à-dire portent régulièrement sur tous les diamètres, tantôt *partiels*, ou affectent seulement tel ou tel de ces diamètres. Quand le bassin est *trop grand* dans tous ses diamètres, ce qui est l'état ordinaire d'un excès d'amplitude, on appelle cela *excès d'amplitude absolu ;* l'*excès d'étroitesse absolu*, qui se rencontre rarement.

est celui où tous les diamètres du bassin sont uniformément *trop étroits*.

L'*excès d'étroitesse* le plus commun est celui qui affecte *partiellement* le bassin : il est dit alors *relatif*, et se présente sous trois formes principales indiquées par M. Paul DUBOIS :

1° Il y a aplatissement d'avant en arrière ;

2° L'aplatissement existe d'un côté à l'autre ;

3° Il s'est produit un enfoncement des parties antérieures et latérales.

L'aplatissement d'avant en arrière raccourcit les diamètres antéro-postérieurs ; l'aplatissement d'un côté à l'autre, les diamètres transverses ; l'enfoncement des parois antérieures et latérales, les diamètres obliques. Chacune de ces trois espèces de rétrécissements peut d'ailleurs affecter isolément le détroit supérieur, le détroit inférieur, l'excavation, ou les affecter à la fois.

A. Aplatissement d'avant en arrière.

Deux os, le sacrum et le pubis, concourrent spécialement à former l'aplatissement antéro-postérieur; le sacrum surtout, cédant sous le poids du corps qui lui est transmis par la colonne vertébrale, éprouve sur lui-même un mouvement de bascule par suite duquel sa base se porte en avant en même temps que son extrémité coccygienne est fortement repoussée en arrière. Quand la saillie sacro-vertébrale qui résulte de ce mouvement de bascule se lie à un aplatissement du pubis en arrière, le détroit supérieur a la forme d'un 8 de chiffre arabe.

Le détroit inférieur et l'excavation ne sont rétrécis, dans ces cas d'aplatissement d'avant en arrière, que dans deux conditions : 1° si les deux extrémités du sacrum se sont portées à la fois en avant ; 2° si un excès de longueur de la branche verticale du pubis diminue le diamètre cocci-pubien. En dehors de ces conditions, la sage-femme doit savoir que l'aplatissement antéro-postérieur rétrécit le détroit supérieur seulement, et exagère ordinairement les dimensions du détroit inférieur et de l'excavation.

B. Aplatissement d'un côté à l'autre.

L'aplatissement d'un côté à l'autre est le plus rare des rétrécissements du bassin, en ce qui concerne au moins le détroit supérieur et l'excavation. Il n'en est pas ainsi pour le détroit inférieur : les deux tubérosités de l'ischium sont en effet assez fréquemment rapprochées de façon à prendre chez la femme la disposition qu'elles offrent normalement chez l'homme.

Il en résulte seulement un vice du détroit périnéal dont nous apprécierons l'importance dans la marche de l'accouchement.

C. Enfoncement des parties antérieures et latérales.

Nous avons dit que l'enfoncement des parties antérieures et latérales rétrécissait les diamètres obliques : c'est donc sur les masses qui supportent la cavité cotyloïde que l'enfoncement se produit. Le bassin a la forme d'une feuille de trèfle quand l'enfoncement vicie les deux côtés du bassin ; sa figure est celle d'un ovale quand l'enfoncement existe d'un seul côté. Le bassin *oblique-ovalaire* décrit par

M. NÆGELÉ est une des variétés du même genre ; elle se différencie du précédent : par une fusion complète du sacrum avec l'os iliaque enfoncé, par une inclinaison de la face antérieure du sacrum du côté malade, par la disparition plus ou moins complète des trous sacrés du même côté, enfin, par le refoulement du pubis du côté opposé, ce qui fait que cette surface ne se trouve plus vis-à-vis de l'angle sacro-vertébral ; quant à l'autre moitié du bassin, elle est saine et ne participe en aucune façon à la difformité.

La sage-femme aura soin de se souvenir que l'enfoncement des parties antérieures et latérales compromet en général l'étendue du détroit supérieur, de l'excavation et du détroit inférieur.

Signes. A quels signes est-il possible de reconnaître les vices de conformation du bassin ?

On déduit ces signes comme il suit : 1° de l'inspection ; 2° des antécédents de la femme ; 3° de la mensuration.

1° *Signes déduits de l'inspection.* — *a.* Le bassin est bien conformé, quand les hanches sont arrondies, égales en hauteur et en largeur ; quand elles sont situées sur un même plan horizontal ; quand les épines iliaques antérieures et supérieures sont placées sur la même ligne ; quand la dépression de la chute des reins n'est pas trop prononcée ; quand, à partir de ce lieu jusqu'à la pointe du coccyx, il existe une courbure uniforme ; quand le pénil est arrondi et légèrement proéminent en avant ; quand les ischium et le pli des fesses se trouvent sur la même ligne horizontale.

b. Il y a lieu de craindre un bassin mal conformé, lorsque les hanches ne sont pas suffisamment larges et saillantes ; lorsque la face postérieure du sacrum est affaissée ou trop recourbée ; lorsqu'une dépression trop forte existe à la chute des reins ; lorsque le pénil est trop saillant ou trop affaissé ; lorsque la symphyse des pubis est trop longue et la commissure antérieure de la vulve trop portée en arrière ; lorsque l'extrémité des doigts de chaque main appliquée sur les épines iliaques antérieures et supérieures dénote à la sage-femme un écartement trop peu considérable ; lorsque les ischium sont trop éloignés ou trop rapprochés ; lorsque la colonne vertébrale est déviée.

c. Il faut élever des doutes sur la conformation régulière du bassin, si la femme boîte depuis longtemps, si elle est petite, si l'une des hanches est plus abaissée que l'autre, si les membres supérieurs ou inférieurs présentent ces courbures régulières en forme d'arcs qu'on rencontre chez les enfants noués ou *rachitiques*.

d. Enfin, il existe la variété *oblique-ovalaire* de M. Nægelé, si, la femme étant placée debout et le dos contre un mur, deux fils à plomb, dont l'un est placé suivant l'axe du sacrum, dont l'autre tombe suivant la hauteur de la symphyse du pubis, ne sont pas placés sur le même plan vertical.

2° *Signes déduits des antécédents de la femme*. Après

avoir noté avec soin l'état extérieur, la sage-femme
se renseignera de la manière suivante sur les antécédents de la malade qui la consulte :

a. Si, dans son bas âge, vers *deux ou trois ans*,
la femme a été d'une maigreur extrême ; si la
peau a été flétrie et fanée, la tête volumineuse, le
front bombé et saillant, la face amaigrie et comme
vieillote, le ventre très-volumineux et dur; si les
extrémités inférieures ont été très-chétives, les articulations volumineuses, les membres incurvés ; si
la marche ne s'est produite que fort tard, il est pré-
sumable que la malade a été *nouée* ou *rachitique* dans
son enfance, et le *rachitisme* est la cause la plus
fréquente des vices de conformation du bassin.

b. Si la femme a boité dès le premier temps qu'elle
a marché ; si des douleurs se sont produites dans sa
jeunesse dans l'articulation de la hanche et qu'elle
boîte depuis lors, il est probable qu'il existe une
luxation congénitale des fémurs (1) ou une *luxation
spontanée*, maladies qui déforment le bassin et le
vicient.

c. Si, depuis quelques années, la malade ressent
des douleurs dans le dos, dans les reins ou dans
le bassin ; si ces douleurs sont continues ; si elles
se sont accompagnées dans la marche d'un état de
faiblesse qui a été en augmentant ; si la femme a

(1) On appelle *luxation* le déplacement des surfaces articulaires d'une
jointure. Quand le fémur est luxé, la tête de cet os n'est plus contenue
dans la cavité cotyloïde. Dans la *luxation spontanée*, le grand trochanter
du côté malade est fortement porté en dehors, et la tête de l'os est
située dans la fosse iliaque externe.

remarqué une sorte de diminution dans la longueur de sa taille; si elle est devenue, par ce fait, chétive et rabougrie, il faut croire à l'existence d'un *ramollissement des os*. Ce ramollissement a pour effet de produire l'enfoncement des os du bassin par la pression des membres inférieurs destinés à soutenir cette cavité.

3° *Signes fournis par la mensuration*. Après tous les renseignements précédents, il ne reste plus, pour compléter le diagnostic, que la mensuration du bassin.

La mensuration du bassin porte le nom de *pelvimétrie*.

Il y a deux manières d'opérer la pelvimétrie : *a.* par l'*extérieur*, et cette pelvimétrie est dite *externe; b.* par l'*intérieur* ou pelvimétrie *interne*. Les instruments imaginés pour pratiquer ces mensurations portent le nom de *pelvimètres*.

a. Deux instruments seulement sont destinés à opérer la mensuration à l'extérieur ; ce sont : le *compas d'épaisseur* de BAUDELOCQUE et le pelvimètre de VAN HUEVEL. Ce dernier instrument, qui, par sa construction, est également apte à la mensuration externe et interne, est, en France, d'importation très-récente et peu employé.

Deux branches, en partie droites, en partie courbées dans le sens de leur longueur et articulées entr'elles à la manière d'un compas, constituent le pelvimètre de BAUDELOCQUE ou compas d'épaisseur : une petite olive aplatie garnit l'extrémité courbée de chaque branche pour en rendre l'application moins douloureuse ; enfin, un mètre placé dans l'intervalle de la portion droite des deux branches sert à en mesurer l'écartement.

On applique l'instrument comme il suit : les doigts de la sage-femme reconnaissent d'abord les deux points extrêmes de la distance qu'elle veut mesurer; — on recherche les deux épines iliaques antérieures et supérieures, quand on veut mesurer l'écartement des os des îles, — la partie moyenne de la crête de l'os des îles de chaque côté, quand on veut connaître le diamètre transversal du grand bassin, — la première vertèbre du sacrum en arrière et la symphyse pubienne en avant, pour obtenir le diamètre antéro-postérieur du détroit supérieur, — le grand trochanter d'un côté et la partie saillante de la symphyse sacro-iliaque du côté opposé, pour le diamètre oblique. Ces points divers étant reconnus, l'olive qui termine chacune des branches est placée sur l'un d'eux séparément, en ayant soin de diriger l'instrument de façon à permettre la vue des divisions indiquées sur le mètre.

Si le bassin est bien conformé, ce mètre montre un écartement : de 24 centim. entre les deux épines iliaques antérieures et supérieures, — de 27 centim. entre le milieu des crêtes iliaques, — de 19 centim. de la symphyse des pubis au sommet de la première apophyse épineuse du sacrum, — de 23 centim. du grand trochanter d'un côté à l'épine iliaque postéro-supérieure du côté opposé.

Plusieurs causes empêchent la mensuration faite par le compas de BAUDELOCQUE d'être d'une exactitude rigoureuse : 1° En mesurant l'intervalle placé entre les points indiqués plus haut, on ne mesure pas uniquement le diamètre antéro-postérieur et le diamètre oblique du détroit supérieur; 2° la mensuration représente l'étendue de ces diamètres, plus une certaine épaisseur des parties osseuses ou molles intermédiaires entre les diamètres et la peau; 3° il faut opérer une réduction inconnue dans les longueurs précédemment indiquées, puisqu'il faut élaguer des chiffres obtenus les nombres représentant l'étendue des parties osseuses ou molles intermédiaires; 4° le sacrum, les fosses iliaques, les symphyses sacro-iliaques ou pubienne, la peau, n'ont pas une épaisseur, une étendue, une résistance égales chez tous les individus, ce qui ne permet pas de réduire les chiffres précédents d'une manière régulière.

Lorsqu'on mesure le diamètre sacro-pubien, on élague approximativement du total 19 centim., qui représente l'écartement des branches du compas, 6 centim. 1/2 pour l'épaisseur du sacrum et 1 centim. 1/2 pour celle de la symphyse.

b. La *pelvimétrie interne* donne des renseignements plus précis. L'*instrument de Coutouly*, assez bien semblable à la mesure employée par les bottiers, est le plus ancien des pelvimètres internes. Composé de deux règles en fer qui glissent l'une sur l'autre et qui portent à l'une de leurs extrémités une petite plaque fixée à angle droit, il n'est plus guère usité aujourd'hui. La difficulté de son introduction dans le vagin sur l'angle sacro-vertébral, la douleur causée par le redressement des plaques dont nous avons parlé, l'impossibilité de son usage chez les femmes vierges ou dont le vagin est étroit, l'ont fait abandonner. L'*intro-pelvimètre* de Madame Boivin n'est pas plus employé.

Le doigt est le meilleur des pelvimètres internes; la main ne doit être introduite dans les parties que dans l'accouchement et pour l'appréciation de la grandeur de l'excavation; un ou deux doigts placés dans le vagin suffisent le plus souvent seuls.

Voici la manière de se servir du doigt : on introduit le doigt indicateur dans le vagin, comme cela se pratique pour le toucher; on cherche à sentir l'angle sacro-vertébral, en ayant soin de se diriger dans le sens de l'axe du détroit inférieur, le bord radial du doigt étant appliqué immédiatement sous le pubis; si le doigt n'atteint pas l'angle sacro-vertébral, c'est que le diamètre sacro-pubien a ses dimensions normales ou à peu près normales, mais en tout cas propres à permettre à l'accouchement de s'effectuer; si le doigt atteint l'angle sacro-vertébral, il est à craindre un certain degré de rétrécissement du bassin. Pour apprécier ce rétrécissement, on relève autant que possible le bord radial du doigt introduit dans le vagin, au-dessous des ligaments triangulaires sous-pubiens; on marque avec l'ongle de l'indicateur de la main restée libre le point où le dessous du pubis correspond à l'indicateur introduit;

en reportant cette longueur sur un mètre, on reconnaîtra en centimètres l'étendue de ce rétrécissement.

La sage-femme ne doit pas oublier pour l'appréciation plus rigoureuse de cette mensuration : 1° que le chiffre obtenu représente non pas le vrai diamètre sacro-pubien, mais un diamètre s'étendant de cet angle au-dessous de la symphyse ; on a constaté que l'excès de longueur de ce dernier est d'un centim.; 2° que ce chiffre serait d'autant plus grand que la hauteur du pubis serait plus considérable; 3° qu'une obliquité plus ou moins étendue de la symphyse en avant ou en arrière augmenterait ou raccourcirait beaucoup ce diamètre; 4° qu'il est donc important de s'assurer, avant toute appréciation, que la symphyse du pubis n'est pas déjetée en dedans, ni déjetée en dehors, ni d'une hauteur exagérée.

L'excavation et le détroit inférieur peuvent être plus facilement mesurés avec le doigt que le détroit supérieur : pour l'excavation, il pourra très-facilement parcourir toute la face antérieure du sacrum ; pour le détroit inférieur, l'extrémité de l'index étant appliquée sur l'extrémité du coccyx, on relèvera le poignet jusqu'à ce que le bord radial touche le dessous de la symphyse du pubis, et on marquera ce point avec la main restée libre, comme il a été dit précédemment. Le doigt, enfin, pourra seul permettre de reconnaître l'existence de tumeurs osseuses obstruant la cavité du bassin et de constater leur résistance, leur mollesse, leur mobilité et leur situation.

§ II. ANOMALIES DES OVAIRES.

Toutes les parties molles de l'appareil génital, depuis les ovaires jusqu'à la vulve, peuvent présenter des anomalies capables d'entraver la fonction normale de la génération. Nous commençons par les vices de conformation des ovaires.

Tumeurs des ovaires.

Un seul vice de conformation des ovaires a quelque importance comme cause d'anomalies dans la génération, c'est la *tumeur* ou *l'augmentation de volume* de ces organes.

Des causes très-diverses produisent une *augmentation de volume* ou la *tumeur des ovaires :* les *hydropisies* ou dilatations par de l'eau, les *dégénérescences* ou *cancers,* les *collections de pus* ou abcès, sont les plus communes de ces causes.

Il en résulte, dans la forme et dans le volume de la tumeur, d'assez grandes variétés : certaines tumeurs ne dépassent pas le volume d'une petite orange, d'autres acquièrent le volume d'une tête de fœtus ou d'adulte, d'autres enfin sont tellement considérables qu'elles développent le ventre comme une grossesse à terme.

Ces tumeurs sont au point de vue de leur consistance et de l'épaisseur de leurs parois: 1° *solides,* lorsque, dans toute leur étendue, elles présentent une surface résistante, très-dure, quelquefois cartilagineuse, quelquefois osseuse; 2° *liquides,* quand elles offrent au toucher la sensation d'une vessie remplie d'eau, dont on peut déplacer à volonté le contenu ; 3° *demi-liquides,* quand elles ont une con-sistance intermédiaire à l'une ou à l'autre des va-riétés précédentes.

Ces tumeurs n'affectent pas en général les deux ovaires à la fois, ni même toutes les parties d'un même ovaire : elles sont ainsi très-variées quant à leur *siége.* Les unes se développent en dehors de l'excavation et font saillie au-dessus du détroit su-périeur ; les autres se développent dans l'intérieur du bassin, où elles se fixent, et apportent la gêne la plus considérable dans la grossesse et dans l'ac-couchement. Le toucher par le vagin, le toucher pratiqué par le rectum, dans le but de constater si la tumeur n'est pas due à la face postérieure de l'u-térus ou au rectum lui-même, le palper abdominal, les font aisément reconnaître.

§ III. ANOMALIES DE L'UTÉRUS.

Plusieurs anomalies accidentelles ou congéniales peuvent affecter l'utérus : quelques-unes modifient sa conformation intérieure, comme la division de l'utérus, en deux lobes et en deux cavités ; d'autres modifient sa consistance, comme le ramollissement ou les dégénérescences par des cancers ; d'autres augmentent son volume dans l'état de vacuité, comme des tumeurs, ou oblitèrent ses orifices, comme des cicatrices ; d'autres, enfin, le déplacent, soit dans sa direction, soit dans sa position, comme les obliquités et les chutes ou prolapsus.

Nous n'allons parler ici que des plus importantes de ces anomalies sous la division :

1° *De vices qui affectent la conformation proprement dite de l'utérus ;*

2° *De vices qui affectent sa direction ;*

3° *De vices qui affectent sa position.*

       A. Vices de conformation proprement dits de l'utérus.

Les vices de conformation affectent le corps ou le *col* de l'utérus.

Ceux qui affectent le col sont les plus communs; ce sont : *a. L'induration du col avec augmentation de volume; b. Le cancer du col.* Les autres vices de conformation, comme *l'agglutination* et *l'oblitération complète ou incomplète de l'orifice externe du col,* ne se produisent que consécutivement à la conception, et nous occuperont au moment de l'accouchement.

a. L'induration du col avec augmentation de volume est une maladie assez commune chez les femmes mariées ou qui ont eu déjà des enfants : c'est *l'endurcissement du col,* ou, comme on l'a encore appelé, *l'engorgement.* La sensation par le toucher d'une surface dure, résistante, et quelquefois bosselée, perçue au fond du vagin ; l'augmentation de volume du museau de tanche ; la coïncidence d'un écoulement glaireux plus ou moins abondant par la vulve ; le sentiment d'un poids pesant dans l'excavation du bassin ou sur le rectum ; des tiraillements sur la région des reins et des aines, sont les symptômes qui caractérisent cet état.

b. Le cancer du col ou dégénérescence cancéreuse du col est une affection heureusement plus rare. Les signes suivants, que la sage-femme doit connaître, le font soupçonner :

La femme éprouve depuis longtemps dans la région lombaire des douleurs aiguës ; un écoulement habituel, devenu de plus en plus fétide, quelquefois mélangé de sang, remplace définitivement le sang des règles ; à certaines époques, des douleurs aiguës plus lancinantes sont le signal d'une perte de sang très-abondante, sans raison d'être, et que les femmes attribuent à un retard ; des envies fréquentes d'aller à la selle sont le résultat de la compression exercée sur le rectum par l'organe malade ; enfin, le toucher et l'examen avec le *speculum* constatent des points ramollis et ulcérés où le doigt pénètre et d'où on le retire ordinairement teint de sang et de sanie fétides.

Conduite de la sage-femme. La sage-femme qui a reconnu ces affections doit à sa malade de la prévenir de la gravité du mal et de l'adresser à un médecin.

B. Vices dans la direction de l'utérus.

L'utérus, mal fixé par les ligaments qui l'attachent à l'abdomen, quelquefois mal soutenu par des parois abdominales trop amincies et par un bassin trop élargi, souvent repoussé en arrière par l'ampliation de la vessie par de l'urine, est exposé à plusieurs vices de direction. Ces vices de direction, qui résultent d'un mouvement de bascule exécuté par le fond de l'organe qui se renverse, portent les noms d'*obliquités*.

Suivant que l'obliquité se produit en *avant*, en *arrière*, sur *les côtés*, c'est-à-dire que le fond se renverse en *avant*, en *arrière*, sur *les côtés*, elle est appelée *obliquité antérieure* ou *antéversion*, *obliquité postérieure* ou *rétroversion, obliquité latérale*.

Ces diverses obliquités, admises par tous les auteurs dans l'état de vacuité de l'utérus, ne le sont pas par tous dans l'état de grossesse. Baudelocque et Gardien, M. Paul Dubois, contestent, comme nous le dirons plus loin, l'obliquité postérieure. Comme l'antéversion et la rétroversion, obliquités de l'utérus dans l'état de vacuité, ne sont guère du ressort de la sage-femme, nous n'allons pas en parler avec détail. Dans le chapitre qui traite des anomalies dans la grossesse, nous étudierons les *obliquités de la matrice* proprement dites, obliquités dont l'existence n'est liée en aucune façon à celle d'une antéversion ou d'une rétroversion antécédente.

C. Vices dans la position de l'utérus.

Il existe deux variétés de déplacement de l'utérus : une variété de déplacement, ou *hernie de l'utérus*, consiste dans la position de la matrice hors le bassin à travers les anneaux de l'abdomen ; une autre variété, ou *prolapsus* ou *chute de matrice*, est la descente de l'utérus hors la vulve par le vagin.

Il est rare d'observer la première variété, et les sages-femmes ne sont guère appelées qu'à constater la seconde.

Prolapsus utérin.

Le *prolapsus utérin* survient à toutes les époques

de la vie des femmes : on l'a observé aussi bien chez les vierges que chez les femmes qui ont eu beaucoup d'enfants ; il est toutefois incontestablement plus commun chez ces dernières.

M. Moreau a tracé *trois degrés* de cette infirmité qu'il faut connaître : le premier degré est le *simple relâchement de l'utérus;* le second degré est l'*abaissement dans le vagin jusqu'à la vulve;* le troisième degré est *la chute* ou *le prolapsus proprement dit.*

Des signes équivoques, et que la sage-femme a rarement à observer, caractérisent le *premier degré;* il n'en est pas de même du *second degré,* ni du *troisième.*

Au second degré, des tiraillements violents exercés sur les lombes et sur les aînes, un écoulement très-abondant d'un jaune verdâtre, de la pesanteur sur le fondement, la difficulté d'uriner, le besoin constant d'aller à la selle sans possibilité de le satisfaire, une constipation opiniâtre, de la douleur à la vulve dans la station debout, la perte rapide de l'embonpoint, fixent alors l'attention de la malade ; le col de l'utérus apparaît à la vulve ; il fait saillie entre les grandes lèvres, ou appuie sur le périnée.

Au troisième degré, l'utérus fait saillie à l'extérieur des parties de la génération ; la difficulté d'aller à la selle et d'uriner sont moindres que dans la période précédente ; les femmes marchent courbées en avant et ne se redressent qu'avec peine ; l'utérus pend entre les cuisses ; sa petite extrémité, dirigée en bas, laisse apercevoir une fente transversale qui est l'ou-

verture du col ; de cet orifice sortent habituellement
des mucosités et du sang à l'époque des règles ; plus
tard enfin, par suite du frottement des cuisses, des
vêtements, du passage de l'urine, des matières fécales, la tumeur s'enflamme, s'excorie, et les parois
du vagin, dont une partie fait aussi saillie à la vulve,
deviennent dures, épaisses et calleuses.

Conduite de la sage-femme. La sage-femme qui
constate cet état ne doit pas rester inactive auprès
de la malade. Elle prescrira, dans le premier degré,
l'usage des injections toniques légèrement astringentes, comme une décoction de feuilles de noyer;
dans le second degré, elle exigera l'usage des bains
froids, à l'eau courante si c'est possible, et le repos
à peu près absolu, combiné avec les injections précédentes ; dans le troisième, elle sera obligée de
remettre l'utérus en place et de le maintenir.

Pour réduire l'utérus, la sage-femme fait coucher
la malade sur le dos, les jambes fléchies sur les
cuisses, et celles-ci fléchies sur le bassin, la tête
inclinée légèrement en avant, le siége soulevé et
appuyé sur un coussin. Les choses ainsi disposées,
on repousse l'utérus avec précaution en introduisant
un ou deux doigts dans le vagin, et on s'applique à
le maintenir.

Application du pessaire.

Le moyen le plus efficace pour maintenir l'utérus
réduit est l'emploi du *pessaire.*

Le pessaire est un corps solide, ordinairement en
gomme, percé à son centre d'un trou ou canal, et

qu'on introduit dans le vagin. Le trou ou canal central a pour objet de permettre aux liquides qui proviennent de l'utérus de s'écouler avec facilité.

' Il y a plusieurs formes de pessaires : les pessaires en forme d'anneau et excavés en cuvette par la face sur laquelle l'utérus doit reposer, sont considérés généralement comme les plus commodes. M. Paul Dubois préfère le pessaire en bilboquet fabriqué en ivoire et d'un volume assez petit pour être retiré chaque soir et replacé chaque matin par la malade elle-même. Ce pessaire doit être fixé par sa tige à un support artificiel placé en dehors de la vulve.

Quand on veut placer le pessaire à demeure, comme un pessaire à anneau, il est convenable que la femme soit à jeun ; puis, celle-ci étant couchée comme il a été dit, et l'utérus étant réduit, on enduit le pessaire d'huile ; on le saisit de la main droite avec le pouce et le médius, le doigt indicateur embrassant une partie de la circonférence de l'instrument ; on écarte alors de la main gauche les grandes lèvres ; de la main droite, la sage-femme présente un des côtés du pessaire à la vulve, et l'enfonce dans le vagin en l'appuyant sur la paroi postérieure de ce canal. L'instrument introduit, il ne s'agit plus que d'en changer la direction en le plaçant dans une position horizontale. Pour cela faire, le doigt indicateur fait exécuter à l'instrument un mouvement de bascule qui le place de manière que la face excavée soit en contact avec l'utérus, puis, il s'introduit à travers l'ouverture centrale, et l'accommode à la disposition du col. Il est utile, avant de retirer le doigt, de parcourir avec celui-ci la circonférence du pessaire, pour effacer les plis que le vagin pourrait former au-dessus et au-dessous de l'instrument.'

§ IV. VICES DE CONFORMATION DU VAGIN ET DE LA VULVE.

Il est assez commun d'observer, même après des grossesses et des accouchements antécédents, des vices de conformation du vagin et de la vulve. Ces vices, ordinairement accidentels, sont excessivement variés.

Les plus communs sont :

1° *L'étroitesse et rigidité du vagin*, résultant d'inflammation chronique de ce canal, et reconnaissable au toucher par l'absence de mollesse dans les parois épaissies et indurées ;

2° *La rigidité de la vulve* avec augmentation de volume des grandes lèvres, que la simple vue permet de constater ;

3° *La présence de cloisons perforées* dans la cavité du vagin, facilement appréciables au spéculum ;

4° *L'union des grandes et des petites lèvres*, produite par des ulcérations cicatrisées de ces parties ;

5° Enfin, *l'occlusion de la vulve* par des végétations syphilitiques.

Conduite de la sage-femme. La sage-femme serait coupable si, après avoir reconnu ces vices de conformation, elle ne les signalait pas à un médecin pour les faire disparaître, car des accidents sérieux en sont ordinairement le résultat dans l'accouchement. Ces vices ont ici d'ailleurs cette autre importance, pour le produit, que les maladies vénériennes l'infectent au passage quand elles ne sont pas entièrement guéries. La sage-femme devra apporter la même prudence dans les conseils qu'elle donne à une femme dont elle suspecte la santé, et elle fera hâter la guérison des écoulements virulents si communs des parties de la génération et si dangereux pour les organes du fœtus dans l'accouchement.

ART. II. ANOMALIES DU COTÉ DU FOETUS.

Les organes du fœtus, comme ceux de la mère, peuvent être le siége de vices de conformation multipliés; comme eux, ils peuvent être un obstacle très-sérieux aux phases principales de la gestation et de l'accouchement; à ce titre, ils devraient trouver leur place dans les anomalies que nous décrivons. Mais en considérant que ces vices de conformation du fœtus ne se constatent qu'avec le doigt ou la main, et jamais par la vue, que les caractères de ces vices de conformation sont ainsi modifiés par le mode de leurs examens, il est évident que leur étude doit être faite seulement au moment du travail, dans les troubles fonctionnels ou mécaniques apportés par eux à l'accouchement. Il importe ici de savoir seulement que les fœtus peuvent être *multiples* ou *uniques :* que *multiples*, ils sont *isolés* ou *adhérents;* que leurs organes sont quelquefois le siége de tumeurs énormes ordinairement produites par une accumulation de sérosité; que le cordon qui fixe le fœtus ou les fœtus au placenta peut être ou trop *court* ou trop *long;* enfin, que le placenta est quelquefois ou trop facile à déchirer, ou trop résistant, ou trop adhérent à l'utérus.

Avec ces connaissances préliminaires, nous pouvons maintenant tracer toutes les anomalies de la génération se présentant dans la conception, dans la gestation, dans l'accouchement.

—

CHAPITRE PREMIER.

ANOMALIES DANS LA CONCEPTION.

Quoique tout soit encore obscur dans ce rapprochement fécond des sexes qui constitue la conception, toutefois, un fait paraît être le résultat d'une anomalie dans cette période de la génération, c'est la *grossesse extra-utérine*.

GROSSESSE EXTRA-UTÉRINE.

Les grossesses extra-utérines sont celles dans lesquelles le fœtus et ses dépendances se développent en dehors de la cavité de l'utérus.

Le fœtus peut se développer hors de l'utérus dans divers points : *dans l'un des ovaires*, lorsque la résistance des parois de la vésicule de Graaf n'a pas permis à l'ovule fécondé de descendre dans l'utérus par la trompe ; *dans le ventre*, lorsque le pavillon de la trompe n'a point recueilli ou a laissé échapper l'ovule détaché de l'ovaire ; *entre l'ovaire et le pavillon de la trompe ou à l'extrémité libre de celle-ci*, quand un obstacle mécanique s'oppose à la descente de l'ovule ; enfin, *dans le canal tubaire*, sous

l'influence d'un obstacle analogue, soit dans la longueur de ce canal, soit à son entrée dans le fond de
la matrice.

Anatomie pathologique. L'ovule fécondé, développé hors de l'utérus, affecte des rapports assez
curieux avec les parties sur lesquelles il est pour
ainsi dire implanté : l'œuf, en effet, composé dans
ce cas comme dans la grossesse normale, c'est-à-dire
du chorion et de l'amnios, ne tarde pas à puiser au
milieu d'elles, au moyen d'adhérences intimes et de
vaisseaux développés à son pourtour, les matériaux
nécessaires à l'implantation de son placenta. C'est
par ces vaisseaux et par ce placenta que le produit
vit enfermé dans la poche extrà-utérine et y séjourne pendant un temps plus ou moins considérable.
Le développement anormal des parties osseuses du
fœtus, l'apparition des dents sur un certain nombre
d'entre eux, a fait penser qu'ils pouvaient vivre dans
cette cavité au delà du terme de neuf mois; à la
longue, ils se présentent macérés dans les eaux de
la poche, putréfiés dans leurs parties molles, enfin
disjoints dans les pièces osseuses qui en constituent
le squelette.

Signes. Des signes très-irréguliers peuvent servir
à caractériser ces sortes de grossesses.

De nulle importance, *au début,* ils ne consistent
guère que dans les signes caractéristiques de la
grossesse ordinaire, sauf de plus grandes irrégularités.

Vers la fin des 4e *ou* 5e *mois,* le développement

14

rapide du ventre au-dessus du détroit supérieur, —
une douleur fixe dans un point circonscrit de l'abdomen, — l'impossibilité pour la malade de se coucher d'un certain côté, — la vacuité de la matrice
constatée par le toucher, — l'absence de toute modification dans l'état anatomique du col jusqu'aux derniers moments, — la déviation de l'organe du côté
opposé à la tumeur, — la sensation des mouvements
de l'enfant dans une partie bien précise du ventre,
sont des signes plus spéciaux.

A la fin du 9e *mois*, la sage-femme peut obtenir
par le toucher des caractères autrement importants.
Les douleurs de l'enfantement se produisent chez
la femme affectée de grossesse extrà-utérine comme
dans la grossesse ordinaire ; la tumeur reste immobile aux contractions sous le palper abdominal ; la
dilatation du col de l'utérus permet, en outre, de
s'assurer qu'un enfant n'est point enfermé dans la
cavité de cet organe.

Il est rare de voir cette grossesse, après avoir
traversé une période de neuf mois, ne pas résister
plus ou moins longtemps dans la suite. Il est même
intéressant d'observer que chaque nouvel intervalle
de neuf mois est marqué de douleurs nouvelles d'expulsion, et que, malgré ces efforts répétés, des
grossesses extrà-utérines ont pu se continuer pendant deux, trois et même dix années.

Terminaison. La terminaison de la grossesse extrà-
utérine est habituellement fatale pour le fœtus ; les
dangers sont tels qu'il périt inévitablement dans tous

les cas : pour la mère, des soins habilement pro-
digués, peut-être une opération audacieuse, comme
l'opération césarienne destinée à ouvrir une voie à
une poche sans issue, les chances heureuses de l'ouverture de la tumeur dans le vagin, dans le rectum,
dans la vessie ou bien à l'extérieur par les parties
abdominales, peuvent parvenir à la sauver.

Conduite de la sage-femme. En tout état de cause,
la sage-femme n'a dans des circonstances si graves
qu'à s'appliquer à reconnaitre de bonne heure cette
grossesse anormale, à en éviter, s'il se peut, la terminaison mortelle en appelant immédiatement les
secours d'un médecin.

—

CHAPITRE DEUXIÈME.

ANOMALIES DANS LA GROSSESSE.

S'il est difficile d'indiquer parfaitement quelles
anomalies peuvent être le résultat de l'action des
causes constitutionnelles dans la période si courte
de la conception dont nous venons de parler, il n'en
est pas ainsi pour la grossesse. Les vices de conformation du bassin, les maladies congénitales ou
acquises de l'utérus, le volume trop considérable du
fœtus ou mieux la multiplicité des produits, un
arrêt ou la perversion dans le développement de
l'œuf, sont autant de causes, sans compter d'autres
causes inconnues, qui la modifient quelquefois.

ART. I. ANOMALIES DANS LA GROSSESSE
RÉSULTANT D'UN VICE DE CONFORMATION DU BASSIN.

Deux vices généraux de conformation du bassin modifient plus ou moins la marche de la grossesse, ce sont les vices de conformation : *par excès d'amplitude, par excès d'étroitesse.*

§ I. GROSSESSE AVEC EXCÈS D'AMPLITUDE DU BASSIN.

Les phénomènes suivants sont le résultat d'un excès d'amplitude du bassin dans la grossesse :

L'utérus, trouvant plus d'espace que de coutume, se renverse dans la concavité du sacrum et séjourne dans l'excavation jusqu'à une époque beaucoup plus avancée que le 4e mois ; le volume de l'organe, comprimant le rectum et la vessie, détermine un ténesme excessif de ces parties ; quelquefois même le cours des urines , des matières fécales est difficile , et on voit se développer, par suite de la gêne apportée à la circulation veineuse des organes du bassin , des varices au pourtour des grandes lèvres et aux jambes, des hémorrhoïdes , de l'œdème ou infiltration par de la sérosité ; le toucher constate, en outre, un abaissement de la matrice. Plus tard , quand le volume de l'utérus, développé dans l'excavation , est devenu trop considérable, le détroit supérieur, s'il est resté dans ses dimensions régulières , est trop étroit relativement à cet organe, et ne peut plus lui donner passage ; il en résulte une gêne considérable apportée à l'agrandissement ultérieur de la matrice, et souvent l'avortement. Dans les cas plus heureux , l'utérus suit son développement régulier ; mais dans les derniers mois de la grossesse, la tête, s'engageant de bonne heure dans l'excavation, pèse de tout son poids sur les organes de cette cavité, et les accidents primitifs de la grossesse se renouvellent.

Conduite de la sage-femme. La sage-femme n'a malheureusement aucun moyen de remédier à ces accidents : elle doit cependant les constater avec attention pour se tenir toute prête à se rendre de bonne heure auprès de la femme au moment de l'accouchement, car des accidents très-sérieux menacent celle-ci, comme nous le dirons dans la suite.

§ II. GROSSESSE AVEC EXCÈS D'ÉTROITESSE DU BASSIN.

Les bassins trop étroits paraissent, en général, moins troubler la grossesse que les bassins trop élargis; cela tient à ce que le développement de la matrice a surtout lieu dans les derniers mois de la grossesse dans le grand bassin; moins souvent aussi ils déterminent des obliquités de la matrice, l'avortement ou l'accouchement prématuré. C'est seulement dans les cas où le bassin est vicié d'un seul côté que les obliquités se manifestent. Quant à l'avortement, c'est surtout dans les étroitesses du détroit supérieur qu'il a lieu, parce que l'œuf développé dans une excavation de dimension ordinaire ne peut plus franchir ensuite le détroit supérieur trop étroit. L'accouchement prématuré se produit, au contraire, dans le rétrécissement des dimensions du grand bassin, lorsqu'il existe un redressement exagéré des crêtes iliaques.

Conduite de la sage-femme. Quoique les accidents

soient moins pressants pour la mère dans les bassins trop étroits que dans les bassins trop larges, la conduite de la sage-femme est autrement importante: ses connaissances sérieuses des variétés des vices de conformation du bassin, des signes de ces difformités, de la mensuration et du mode de la pratiquer, peuvent seuls la mettre à l'abri de graves méprises: 1° Elle ne doit pas laisser la grossesse durer plus de sept mois sans un examen attentif de la difformité; 2° Si le bassin mesure au moins 9 centim. et demi dans son plus petit diamètre sacro-pubien, il n'y a pas nécessité pour l'art d'intervenir immédiatement; 3° Il n'en est pas de même si le bassin mesure 9 centim. et demi au plus et 6 centim. au moins; 4° Il ne faut pas laisser la grossesse arriver à son terme lorsque le bassin a des dimensions au-dessous de 6 centim. et demi; 5° En tout cas, comme il y a une responsabilité immense à prendre pour la vie de la femme et pour celle de l'enfant, il est indispensable d'appeler, même pour le premier cas, un accoucheur; 6° La sage-femme doit savoir que, pour opérer l'accouchement sans danger, on a, dans certains cas de rétrécissement du bassin, pratiqué l'accouchement prématuré.

ART. II. ANOMALIES DANS LA GROSSESSE
RÉSULTANT D'ANOMALIES DES PARTIES MOLLES DE L'APPAREIL GÉNITAL.

Un petit nombre seulement d'anomalies dans les parties molles entrave d'une manière un peu importante la marche de la grossesse; ce sont: les tumeurs des ovaires, les obliquités de l'utérus, et le prolapsus

utérin. Les autres vices de conformation, comme
induration du col, cancer du col, oblitération du
vagin, ne gênent que l'accouchement. Nous allons
parler uniquement des anomalies les plus importantes.

§ I. GROSSESSE AVEC TUMEURS DES OVAIRES.

La grossesse compliquée des tumeurs des ovaires
constitue une des plus grandes difficultés de diagnostic que doive rencontrer la sage-femme dans
l'exercice de son art. Il est important pour elle de
connaître parfaitement les détails de ce diagnostic
délicat.

En général, on pourra soupçonner qu'une tumeur
du ventre a pour siége l'ovaire, quand elle s'est élevée
peu à peu des parties latérales du bassin ; — quand
elle est déjetée d'un côté ou de l'autre ; — quand
le décubitus sur l'un ou l'autre des côtés entraîne
le déplacement de la tumeur; — quand la palpation
permet d'en limiter exactement le volume.

Il y a probabilité de tumeur des ovaires compli-
quant une grossesse, — lorsque deux poches existent
dans la cavité abdominale et la distendent, — lorsque
l'une de ces poches s'est élevée de l'un des côtés du
bassin, tandis que l'autre a monté en augmentant peu
à peu du fond de l'excavation, — lorsque la palpation
perçoit dans l'une d'elles de petits mouvements ou
chocs qui se renouvellent quand on applique la main
refroidie à plusieurs reprises, — lorsque l'auscultation reconnaît un bruit particulier comparable
aux battements d'une montre, — lorsque le toucher

constate le ramollissement du col et la dilatation de l'orifice du museau de tanche.

Les données fournies par la *cessation des règles*, *l'absence d'élévation du col*, la *présence d'un bruit de souffle* sont de nulle valeur; la sage-femme doit savoir que la cessation des règles est assez commune dans les tumeurs des ovaires; que l'utérus ne s'élève pas, dans cette complication, parce qu'il est empêché par la poche morbide; enfin, que le bruit de souffle, résultat fréquent de la compression des vaisseaux, peut être aussi bien entendu du côté où siége la tumeur de l'ovaire que du côté de l'utérus, distendu par un produit.

Conduite de la sage-femme. Comme il est assez rare de voir les deux tumeurs empêcher leur mutuel développement, la sage-femme n'aura pas à redouter l'avortement, à moins d'hydropisie très-considérable des ovaires.

§ II. GROSSESSE AVEC OBLIQUITÉS DE L'UTÉRUS.

Ainsi que nous avons déjà eu l'occasion de l'indiquer, les obliquités de la matrice dans la grossesse sont indépendantes des obliquités dans l'état de vacuité. Sous l'influence de la gestation, l'antéversion et la rétroversion disparaissent, et l'utérus distendu trouve un appui assez régulier dans les parties dures de l'excavation. Il n'en est plus ainsi dans la dernière moitié de la grossesse depuis le 5e mois jusqu'au 9e : un excès d'amplitude du grand bassin, la présence de tumeurs dans le ventre, comme les hydropisies des ovaires, la flaccidité des parois abdominales, permettent à l'utérus de se déplacer.

Voyons les conséquences de cette complication.

A. Obliquité antérieure.

La malade ressent des douleurs sourdes dans le ventre et sur les aînes. Ces douleurs s'accompagnent d'un sentiment de pesanteur vers le rectum, d'envies fréquentes et de difficultés d'uriner : cela tient à la pression exercée par le col de l'utérus sur l'intestin et par la paroi antérieure sur la vessie. Quand la femme est debout, elle perçoit en outre la sensation d'un corps qui tombe derrière le pubis, ce qui rend l'émission des urines difficile, douloureuse, saccadée, comme s'il y avait une pierre.

En même temps que le ventre augmente de volume, les accidents s'aggravent de plus en plus. La matrice pèse de tout son poids sur les parois abdominales et les déprime ; son fond passe par-dessus le pubis, se porte en avant et en bas, et tombe sur les cuisses en forme de sac renversé. C'est à ce déplacement qu'on a donné le nom de *ventre en besace.*

Le toucher et le palper abdominal fournissent les renseignements les plus précis sur ce vice de direction de la matrice.

Le doigt constate en effet que l'ouverture du museau de tanche n'est plus placée au fond du vagin, dans la direction de l'axe de ce canal. Au premier abord, on dirait qu'il n'existe pas d'orifice et qu'il y a oblitération du col ; mais si le doigt se dirige dans la courbure du sacrum, ou mieux si la main appliquée sur l'abdomen refoule la tumeur qui en projette en avant les parois, alors il devient possible de reconnaître la lèvre antérieure. Le palper abdominal et le toucher sont donc, dans les obliquités, deux moyens d'exploration que la sage-femme doit appliquer ensemble : le palper lui indiquera la direction du fond de l'utérus, le toucher lui démontrera la position du col. Sans ces deux moyens réunis, on prendrait la simple obliquité du col de l'utérus, et l'obliquité du fond de l'utérus, nommée *antéflexion* (fléchi en avant), pour une obliquité totale de l'organe.

B. Obliquité postérieure.

C'est seulement dans la grossesse que l'on a mis en doute l'obliquité postérieure de la matrice ; mais comme des faits incontestables de MERRIMAN et de M. VELPEAU assurent l'existence de cette obliquité, nous allons en faire l'histoire en quelques mots.

La forme du ventre n'est pas beaucoup modifiée ; seulement celui-ci est moins volumineux que de coutume ; les femmes ont de la peine à se tenir debout et se trouvent mieux couchées. Le doigt introduit dans le vagin ne reconnaît pas le col ; à sa place, il rencontre une tumeur large, plus ou moins volumineuse suivant l'époque de la grossesse. Il est impossible de déplacer la tumeur pour toucher le sacrum ; quant au col, il est placé si haut en avant, qu'il est inaccessible au doigt, et on peut à peine, en le dirigeant vers le pubis, sentir sa lèvre postérieure au-dessus de la symphyse.

C. Obliquités latérales.

Parmi les deux modes d'obliquités latérales, l'obliquité à droite paraît être la plus commune. Elle est l'exagération de l'inclinaison normale de l'utérus du côté droit dans la grossesse. La sage-femme ne confondra pas ensemble ces deux obliquités et reconnaîtra l'obliquité morbide à la situation du col sur le côté latéral gauche de l'excavation, et quelquefois, dans les derniers temps de la grossesse, au-dessus de la marge du détroit supérieur, où il repose sur la fosse iliaque.

Conduite de la sage-femme. Il n'existe malheureusement pas de moyens pour combattre l'obliquité postérieure, et la position de la malade dans le décubitus sur le ventre, pendant un temps prolongé, serait le seul moyen d'y remédier. Quant aux traitement des autres obliquités, il faut : — obliger les femmes à rester longtemps couchées sur le dos dans l'obliquité antérieure, et sur le côté opposé à la déviation dans l'obliquité latérale ; — refouler avec les mains le fond de l'utérus dévié ; — maintenir le ventre solidement appuyé par un bandage de corps assez serré pour empêcher la difformité de se renouveler.

§ III. GROSSESSE AVEC PROLAPSUS UTÉRIN.

Le prolapsus utérin est de tous les degrés de la chute de la matrice que nous avons indiqués le plus rare dans la grossesse. On ne rencontre guère ces cas où l'imprégnation ayant eu lieu directement sur le col utérin placé en dehors de la vulve, la gestation se développe en dehors du bassin, entre les cuisses de la femme. Les degrés les plus communs de chute de matrice qui compliquent la grossesse sont, au contraire, le *simple relâchement* de la matrice et sa *procidence* dans le vagin. C'est ordinairement dès le début de la grossesse que ces anomalies se produisent, et les femmes y sont le plus souvent exposées dans les cinq ou six premières semaines. Une circulation plus active se développe alors dans l'utérus, distendu par le produit de la conception, et cet organe, abreuvé d'une quantité plus grande de liquides, augmente notablement de volume et acquiert une pesanteur plus considérable ; les ligaments tiraillés laissent enfin la matrice peser de tout son poids dans l'excavation. Il en résulte, pendant toute la durée de la grossesse, les signes qui indiquent la procidence dans l'état de vacuité (page 189), et la sage-femme constate par le toucher un abaissement notable de l'utérus.

Conduite de la sage-femme. Pour remédier à cet état, il convient d'engager les femmes : — à garder la position horizontale dans les premiers temps de leur grossesse ; — à s'abstenir de toute espèce d'efforts jusqu'au 4e mois, époque à laquelle l'utérus est suffisamment soutenu au-dessus du détroit supérieur du bassin ; — enfin, il faut ordonner de prendre les mêmes précautions dans les derniers temps de la grossesse, époque à laquelle le produit plonge dans l'excavation.

La sage-femme devra spécialement s'abstenir ici

de l'application d'un pessaire, dont l'emploi est de nature à provoquer l'avortement.

ART. III. ANOMALIES DANS LA GROSSESSE
RÉSULTANT DE LA MULTIPLICITÉ DES FŒTUS.

GROSSESSE MULTIPLE.

Lorsque la conception a eu pour résultat la formation de deux ou plusieurs produits, et que ces produits réunis dans l'utérus constituent une grossesse, celle-ci est dite *composée* ou *multiple*.

Les produits réunis au nombre de deux portent le nom de *jumeaux*, et la grossesse est appelée *grossesse gémellaire*. Les expressions de *trijumeaux*, de *quadrijumeaux*, appliquées aux produits réunis au nombre de trois et au nombre de quatre, ne sont pas généralement employées.

La grossesse multiple n'est pas absolument rare ; toutefois, on observe assez peu souvent la variété de cette grossesse avec 3, 4 ou 5 fœtus, comme on en a rapporté des exemples ; sur 36,570 grossesses, 582 étaient doubles (1 sur 62), 6 étaient triples (1 sur 6,000).

Dans l'incertitude des causes qui peuvent produire la grossesse composée, on s'est généralement arrêté aux cinq suppositions suivantes :

1º Conception unique portant à la fois sur l'ovaire du côté droit et sur l'ovaire du côté gauche ;

2º Fécondation, dans une conception unique, de deux ovules du même ovaire ;

3º Superfétation, c'est-à-dire fécondations successives à intervalles éloignés, mais pas assez cependant pour avoir permis au premier ovule fécondé de descendre dans l'utérus ;

4° Conformation anormale des ovaires signalée par l'existence de deux ovules contenus dans une même vésicule de Graaf et pouvant être par conséquent fécondés à la fois ;

5° Conformation anormale de l'utérus divisé en deux cavités.

Signes. On peut résumer les signes de la grossesse multiple comme il suit :

1° *Pour les signes rationnels* : — à cause de la distension de l'utérus par deux ou plusieurs produits, le volume du ventre est considérable ; — par le fait de l'existence dans l'abdomen de deux œufs arrondis, un de chaque côté, le ventre est déprimé sur la ligne médiane, longitudinalement, et arrondi de chaque côté en deux saillies égales : ce signe, dit MOREAU, peut toutefois manquer si les fœtus sont placés dans l'utérus l'un devant l'autre ; — la femme perçoit simultanément les mouvements du fœtus en deux point différents du ventre et opposés : ce fait, d'une très-grande importance, l'est seulement chez la femme qui a eu des enfants, et les primipares peuvent prendre pour des mouvements du fœtus d'autres mouvements du ventre absolument indépendants de l'enfant ; — les extrémités inférieures sont en général infiltrées à cause de la gêne plus grande de la circulation abdominale ; des accidents plus graves, tels que vomissements, perte de connaissance, etc., signalent la marche de la grossesse.

2° *Pour les signes sensibles :* — on entend simultanément à l'auscultation du ventre un bruit cardiaque distinct en deux points opposés de l'abdomen ; — la gêne réciproque des fœtus empêche totalement ou rend difficile la manœuvre dite de *ballottement* : ce ballottement ne serait possible, dans la grossesse multiple, que si chaque fœtus reposait dans une poche largement distendue par du liquide ; — le dernier signe indiqué par BAUDELOCQUE comme preuve de la grossesse composée se manifeste au 7e mois : il consiste en ce que le toucher constate la présence, au fond du vagin, d'une tête petite, immobile et peu en rapport avec le développement anormal de la matrice.

La durée de la grossesse multiple est assez bien en relation avec le volume énorme du ventre dont nous avons parlé. Il est rare que l'utérus fortement distendu porte des fœtus multiples jusqu'au 9e mois ; quelquefois, une perte plus ou moins abondante détermine la mort de l'un des fœtus pendant la grossesse et l'expulse avant terme ; d'autres fois, l'un d'eux est expulsé seul et permet à l'autre d'acquérir son développement habituel ; le plus souvent, l'expulsion des deux fœtus a lieu à la fois vers le 7e ou au commencement du 8e mois.

Conduite de la sage-femme. Lorsque la sage-femme a constaté, ce qui est le fait d'une accoucheuse expérimentée, l'existence de deux fœtus, elle doit : — en avertir les parents, — les engager à se tenir prêts pour recevoir les fœtus avant le 8e mois, — être elle-même préparée à tout faire pour empêcher l'expulsion du second avorton, si l'expulsion du premier avait lieu.

ART. IV. ANOMALIES DANS LA GROSSESSE
RÉSULTANT D'UN ARRÊT OU D'UNE PERVERSION
DANS LE DÉVELOPPEMENT DU FŒTUS.

FAUSSE GROSSESSE.

Lorsqu'après la conception, le fœtus ou les fœtus contenus dans la matrice subissent un arrêt ou une perversion de développement, de manière à donner naissance à une masse informe, inerte, incapable de vivre, après l'expulsion, d'une existence isolée comme le fœtus, la grossesse est dite *fausse grossesse*.

Les masses informes résultant d'ovules mal fécondés ou mal développés portent le nom de *môles* ou de *faux germes*.

Tous les auteurs n'ont pas ainsi compris la fausse grossesse : elle représente, pour les uns, tous les états maladifs qui peuvent donner lieu à une apparence de grossesse ; elle représente, pour les autres, tous les développements de la matrice résultant de la rétention dans cette cavité de liquides (*hydropisie de matrice*), de gaz (*tympanite utérine*), des menstrues ; on a même appelé *fausse grossesse* ou grossesse nerveuse l'état des femmes qui, dans leur extrême désir d'être mères, se croient enceintes et prétendent sentir remuer.

Nous entendrons seulement par fausse grossesse la distension de l'utérus par *une môle*. Nous ne décrirons aussi qu'une seule môle, la *môle de généra-*

tion, c'est-à-dire celle qu'on observe chez la femme
qui a conçu. La *môle de nutrition* n'est qu'une masse
résultant de caillots devenus fibreux dans la matrice, et on l'observe aussi bien chez la femme ma-
riée que chez la femme vierge.

Variétés. La *môle* se présente sous deux formes
principales : 1.º sous la forme *hydatique;* 2º sous la
forme *charnue.* Toutefois, il faut savoir que ces deux
formes peuvent se rencontrer quelquefois réunies et
même coïncider avec l'existence d'un fœtus bien développé dans la cavité utérine.

1º La môle hydatique est la plus commune des
môles de génération; c'est la môle qui acquiert le
plus rapidement un volume considérable, et on en
a vu qui pesaient un kilogramme. Elle est composée
d'une quantité innombrable de petites vessies appelées *hydatides,* remplies d'eau et attachées au
moyen de filaments très-déliés à une tige commune,
comme les grains d'une grappe de raisin, d'où le
nom de *môles en grappes.* Ces vésicules ne sont pas
toujours toutes remplies d'eau, ni groupées autour
d'une tige commune; on les voit aussi souvent dis-
séminées et adhérentes au milieu d'un tissu rougeâtre, filamenteux, assez analogue au placenta par
sa structure, et vides de sérosité pour la plupart.
Ces *hydatides* enfin appartiennent par leurs caractères à l'espèce des animaux, et compliquent quelquefois la présence d'un *œuf humain* dans l'utérus.
A cet état, la môle hydatique a été considérée comme
une *dégénérescence du placenta.*

2º La môle charnue affecte des dispositions plus variées ; elle est moins volumineuse que la précédente et elle égale au plus le volume d'un ou de deux poings. C'est à elle que se rattachent ces histoires, rapportées par les auteurs d'une autre époque, de produits bizarres, épais et celluleux, expulsés par des femmes enceintes ; c'est elle qui a longtemps fait croire, à cause de la ressemblance de certaines môles avec des *rats,* avec des *taupes,* etc., à la possibilité d'enfantements résultant d'accouplements ignobles.

Il est du devoir de la sage femme de repousser ces exagérations et ces calomnies de l'ignorance ; elle doit savoir que ces môles, dont l'intérieur est ordinairement creusé d'une cavité , contiennent quelquefois des vestiges épars d'embryon ; *elles ne sont, à proprement parler,* comme dit BAUDELOCQUE, *que l'arrière-faix qui a continué de végéter et de se développer après la mort de l'embryon.*

Signes. Il n'y a point de signes qui puissent faire distinguer dès les premiers mois une fausse grossesse. Comme dans la grossesse ordinaire, celle-ci s'accompagne de la suppression des règles, du gonflement des seins, de la sécrétion et de l'excrétion d'une humeur séreuse plus ou moins jaunâtre et blanchâtre qu'on prend pour du lait ; il existe des nausées, des vomissements ; le ventre se tuméfie de bonne heure, seulement il augmente plus rapidement ; il est souvent douloureux, plus dur, plus également tendu : on n'y reconnaît pas ces inégalités qui indiquent dans la vraie grossesse telle ou telle partie de l'enfant (BAUDELOCQUE).

Des signes plus spéciaux se montrent après le 4e mois : — comme les môles n'exercent aucun mouvement, la femme ne sent pas remuer; — comme les môles ne sont pas fermement maintenus au-dessus du détroit supérieur du bassin, la femme a le ventre pendant quand elle se tient debout, et quand elle se couche sur le côté, elle éprouve une sensation semblable à celle que causerait une boule pesante en tombant; — à cause de l'absence de liquide dans l'utérus autour de la masse dégénérée, il n'y a pas de ballottement; — à cause de sa structure, on ne perçoit pas de battements du cœur; — par suite de l'engorgement facile de la môle par du sang et de la circulation très-lente dans son tissu, il y a fréquence très-grande de pertes, et par conséquent fréquence d'expulsions prématurées.

La môle séjourne en effet rarement un temps bien long dans l'utérus : elle est ordinairement expulsée du deuxième au troisième mois : dans des cas exceptionnels, on a observé des môles qui ont été portées jusqu'au 7e et 8e mois.

Conduite de la sage-femme. La sage-femme, avertie par les signes précédents, doit, à partir du moment où elle soupçonne une fausse grossesse, s'appuyer des conseils d'un médecin. L'art ne possède aucun moyen de reconnaître pendant la grossesse la complication d'un fœtus vivant et d'une môle.

ART. V. MANOEUVRES OPÉRATOIRES
DESTINÉES A REMÉDIER AUX ANOMALIES DANS LA GROSSESSE.

Il peut se faire que certaines des anomalies que nous venons de décrire menacent la vie de la mère et celle de l'enfant, si l'accoucheur laissait la grossesse arriver à terme. Il serait alors important de hâter la terminaison de cet état.

Deux moyens, identiques quant à l'effet produit, mais dissemblables quant au résultat pour le fœtus, sont mis en usage dans ce but ; ce sont :

1º *L'avortement provoqué* ou l'expulsion artificielle du fœtus non viable ;

2º *L'accouchement prématuré artificiel* ou l'expulsion artificielle du fœtus viable.

La sage-femme ne doit en aucune circonstance tenter l'un ou l'autre de ces moyens : un médecin ou mieux deux médecins doivent être consultés pour juger de l'opportunité de la manœuvre.

D'une manière générale :

1º On ne met en usage que très-exceptionnellement l'avortement provoqué. — Comme le fœtus n'est pas viable, il faut, à moins de dangers imminents pour la mère, attendre l'époque de sa viabilité ;

2º L'accouchement prématuré artificiel ne doit être pratiqué que si le fœtus est vivant ;

3º L'opération n'est proposable qu'après le 7e mois de la grossesse ;

4º On doit le conseiller lorsqu'une femme est affectée d'une étroitesse du bassin telle, qu'il mesure moins de six centim. et demi dans son plus petit diamètre ;

5° On pourrait conseiller l'accouchement artificiel chez une femme dont le bassin aurait huit centim., si un premier accouchement à terme avait nécessité la mutilation du fœtus.

6° S'il était possible, vu les dimensions du bassin, d'éloigner l'époque de l'accouchement artificiel, il faudrait mieux opérer à une époque plus rapprochée du terme naturel de 9 mois. Plus le fœtus prolonge son séjour dans la cavité utérine, plus sa vie extrà-utérine est assurée ;

7° On ne pratique plus l'accouchement prématuré artificiel pour extraire un fœtus mort.

—

CHAPITRE TROISIÈME.

ANOMALIES DANS L'ACCOUCHEMENT.

On a désigné sous divers noms, qu'il est utile de connaître parce qu'ils sont encore employés, les anomalies dans l'accouchement.

BAUDELOCQUE distingue en effet dans les accouchements de cette nature deux circonstances : — circonstance où l'opérateur est obligé de retourner l'enfant et de l'amener par les pieds (1) ; — Circonstance où il est nécessaire de se servir d'instruments

_____

(1) On appelle cette manœuvre *version pelvienne* ou *podalique*. Si l'opérateur amenait la tête de l'enfant au détroit supérieur, au lieu d'y engager les pieds, il pratiquerait la *version céphalique*.

pour la terminaison de l'accouchement (1). Il appelle *accouchement contre nature* celui qui s'opère suivant le premier cas, et *accouchement laborieux* l'accouchement terminé comme dans le second.

Madame Boivin a établi les mêmes distinctions que Baudelocque, mais a dénommé différemment chacune de ces variétés. Elle appelle *accouchement manuel* l'accouchement contre nature, parce qu'il se termine par l'intervention seule de la main, et *accouchement instrumental ou mécanique* l'accouchement laborieux où l'on met en usage les instruments.

On a essayé de nos jours, avec juste raison, de comprendre ces catégories d'accouchements sous une même dénomination qui signifie *accouchement difficile*. Ce mot est *dystocie;* comme il n'exprime que la difficulté seule du travail, sans préciser de quelle manière se fait l'intervention de l'accoucheur, on doit le préférer au mot *accouchement artificiel* encore indiqué par d'autres écrivains.

Toutes les causes constitutionnelles précédemment indiquées produisent la dystocie : tels sont les vices de conformation du bassin et des ovaires, les anomalies de l'utérus et de la vulve, l'excès de volume et les vices de conformation du fœtus. Nous les étudierons en premier lieu.

Nous étudierons en second lieu d'autres causes de

_____

(1) Les instruments mis en usage pour terminer l'accouchement sont assez variés ; le plus usité est une sorte de pince à deux branches articulées que l'on nomme *forceps*, et qui s'applique sur la tête de l'enfant pour l'extraire.

dystocie qui sont le plus souvent le résultat de l'action des causes précédentes, mais qui modifient spéciale-ment les phénomènes mécaniques de l'accouchement et les présentations du fœtus.

ART. I. ANOMALIES DANS L'ACCOUCHEMENT
RÉSULTANT D'UN VICE DE CONFORMATION DU BASSIN.

Nous avons vu, au commencement de la seconde partie de ce manuel, que les mauvaises conforma-tions du bassin produisaient toujours deux résultats : 1º un excès d'amplitude ; 2º un excès d'étroitesse ; l'excès d'amplitude étant ordinairement absolu ; l'ex-cès d'étroitesse pouvant être tantôt absolu et tantôt relatif. En vue du mécanisme de l'accouchement, nous examinerons les anomalies par mauvaise con-formation du bassin, sous des variétés plus mul-tipliées.

Nous allons étudier les accouchements : 1º avec excès d'amplitude absolu; 2º avec excès d'étroitesse absolu ; 3º avec excès d'étroitesse du détroit su-périeur seulement ; 4º avec excès d'étroitesse du détroit inférieur seulement ; 5º avec excès d'étroi-tesse des deux détroits et de l'excavation ; 6º avec excès d'étroitesse de 9 centim. 1/2 au moins ; 7º avec excès d'étroitesse de 6 centim. 1/2 au moins ; 8º avec excès d'étroitesse ne dépassant pas 6 centim. 1/2 ou de 6 centim. 1/2 au plus ; 9º avec excès d'étroitesse dans un bassin oblique-ovalaire.

§ I. ACCOUCHEMENT AVEC EXCÈS D'AMPLITUDE ABSOLU.

L'excès d'amplitude du bassin ne constitue une cause véritable d'anomalie dans l'accouchement que s'il est trop considérable. Quand l'excès d'amplitude est médiocre, le travail devient seulement un peu plus rapide, et la sage-femme n'a aucun devoir spécial à remplir auprès de sa malade.

Il en est autrement dans les conditions d'excès d'amplitude exagéré.

La femme, longtemps avant la complète dilatation du col, fait valoir ses douleurs, pousse énergiquement sur un fœtus insuffisamment arrêté dans son passage à travers les détroits, l'amène sur le périnée avant d'avoir dilaté celui-ci, l'expulse enfin dans un moment où personne n'est en mesure de le recevoir.

Les accidents suivants sont le résultat de la rapidité trop grande d'un tel travail :

A. *Pour la mère : au commencement du travail,* l'utérus mal soutenu par les parois osseuses du bassin peut être poussé jusqu'à la vulve et même complètement chassé hors des parties de la génération. *Avant la complète dilatation du col,* les efforts de la femme pour expulser le fœtus déterminent la déchirure du col ou de son pourtour. *Dans les derniers temps de l'accouchement,* le périnée trop brusquement distendu se déchire; l'expulsion rapide du fœtus, lorsque la femme est debout, expose au décollement prématuré du placenta et au renversement de l'utérus; enfin, la matrice, trop subitement désemplie, est quelquefois frappée d'inertie et devient le siége d'une hémorrhagie considérable.

B. *Pour le fœtus :* l'absence des précautions ordinaires pour le recevoir l'expose à des accidents très-graves. Une chute sur le sol peut mettre sa vie en danger par une contusion profonde de la tête ou le faire périr rapidement d'hémorrhagie, s'il se produit une déchirure du cordon (1).

Conduite de la sage-femme. La sage-femme empêchera ces accidents graves pour la mère et le fœtus : — en faisant coucher la femme, les cuisses rapprochées et le bassin élevé, pendant toute la durée du travail ; — en lui recommandant de ne pas *pousser* jusqu'à l'entière dilatation du col ; — en s'opposant à la sortie de la tête qu'elle refoulera à plusieurs reprises pour imiter le travail régulier de la nature jusqu'à la distension suffisante du périnée.

§ II. ACCOUCHEMENT AVEC EXCÈS D'ÉTROITESSE ABSOLU.

Il est trop rare d'observer des bassins viciés par étroitesse absolue pour que nous ayons à tracer d'une manière précise la marche de l'accouchement et la conduite de la sage-femme dans ces cas : celle-ci doit seulement savoir que ces bassins ne sont pas en général très-étroits, et que les indications à remplir ne sont guère différentes de celles que nous noterons dans les paragraphes suivants.

§ III. ACCOUCHEMENT AVEC EXCÈS D'ÉTROITESSE DU DÉTROIT SUPÉRIEUR SEULEMENT.

La marche du travail est la suivante dans les

---

(1) Un fait assez curieux, et que M. Dubois indique dans ses leçons, se présente ici chez le fœtus. L'enfant trop rapidement expulsé passe prématurément de la vie intrà-utérine à la vie extrà-utérine. Les contractions de la matrice le poussent entre les cuisses de la femme encore engourdi, pour ainsi dire, et comme *étonné*. Il est souvent nécessaire, pour déterminer des cris et des mouvements respiratoires, de le frictionner assez énergiquement, comme nous le dirons dans la suite.

cas d'excès d'étroitesse au détroit supérieur seulement :

La lenteur du travail se fait sentir dès la période de dilatation. Les contractions utérines, bien qu'énergiques et régulières, ont peu d'action sur la dilatation du col; la tête très-élevée n'a pas de tendance à s'engager dans l'excavation, elle reste au-dessus de la symphyse du pubis, contre laquelle elle appuie fortement, repoussée qu'elle est en avant par la saillie de l'angle sacro-vertébral : « Il est même infiniment probable, ajoute M. CAZEAUX, que c'est à cette dernière circonstance qu'est due l'extrême lenteur de la dilatation, car la partie inférieure de l'utérus est tellement comprimée, surtout en avant, entre la tête et la symphyse pubienne, que les fibres longitudinales, malgré l'énergie de leurs contractions, peuvent à peine agir sur les fibres circulaires. » Peu à peu, cependant, après 6, 8, 10, 15 heures de contractions énergiques, quand le rétrécissement n'est pas trop considérable, la dilatation se complète, les membranes se rompent, la tête, poussée fortement, s'engage par son extrémité, les os chevauchent fortement les uns sur les autres, l'occiput s'allonge et devient le siége d'une tumeur séro-sanguine considérable, enfin la base du crâne plus étroite franchit le détroit. La tête du fœtus, après avoir surmonté l'obstacle, descend alors rapidement dans l'excavation; si les forces de la femme ne sont pas épuisées par les efforts antérieurs, la tête arrive brusquement sur le périnée, le distend, et on peut observer tous les accidents qui résultent de l'expulsion trop brusque de l'enfant, comme la déchirure du périnée, la chute de l'enfant sur le sol, le décollement du placenta.

Conduite de la sage-femme. Quel que soit le degré d'étroitesse du bassin, à partir du moment où la sage-femme l'a constaté, elle doit immédiatement appeler un médecin à son aide. Si, privée de ce secours, elle n'a pas le moyen d'y recourir, elle s'appliquera uniquement à soutenir à temps le périnée pour éviter sa rupture au moment de l'expulsion rapide du produit.

§ IV. ACCOUCHEMENT AVEC EXCÈS D'ÉTROITESSE DU DÉTROIT INFÉRIEUR SEULEMENT.

Contrairement à la marche de l'accouchement que nous venons d'indiquer, le travail est à peu près régulier dans la période de dilatation dans les cas d'étroitesse portant uniquement sur le détroit inférieur. La période d'expulsion est seule entravée, et le fœtus, après être descendu dans l'excavation, ne franchit les dernières parties du canal pelvien qu'avec une extrême difficulté.

Conduite de la sage-femme. Si des contractions utérines énergiques ne parvenaient pas dans ces circonstances à expulser le produit, à cause d'une trop grande étroitesse du bassin, la sage-femme ne doit pas hésiter à appeler un accoucheur. La facilité d'application du forceps au-dessus du détroit inférieur ne permet pas de laisser la malade s'épuiser en efforts ordinairement inutiles.

§ V. ACCOUCHEMENT AVEC EXCÈS D'ÉTROITESSE DES DEUX DÉTROITS ET DE L'EXCAVATION.

L'accouchement se présente dans les conditions les plus défavorables dans les cas d'étroitesse des détroits et de l'excavation. Le fœtus, après avoir en effet traversé à grand'peine le détroit supérieur, comme nous l'avons dit précédemment, arrive dans l'excavation rétrécie, poussé par les contractions énergiques de la mère. La tête, ainsi engagée dans l'excavation pelvienne à une certaine profondeur et sans possibilité de mouvements, en haut à cause du resserrement du détroit abdominal, en bas à cause de l'étroitesse du détroit périnéal, sur les côtés à cause de la petitesse des dimensions de l'excavation, est dite *enclavée*.

La tête est encore dite enclavée, dans les deux conditions suivantes : 1° Lorsque, immobile en bas et sur les côtés, elle peut être toutefois repoussée en haut (1); 2° lorsque, libre ou à peu près libre dans l'excavation normale ou élargie, elle ne peut être refoulée vers l'abdomen ou amenée en bas à travers le périnée. L'enclavement de la tête est *complet*

---

(1) La tête ne pouvant s'enclaver qu'à la condition de passer d'un lieu plus large dans un autre plus resserré, où elle s'engage à la manière d'un coin, il doit toujours y avoir possibilité de la repousser au delà du point où elle s'est fixée (MOREAU). — La tête qui est enclavée ne touche fortement au bassin que par deux régions de sa surface, soit par l'occiput, soit par le front, soit par ses côtés. Presque toujours c'est au pubis et au sacrum qu'elle touche avec ce degré de force. La raison ne saurait admettre des cas d'enclavement où la tête serait fixée également par tous les points de son contour, à cause de la conformation réciproque de la tête du fœtus et du bassin (BAUDELOCQUE).

quand il se présente dans la première condition que nous avons indiquée, il est *incomplet* dans les deux autres conditions.

Un signe unique démontre d'une manière certaine un enclavement. Malgré les efforts multipliés de la femme, qui ont pressé la tête contre les parois du bassin,. celle-ci demeure dans une immobilité absolue. Un instrument quelconque ne peut parcourir au delà du quart de sa circonférence, étant arrêté par les points où elle touche au pourtour du bassin. Les téguments du crâne se tuméfient et forment une tumeur plus ou moins volumineuse et élastique; un gonflement douloureux se propage jusqu'aux parties extérieures, quand l'enclavement dure depuis quelque temps. Il est possible, au contraire, de faire éprouver à la tête des mouvements légers autour de son axe dans l'enclavement incomplet, et si les détroits sont plus rétrécis que l'excavation.

Conduite de la sage-femme. Comme l'enclavement est constamment un événement fâcheux pour la mère et pour l'enfant, la sage-femme, éclairée par la marche du travail, par les contractions énergiques de la malade et par le toucher, doit immédiatement faire appeler un médecin. La tête du fœtus, fortement comprimée, s'engorge de toutes parts, les vaisseaux se rompent, le cerveau devient le siége d'un foyer sanguin, et la mort peut avoir lieu par apoplexie. L'opérateur doit, avant que cet accident se produise, appliquer le forceps. Si l'enfant était mort avant le travail ou pendant le travail, on pourrait se servir du *perce-crâne* pour diminuer le volume de la tête, et terminer l'accouchement comme nous le dirons plus loin.

§ VI. ACCOUCHEMENT AVEC EXCÈS D'ÉTROITESSE DE 9 CENT. 1/2 AU MOINS.

Nous n'avons, jusqu'à présent, parlé qu'en général des accouchements avec excès d'étroitesse du bassin. Nous allons actuellement préciser la marche à suivre selon l'étendue plus ou moins minime des diamètres de cette cavité. Commençons par les excès d'étroitesse de 9 centim. au moins.

L'accouchement est en général seulement plus long que dans l'état normal. La lenteur du travail se produit dans les périodes de dilatation et d'expulsion ; mais l'accouchement, quoique plus difficile et plus dangereux, peut cependant s'accomplir spontanément. La tête, fortement comprimée par les efforts énergiques de la malade, réduit ses dimensions par le croisement des pariétaux, s'incline et se fléchit de façon à présenter aux ouvertures du bassin ses plus petites dimensions ; elle est enfin expulsée sans l'intervention de l'art, à moins que les forces épuisées de la femme aient obligé la sage-femme à y recourir.

Conduite de la sage-femme. Comme plusieurs conditions sont ici indispensables pour la terminaison régulière de l'accouchement, la sage-femme, avant d'agir, doit faire appeler un accoucheur. Les indications suivantes doivent être remplies suivant qu'il s'agit d'une présentation du sommet, de la face, du pelvis ou du tronc.

A. Présentation du sommet.

Attendre 6, 7, 8 heures, si les contractions utérines sont énergiques, et compter sur le croisement des pariétaux et sur la flexion de la tête qui présente le diamètre sous-occipito-bregmatique au centre du bassin. — Si, après 6, 7, 8 heures de rupture des membranes et de dilatation complète, malgré l'énergie des contractions, le fœtus ne s'engage pas dans l'excavation, il faut appliquer le forceps. — L'application du forceps doit être faite plus tôt si l'obstacle existe seulement au détroit périnéal. — Il convient d'agir de la même manière si les forces de la femme sont épuisées. — Interroger souvent, pendant le travail, les battements du cœur du fœtus pour constater s'il est vivant ; si sa vie est menacée, recourir immédiatement à l'application du forceps.

B. Présentation de la face.

Comme dans les présentations de la face, l'accouchement est ordinairement dangereux pour le fœtus et pénible pour la mère, il ne faut pas attendre plus de 4 à 6 heures avant d'agir. — Tenter, dès le commencement, la conversion de la présentation de la face en présentation du sommet, comme nous l'expliquerons plus tard (Paul DUBOIS). — Appliquer le forceps, si les tentatives faites pour opérer cette conversion étaient infructueuses ou si les forces épuisées de la mère ne permettaient pas d'espérer une terminaison naturelle après cette conversion.

C. Présentation du pelvis.

Comme, dans les vices de conformation du bassin,

la présentation pelvienne est excessivement fâcheuse
à cause de la déflexion fréquente de la tête après la
sortie du tronc, il faut tenter, avant la rupture des
membranes, de ramener la tête au détroit supérieur,
en opérant à travers la poche (voyez *version céphalique*); — si cette manœuvre ne peut être mise en
pratique, comme cela arrive souvent par suite de la
position de la tête au sommet de la matrice, laisser
agir la nature; — ne pas l'aider, après la sortie du
tronc, par des tractions exercées sur le corps de l'enfant, de peur de déterminer l'extension de la tête :
sous cette influence, en effet, on aurait à la présentation, suivant le degré d'extension, les diamètres
occipito-frontal ou occipito-mentonnier au lieu du
sous-occipito-bregmatique; — toutefois, si l'expulsion tardait à se faire, comme elle aurait pour objet
de mettre en danger la vie de l'enfant, hâter la terminaison du travail par des tractions légères, dirigées
dans le sens des axes du bassin; — enfin, appliquer
le forceps si les efforts étaient insuffisants.

D. Présentation du tronc.

Les présentations du tronc coïncidant avec une
étroitesse du bassin de 9 centim. au moins seront
l'objet d'une mention spéciale, quand nous indiquerons la manœuvre destinée à remédier à ces présentations. Qu'il nous suffise de dire présentement
que la tête étant la partie du corps du fœtus la
plus difficile à extraire dans un bassin rétréci, la
manœuvre de l'opérateur doit consister à amener la
tête au détroit supérieur la première, plutôt que

l'extrémité pelvienne, comme cela se pratique le plus souvent.

§ VII. ACCOUCHEMENT AVEC EXCÈS D'ÉTROITESSE DE 6 CENT. 1/2 AU MOINS.

Entre 8 centim. et 9 centim., l'expulsion du fœtus est encore rigoureusement possible. L'excessive réductibilité des diamètres de la voûte du crâne, la flexion de la tête sur la poitrine, dont l'effet est de déterminer la présentation du plus petit diamètre de la tête, diamètre sous-occipito-bregmatique, les contractions fortes et prolongées de la mère, quelquefois aussi l'accommodement des parties les moins volumineuses de la tête avec les espaces les moins étendus du bassin, rendent possible l'expulsion spontanée du fœtus. Il n'en est pas ainsi au-dessous de 8 centim.; à moins de ramollissement des os du bassin, de défaut de développement du fœtus ou de putréfaction de ses parties par une macération de quelques jours dans l'intérieur de l'œuf, l'accouchement nécessitera l'intervention de l'art dans l'immense majorité des cas.

Conduite de la sage-femme. Ces accouchements ne sont pas plus que les précédents du ressort de la sage-femme. Il appartient au médecin seul de décider combien de temps il faut attendre ce que peut faire la nature et quelle opération il convient de pratiquer pour opérer la délivrance du fœtus mort ou vivant.

§ VIII. ACCOUCHEMENT AVEC EXCÈS D'ÉTROITESSE DE 6 CENT. 1/2 AU PLUS.

Comme cet excès d'étroitesse rend absolument impossible l'accouchement à terme, la sage-femme

16

ne doit point attendre le 9ᵉ mois pour demander le secours d'un médecin. Il y a possibilité de salut pour la mère au moyen de l'accouchement prématuré artificiel, et il appartient seulement au médecin de pratiquer cette opération.

§ IX. ACCOUCHEMENT AVEC BASSIN OBLIQUE OVALAIRE.

Le bassin oblique-ovalaire est une cause de dystocie moins constante que les bassins par excès d'étroitesse dont nous venons de parler. Comme, en effet, une moitié de l'excavation est restée intacte tandis que l'autre a subi un rétrécissement, il est possible d'espérer l'engagement de la tête du fœtus, de telle sorte que ses parties les plus larges correspondent aux parties les plus larges du bassin ; lorsque le vice de conformation est porté au contraire à un haut degré, l'accouchement devient impossible sans le secours de l'art.

Conduite de la sage-femme. Comme dans les précédentes anomalies, la sage-femme n'a ici rien à faire: elle laissera à l'accoucheur le soin de diriger la tête du fœtus si le passage est possible dans le sens de ce passage, et d'accommoder sa plus grosse partie, l'occiput, à la partie la moins rétrécie de l'excavation.

§ X. PRONOSTIC DE L'ACCOUCHEMENT DANS LES VICES DE CONFORMATION DU BASSIN.

D'après ce que nous venons de dire des accouchements par excès d'étroitesse, il est évident que des dangers plus ou moins grands menacent les femmes en travail affectées de ces vices de conformation, ainsi que les fœtus auxquels elles donnent naissance. Ces dangers, qui compliquent soit le travail lui-même, soit la suite des couches, sont les suivants :

Du côté de la mère. Pendant le travail, à cause de l'obstacle invincible apporté au passage de la tête, il peut survenir des ruptures de l'utérus, des ruptures de la vessie insuffisamment vidée, la contusion violente de ces organes et du péritoine. — *Après le travail,* une inflammation plus ou moins vive succède à ces contusions, un état fébrile s'allume résultant de l'épuisement des forces, les parties molles contusionnées se gangrènent, des ouvertures incurables font communiquer le vagin avec le rectum, le vagin avec la vessie, enfin l'engagement de la tête dans un bassin rétréci force l'écartement des symphyses et devient la source de fusées de pus qui décollent ces parties et les disjoignent.

Du côté du fœtus. Le fœtus n'est pas exposé à des accidents moins graves que la mère ; sans parler de la *chute du cordon* qui expose souvent sa vie pendant le travail, et de l'asphyxie qui est le résultat de son passage trop lent à travers un bassin rétréci, à combien d'accidents ne l'exposent pas les manœuvres obligées des accoucheurs! Les fractures du crâne et des membres, les luxations, les tiraillements de la moëlle, sont les plus fréquents de ces accidents.

§ XI. CONDUITE GÉNÉRALE DE LA SAGE-FEMME DANS LES VICES DE CONFORMATION DU BASSIN PAR ÉTROITESSE.

Peu d'anomalies nécessitent des soins aussi dif-

ficiles que les vices de conformation par étroitesse.
La mutilation du fœtus ou l'*embryotomie*, l'ouverture
d'un passage artificiel sur le ventre de la mère ou
l'*opération césarienne*, peuvent être les ressources
dernières de l'accoucheur; dans les cas les plus
heureux, ces anomalies nécessitent au moins l'application du forceps ou la manœuvre qui a pour objet
d'amener les pieds ou la tête du fœtus au détroit
supérieur, la *version*. La sage-femme doit tout faire
pour éloigner de sa malade l'emploi des premiers
moyens, et pour assurer le mieux possible l'inno-
cuité des seconds.

Elle exigera, immédiatement après avoir reconnu
le vice de conformation dont il s'agit, les secours
d'un médecin; — en attendant, elle ordonnera
le repos au lit et commandera à la femme de ne
pas faire valoir ses douleurs; — elle s'abstiendra
de toucher souvent la malade pour ne pas stimuler
les contractions; — elle repoussera l'emploi du vin
chaud que les parents seraient tentés d'administrer
pour ranimer les forces de la patiente; — un bain
chaud sera administré pour diminuer l'inflammation
des parties génitales, et la femme restera dans ce
bain une heure environ; — si la malade est pléthorique, si les contractions utérines sont énergiques et si le degré d'étroitesse est tel qu'il nécessite
absolument l'emploi des instruments, il sera utile
de pratiquer une saignée; — après le bain, et si la
femme n'a pas uriné, on évacuera par la sonde
l'urine contenue dans la vessie pour éviter les con-

tusions qui peuvent résulter de la compression de ce viscère par la tête de l'enfant ; — enfin, le rectum sera tenu libre avec des lavements.

Nous dirons dans la troisième partie quels autres soins exigent les accidents que ces conditions d'étroitesse du bassin peuvent développer chez la mère et chez le fœtus.

ART. II. ANOMALIES DANS L'ACCOUCHEMENT
RÉSULTANT D'ANOMALIES DES PARTIES MOLLES DE L'APPAREIL GÉNITAL.

Presque toutes les anomalies des parties molles de l'appareil génital sont des causes d'anomalies, dans l'accouchement, qui nécessitent l'intervention d'un chirurgien. La sage-femme est ici à peu près exclusivement appelée à constater le mal dès son origine et non pas à le combattre. Voici quelles sont les plus importantes de ces anomalies.

§ I. ACCOUCHEMENT AVEC TUMEURS DES OVAIRES.

Les tumeurs des ovaires sont de deux ordres au point de vue de leur consistance : *solides* ou *dures, liquides* ou *molles* : au point de vue des indications à remplir, on les divise en *immobiles* ou *adhérentes,* et en *mobiles* ou *non adhérentes.* Quoi qu'il en soit, le travail de l'accouchement se présente alors dans les conditions les plus fâcheuses.

La partie fœtale arrêtée au détroit supérieur ne peut se frayer facilement passage dans l'excavation ; — on trouve la tête à peu près constamment immobile dans sa position primitive, malgré les contractions énergiques et durables de la mère. — Sur 31 cas, 15 furent mortels à la femme et

23 à l'enfant; 21 enfants et 1 femme moururent pendant le travail (1).

Conduite de l'accoucheur. — Si la tête n'est pas engagée et si la tumeur est mobile, refouler la tumeur pour permettre l'engagement de la tête, puis terminer l'accouchement par la version ou le forceps. — Si la tête est engagée et la tumeur adhérente et molle, il faut vider celle-ci par la ponction (2). — Recourir à l'embryotomie, à la *céphalotripsie* (écrasement de la tête), à l'opération césarienne, dans les cas d'immobilité et de dureté de la tumeur.

§ II. ACCOUCHEMENT AVEC VICES DE CONFORMATION PROPREMENT DITS DE L'UTÉRUS.

Les vices de conformation qui affectent l'utérus et peuvent être un obstacle au mécanisme normal de l'accouchement sont particuliers au col; ce sont spécialement :

1° L'agglutination de l'orifice externe du col; 2° l'oblitération complète de l'orifice du col; 3° l'induration du col avec augmentation de volume; 4° le cancer du col.

Etudions la marche de l'accouchement dans chacune de ces conditions.

1° L'agglutination de l'orifice externe du col dé-

(1) Pour juger si la tumeur est liquide ou solide, il importe de l'examiner dans l'intervalle des douleurs ; pendant celles-ci, la tension de la poche augmente, et la sensation d'un flot que l'on trouve à la palpation dans les hydropisies des ovaires devient absolument impossible à percevoir.

(2) Il importe de savoir que la tumeur ne peut pas toujours être vidée en totalité par une opération unique. Cela a lieu dans les tumeurs des ovaires composées de plusieurs cavités indépendantes.

termine les accidents suivants pendant le travail : dès le commencement du travail, le tiers inférieur de l'utérus descend profondément dans l'excavation, poussé par la tête du fœtus qui le dilate ; le doigt de la sage-femme, qui cherche à mesurer l'étendue de la dilatation, ou bien ne constate aucune trace d'orifice, ou bien ne rencontre qu'une dépression siégeant à la partie centrale du col, mais sans ouverture appréciable ; le centre de cette dépression est occupé, tantôt par une toile celluleuse qui unit les bords amincis de l'orifice, tantôt par des mucosités concrétées au centre de l'ouverture, tantôt par une véritable cicatrice. A mesure que le travail continue et devient plus énergique, l'amincissement peut être assez considérable pour que la sage-femme prenne cette toile celluleuse, qui sépare la tête de son doigt, pour les membranes elles-mêmes du fœtus, et soit tentée de les rompre.

Conduite de la sage-femme. Ce dernier parti est ordinairement le parti préférable. Dans un cas où l'orifice avait résisté 12 heures aux contractions, la membrane se détacha à la suite d'un bain : il faut d'abord employer ce moyen ; s'il ne suffit pas, porter le bout du doigt dans la fossette, et par les mouvements qu'on lui imprime en comprimant, on perfore facilement la membrane ; si elle est trop résistante ou si une cicatrice a aggluliné l'orifice, la sage-femme doit appeler un médecin.

2° L'oblitération complète du col produit à peu près les mêmes obstacles que la cause précédente ;

elle nécessite d'ailleurs, quand elle se présente, l'opération césarienne faite par le vagin.

Conduite de la sage-femme. La sage-femme n'a donc rien ici à faire quand l'anomalie est reconnue : seulement, avant d'avoir cette certitude et pour l'acquérir, elle ne doit pas oublier qu'une obliquité de l'utérus un peu considérable peut simuler une oblitération complète, et que le croisement des deux lèvres, dont l'une recouvre l'autre en totalité, donnerait lieu à la même erreur.

3° L'induration du col de l'utérus avec augmentation de volume, si fréquente chez les femmes déjà mères et qui affecte ordinairement une seule lèvre, la lèvre antérieure, n'est pas heureusement cause de grands accidents dans le travail. La période de dilatation est seule un peu retardée, et l'accoucheur sera rarement appelé à pratiquer sur le col induré des incisions multiples destinées à faciliter l'expulsion de l'enfant.

4° La sage-femme n'assistera pas seule une femme affectée de cancer du col. Les déchirures du col malade, les hémorrhagies, la mort même qui peut survenir pendant le travail, lui en imposent le devoir. Sur 27 femmes dans ces conditions, 5 sont mortes pendant le travail, 9 après l'accouchement, 10 se sont rétablies ; 15 de ces femmes ont donné naissance à des enfants morts.

§ III. ACCOUCHEMENT AVEC OBLIQUITÉS DE L'UTÉRUS.

Nous avons admis avec la plupart des auteurs modernes et contrairement aux avis de BAUDELOCQUE, de

Gardien, de Paul Dubois, quatre sortes de vices dans la direction de l'utérus ou d'*obliquités* : l'obliquité antérieure, l'obliquité postérieure, l'obliquité latérale droite, l'obliquité latérale gauche. Etant connus les signes au moyen desquels on reconnaît ces obliquités, voici quelles modifications elles impriment à la marche de l'accouchement :

A. Obliquité antérieure.

Quand il existe une obliquité de la matrice en avant, la tête, au lieu d'être dirigée au centre du bassin, est poussée par les contractions contre le sacrum. La dilatation se fait imparfaitement ; au milieu des efforts de la femme, la partie antérieure et inférieure de l'utérus, qui répond au vide du bassin, est entraînée jusqu'à la vulve et menace de se rompre (Désormeaux). *Si le bassin est étroit*, et après la rupture des membranes, cette paroi utérine, fortement pressée entre la tête poussée par les contractions et un des points du détroit supérieur, peut être contuse et déchirée. Dans tous les cas, l'orifice du col, fortement porté en haut et en arrière, peut faire croire à une oblitération.

Conduite de la sage-femme. Il est rare que les obliquités utérines mettent un obstacle sérieux à l'expulsion du produit, et la nature triomphe en général tôt ou tard de ces difficultés ; quand il faut agir, les efforts de la sage-femme ont un triple but : *réduire l'utérus, le maintenir réduit, terminer l'accouchement si ces moyens sont inefficaces.*

Pour réduire l'utérus et le maintenir, il faut, après

avoir ordonné à la femme de ne pas faire valoir ses douleurs jusqu'à la réduction du déplacement, la faire coucher sur un lit dans le décubitus sur le dos; — agir avec les mains sur le ventre pour repousser en arrière le fond de l'organe dévié; — soutenir le ventre avec un bandage pour empêcher la reproduction de l'obliquité; — si ces premiers efforts sont sans effet, deux doigts introduits dans le vagin, puis dans l'orifice, pendant l'intervalle des douleurs, attirent doucement celui-ci en avant pendant que la manœuvre des mains agit en sens opposé sur le ventre. Assez souvent, il est nécessaire de répéter ces tentatives plusieurs fois; mais comme, faites avec prudence, elles n'offrent aucun inconvénient, on peut y revenir sans crainte.

Le moyen employé par la sage-femme *pour terminer l'accouchement*, si les tentatives précédentes sont sans effet, est la version pelvienne. L'accoucheur ne serait autorisé à pratiquer l'opération césarienne par le vagin que s'il était démontré impossible d'introduire la main dans l'utérus pour pratiquer la version.

B. Obliquité postérieure.

Dans l'obliquité postérieure, le col dirigé en avant et en haut au-dessus du pubis est lentement dilaté; la poche des eaux et la tête qui rencontrent peu de résistance de la part des muscles de la région hypogastrique, s'engagent dans l'orifice; celle-ci fait saillie au-dessus des pubis, en avant de la symphyse, où elle est poussée par les contractions; les épaules correspondent d'un autre côté à la paroi postérieure de l'utérus dirigée vers l'excavation pelvienne, et le toucher permet de constater dans le vagin la tumeur qu'elles y développent.

Conduite de la sage-femme. La manœuvre de réduction est la suivante : — faire placer la femme dans la station debout, le ventre incliné en avant, les genoux et les coudes appuyés, pour que le fond de l'utérus pende pour ainsi dire en avant ; — agir avec la main sur l'hypogastre avec persévérance, et repousser dans l'excavation la tête du fœtus saillante au-dessus du pubis.

C. Obliquités latérales.

Les obliquités latérales apportent de moins grandes anomalies dans l'accouchement que les obliquités précédentes ; le point suivant lequel l'orifice de l'utérus correspond au détroit abdominal est la cause unique d'une modification à la marche régulière du travail. *Quand l'orifice correspond au-dessus du détroit supérieur, dans la fosse iliaque interne,* la tête, poussée par les contractions, glisse sur le plan incliné que présente cette partie, et une présentation des épaules se produit ; *quand l'orifice correspond au-dessous du détroit,* la tête est au contraire portée sur les surfaces osseuses de l'excavation, et, l'obliquité disparaissant, elle arrive dans une position régulière au détroit périnéal.

Conduite de la sage-femme. Il faut, avant la rupture des membranes et l'engagement de la tête, placer la femme dans le décubitus sur le côté opposé à l'obliquité, puis opérer la réduction de la déviation en agissant avec les mains sur le fond de la matrice.

§ IV. ACCOUCHEMENT AVEC PROLAPSUS UTÉRIN.

Des deux vices dans la position de l'utérus que nous avons indiqués précédemment, hernie de l'utérus, descente ou prolapsus de l'utérus, le dernier, seul, peut être l'objet des soins de la sage-femme dans l'accouchement. Comme la hernie de l'utérus existe antécédemment à la gestation, la sage-femme ne saurait être appelée seule à assister la malade.

Le prolapsus utérin peut au contraire se produire pendant le travail de l'accouchement ; tantôt il existe ignoré de la sage-femme avant la grossesse, tantôt il se développe spontanément sous l'influence des efforts de la malade dans une station debout trop prolongée.

Les difficultés suivantes appellent toute l'attention de l'accoucheur :

L'utérus, descendu hors de la vulve ou même quelquefois entre les cuisses de la femme, n'est plus soumis aux contractions des muscles de l'abdomen. Réduit à ses contractions propres, il prolonge outre mesure le travail ; trop longtemps serré entre la surface du tronc du fœtus et les parois du bassin, il finit par perdre, par suite de cette pression continue, une grande partie de son énergie primitive. Heureux sont les cas où le prolapsus ne s'oppose pas à la dilatation par ces indurations du col, produites par le frottement des vêtements ou de la face interne des cuisses, et qui caractérisent le prolapsus d'ancienne date.

Conduite de la sage-femme. La sage-femme ne doit point agir seule dans ces conditions. Les efforts de l'accoucheur doivent avoir pour but de faciliter avec des lotions émollientes, comme la décoction de guimauve, la période de dilatation du col; pendant la délivrance, il ne faut pas confier l'expulsion du délivre à la nature, mais aller décoller immédiatement le placenta ; celui - ci extrait, l'utérus revient sur lui-même, et la réduction devient alors assez facile.

§ V. ACCOUCHEMENT AVEC VICES DE CONFORMATION DU VAGIN ET DE LA VULVE.

Nous dirons plus tard à quels accidents graves, comme *trombus de la vulve,* comme *déchirure du périnée,* comme *déchirure du vagin,* les différents vices de conformation du vagin et de la vulve, tels que *rétrécissement, varices du vagin, étroitesse et rigidité de la vulve, union des grandes et des petites lèvres,* peuvent exposer les malades.

Conduite de la sage - femme. La sage-femme doit seulement savoir qu'il y a lieu de craindre dans ces cas des difficultés peu ordinaires, et son devoir lui impose, aussitôt qu'elle aura connaissance de la conformation vicieuse des parties molles, d'insister auprès des parents pour qu'ils appellent un accoucheur.

ART. III. ANOMALIES DANS L'ACCOUCHEMENT
RÉSULTANT DE VICES DE CONFORMATION DES PARTIES ENVIRONNANT L'APPAREIL GÉNITAL.

Un assez grand nombre de vices dans la conformation des parties environnant les organes de la génération sont de nature à entraver la marche du travail de l'accouchement.

Ce sont : du côté des parties osseuses, les *exostoses*, les *cancers des os*, les *cals difformes ;* du côté des parties molles, les *tumeurs du rectum,* les *tumeurs de la vessie,* les *tumeurs herniaires.* Mais parmi ces vices de conformations ou maladies, la sage-femme n'a guère à s'occuper que des tumeurs herniaires de l'intestin.

ACCOUCHEMENT AVEC TUMEURS HERNIAIRES DE L'INTESTIN.

Les intestins peuvent sortir de la cavité abdominale par trois points principaux : 1° par l'ouverture ombilicale *(hernie ombilicale) ;* 2° par l'anneau inguinal, à travers lequel passe le ligament rond *(hernie inguinale) ;* 3° au-dessous de l'arcade crurale *(hernie crurale).* Comme ces tumeurs ont pour effet d'augmenter considérablement de volume sous l'influence des efforts, le devoir de la sage-femme est de les réduire avant le commencement du travail et de les maintenir réduites.

Manœuvre pour réduire une hernie. Pour réduire une hernie, si la malade ne pouvait seule y parvenir, saisir la tumeur d'une main en comprenant sa base ou partie la plus large dans la concavité palmaire, et portant les doigts rapprochés tout autour de la partie la plus étroite ; s'il était impossible de la saisir ainsi, l'embrasser d'une main ou des deux mains pour ne laisser aucun point à découvert ; exercer ensuite des pressions de la circonférence de la tumeur vers le centre, en ayant soin d'enfoncer les premières dans l'anneau les portions d'intestins les plus rapprochées. Un gargouillement caractéristique indique presque toujours la réduction complète de la hernie.

Manœuvre pour la tenir réduite. Il existe deux moyens pour tenir la hernie réduite : le bandage à hernie ou *à pelottes,* le bandage de linge simple ; le bandage à hernie est le meilleur. Toutefois, au milieu du travail, le bandage de linge, fait d'une compresse pliée en plusieurs doubles, et fortement maintenu par un aide pendant les douleurs, remplira quelquefois seul l'indication. Si la hernie est impossible à réduire, la sage-femme n'a plus à hésiter et doit appeler un accoucheur.

ART. IV. ANOMALIES DANS L'ACCOUCHEMENT
RÉSULTANT D'UN EXCÈS DE VOLUME DU FŒTUS.

Les organes du fœtus peuvent être, comme les organes de la mère, affectés d'anomalies dont le résultat est de produire des entraves dans le mécanisme de l'accouchement. Ces entraves se produisent : 1º quand les fœtus offrent un volume général trop considérable ; 2º quand ils sont affectés de tumeurs donnant un développement particulier à l'un ou à l'autre de leurs organes.

§ I. ACCOUCHEMENT AVEC EXCÈS DE VOLUME ABSOLU DU FŒTUS.

Un excès de volume du fœtus n'est pas en général un très-grand danger dans l'accouchement, à moins de rétrécissement du bassin. Comme on l'a très-bien remarqué, quelque volumineux que soit un fœtus, il ne saurait présenter dans sa longueur plus de 59 centim. du vertex au talon, et dans son *diamètre sous-occipito-bregmatique* plus de 11 centim. Comme cette étendue est moindre de un centim. au moins, relativement au diamètre oblique du bassin, les contractions de l'utérus suffisent pour terminer l'accouchement; leur effet est d'exagérer le mouvement de flexion de la tête du fœtus, comme nous l'avons indiqué déjà à propos des vices de conformation par étroitesse.

Conduite de la sage-femme. La sage-femme a pour devoir, dans les présentations du siége, de n'opérer sur le tronc du fœtus aucune traction dont le résultat serait d'opérer le redressement de la tête, ce qui rendrait l'accouchement impossible. Le forceps sera toujours le dernier moyen à mettre en usage, si la tête redressée ne pouvait passer, dans une présentation primitive ou consécutive, par le siége ou par le sommet.

§ II. ACCOUCHEMENT AVEC EXCÈS DE VOLUME PARTIEL DU FOETUS.

Les excès partiels de volume du fœtus entravent l'accouchement quand ils portent sur l'une des trois grandes parties suivantes de ce fœtus : la tête, la poitrine, le ventre.

La distension de ces cavités, par un liquide limpide comme de l'eau, un peu jaunâtre et appelé *sérosité,* est ordinairement la cause de ces excès de volume partiels. La distension de la tête par ce liquide porte le nom d'*hydrocéphalie* ou hydropisie de la tête, celle de la poitrine s'appelle *hydrothorax* ou hydropisie de la poitrine, celle du ventre a reçu le nom d'*ascite* ou hydropisie du ventre. Une quatrième maladie, produite par de la sérosité accumulée dans la région des lombes, se nomme *spina-bifida,* parce qu'elle s'accompagne de l'écartement en deux parts de la colonne vertébrale de cette région.

Comme le spina-bifida n'apporte pas en général, à cause de son petit volume, un grand obstacle à l'accouchement, nous passons sous silence la marche du travail dans cette condition, pour l'étudier dans les cas d'*hydrocéphalie,* d'*hydrothorax,* d'*ascite.*

A. Hydrocéphalie.

Les signes suivants caractérisent pendant le travail l'existence d'une hydrocéphalie chez le fœtus :

Dans la présentation du sommet, le doigt rencontre une surface large et peu convexe qui recouvre tous les points du détroit supérieur sans s'y engager. — Cette surface, dure et résistante pendant les douleurs, est au contraire molle et fluctuante dans quelques points pendant l'intervalle de ces douleurs. — Dans cette dernière condition, on distingue que les pièces osseuses qui composent la tumeur sont séparées par des intervalles membraneux, analogues aux fontanelles, mous comme elles, mais plus larges, et quelquefois comparables en étendue au creux de la main. (1)

_____

(1) On distingue l'hydrocéphalie, en *interne* quand elle occupe la cavité du crâne, et en *externe* quand elle siége au-dessous du cuir chevelu. Pour l'accouchement, l'hydrocéphalie interne dont nous venons de parler mérite seule une mention spéciale.

Dans la présentation par le siége, la tête du fœtus se présentant par sa base, on constate qu'il existe une hydrocéphalie : — à l'arrêt de la tête au détroit supérieur, — à son excès de volume, — aux intervalles membraneux considérables qui existent entre les pariétaux et les temporaux sur les côtés et en arrière.

La marche de l'accouchement est modifiée, dans les cas d'hydrocéphalie, suivant que la tête est plus ou moins volumineuse. *Quand elle est peu considérable,* grâce à la flexibilité et à la mollesse de cette partie dont les parois sont alors presque totalement membraneuses, la tête s'allonge en se moulant peu à peu au passage, et l'accouchement se termine par les seules forces de la nature. *Quand elle est trop volumineuse,* les dimensions de la tête dépassant les dimensions du diamètre du bassin, quelles que soient les réductions qu'elle puisse subir, celle-ci reste au-dessus du détroit supérieur sans s'engager : les contractions utérines s'affaiblissent de plus en plus par les efforts d'un travail qui se prolonge, et il convient de terminer l'accouchement par l'intervention de l'art.

Conduite de l'accoucheur. Comme, à l'exception des cas où la tumeur est très-peu considérable, l'accouchement est toujours artificiel dans les cas d'hydrocéphalie, c'est à l'accoucheur d'agir. — Il appliquera de bonne heure le forceps ; — s'il existe une présentation du tronc, il amènera la tête au détroit supérieur pour agir plus efficacement sur elle. — La ponction

du crâne sera la dernière ressource du chirurgien.

B. Hydrothorax et ascite.

L'hydrothorax est le plus rare des vices de conformation qui peuvent affecter le fœtus. Il met obstacle
à l'accouchement dans le dégagement du tronc. On
le reconnaît : — à la distension énorme de la poitrine ; — à l'écartement des espaces intercostaux ; —
à la sensation d'un flot de liquide dans les espaces
élargis.

Le volume extraordinaire du ventre, la distension
de ses parois, la fluctuation qu'on y aperçoit, caractérisent au contraire l'ascite. Le fœtus, retenu par
l'ampleur de l'abdomen, est arrêté dans sa marche à
travers le bassin, et l'accoucheur sent l'excavation
remplie par une tumeur large et fluctuante du centre
de laquelle naît le cordon ombilical.

Conduite de la sage-femme. Quoique l'accouchement
spontané soit possible dans les deux conditions d'hydrothorax et d'ascite que nous venons de mentionner,
la sage-femme ne doit pas compter trop sur cette
possibilité ; elle appellera un accoucheur qui faci-
litera la terminaison du travail par la ponction. Le
cas serait plus grave s'il existait simultanément un
hydrothorax et un ascite.

ART. V. ANOMALIES DANS L'ACCOUCHEMENT
RÉSULTANT DE LA MULTIPLICITÉ DES FŒTUS.

ACCOUCHEMENT DE FOETUS MULTIPLES.

Comme nous avons vu, dans la grossesse multiple, que deux produits seulement étaient le plus

souvent contenus dans la matrice, nous décrirons sous le titre d'accouchement de fœtus multiples l'accouchement de fœtus jumeaux seulement.

Cet accouchement n'est pas ordinairement plus difficile que celui d'un fœtus unique : immédiatement après l'expulsion du premier produit, le second se présente, et l'utérus l'expulse de la même manière. Les choses ne se passent pas malheureusement toujours ainsi : — les deux fœtus peuvent se présenter simultanément au détroit supérieur; — l'expulsion d'un des fœtus peut se faire sous une certaine présentation et celle du second sous une autre; — un des fœtus peut être expulsé et l'autre peut séjourner plus longtemps dans la matrice.

Ces différences dans l'expulsion des fœtus multiples résultent d'une différence dans la composition des œufs qui renferment les fœtus. On peut réduire à trois variétés ces modes divers de composition:

1° La première variété, qui paraît être le résultat de superfétations, de fécondations uniques portant à la fois sur les deux ovaires, est celle où les deux fœtus, enveloppés l'un et l'autre par leurs membranes comme dans l'état normal, sont entièrement indépendants : cette variété est la plus commune. Les produits sont isolés, séparés l'un de l'autre par une cloison constituée par l'adossement des membranes de chacun d'eux, baignés chacun par son liquide spécial, alimentés par un placenta en apparence commun, mais en réalité propre à chaque fœtus par les ramifications vasculaires de chaque cordon.

2º La seconde variété est celle où les deux ovules fécondés sont probablement arrivés simultanément dans l'utérus. Une membrane caduque, qui disparaît avec le temps, et un chorion unique, ont enveloppé les deux ovules dans une même poche ; les fœtus, encore isolés, chacun dans sa membrane amnios, sont séparés par une cloison formée par les feuillets adossés de cette membrane ; enfin, un placenta unique, dont les ramifications communiquent les unes avec les autres, alimente les deux produits.

3º La troisième variété est la plus rare, et il est plus difficile d'en expliquer la cause. Elle consiste, en effet, dans la réunion des fœtus dans une poche unique, dans les mêmes eaux, sans séparation de cloisons, quelquefois même sans séparation complète d'individus.

Comme ces trois variétés donnent lieu à des anomalies diverses, étudions séparément l'accouchement dans chacune de ces variétés.

A. Fœtus multiples isolés dans leurs membranes spéciales.

Comme un placenta différent alimente chaque fœtus isolé dans ses membranes spéciales, ces fœtus ne se présentent pas tous deux dans le même état: — un des fœtus peut être volumineux, et le second offrir un si petit volume qu'on le dirait, à la première vue, le résultat d'une fécondation postérieure ; — un des fœtus peut être vivant et l'autre être macéré et putréfié dans le liquide de la poche qui le contient, ou momifié par suite de l'absorption de ce liquide; — un fœtus momifié fut extrait artificiellement, deux ans après un premier accouchement d'un fœtus viable, dans un cas rapporté par GUILLEMOT.

Les fœtus multiples isolés dans un œuf spécial offrent de même des différences au point de vue de leur attitude dans l'intérieur de l'œuf. Sur 329 accouchements doubles, 134 fois les fœtus présentaient tous les deux la tête au détroit supérieur du bassin; 86 fois l'un présentait le siége, l'autre la tête; 12 fois tous deux présentaient le siége; enfin, dans d'autres cas, les fœtus, au lieu d'être placés l'un et l'autre de chaque côté de la ligne médiane, étaient inclinés obliquement dans la cavité utérine, ou bien transversalement dirigés au-dessus du détroit abdominal.

Au commencement du travail, les signes suivants peuvent servir à indiquer la présence de deux fœtus: — le travail commençant ordinairement avant le 9e mois, comme nous l'avons dit en parlant de la grossesse multiple, le col de l'utérus est plus difficilement dilatable; — à cause de la distension excessive de la matrice, les contractions qui tendent à la resserrer sont plus lentes, plus éloignées les unes des autres, moins énergiques que les contractions dans l'accouchement d'un seul produit; — la tendance des deux fœtus à s'engager simultanément au détroit supérieur rend l'engagement d'un seul plus difficile; — si la présentation du premier produit se fait par le siége, le travail est encore retardé, parce que les contractions ne trouvent pas un appui suffisant sur le fœtus, alors qu'un autre œuf existe encore intact dans la cavité de la matrice.

Quoi qu'il en soit de cette lenteur du travail dans l'accouchement des fœtus multiples, on voit ordinairement l'expulsion se faire suivant le mécanisme indiqué pour l'accouchement normal. Un des fœtus s'engage au détroit supérieur, tandis que l'autre œuf reste intact au-dessus de ce détroit, puis il arrive dans l'excavation, et est enfin expulsé spontanément au dehors ; seulement il convient, immédiatement après ce premier accouchement, de reconnaître la présence d'un second produit.

Après une première expulsion, il est certain qu'il existe dans la matrice un second fœtus : — quand le volume du ventre, quoique notablement diminué, conserve encore une certaine ampleur ; — quand la palpation de l'hypogastre fait constater que le fond de l'utérus dépasse encore la région ombilicale ; — quand le doigt, porté le long du cordon du premier fœtus dans l'intérieur du vagin, reconnaît une nouvelle poche qui commence à se former : — si cette poche est déjà rompue, on sent la tête dans le vagin ou l'un des membres du second fœtus.

Les douleurs, suspendues après la naissance de l'un des jumeaux, ne se réveillent que plusieurs heures après en général, exceptionnellement après quelques jours. Quand ces contractions se produisent 10 ou 15 minutes au plus après le premier accouchement, elles sont en général plus fortes, plus régulières et plus expultrices : sous leur influence, quand la mère n'a pas été épuisée par un premier travail, l'expulsion du second fœtus marche toujours avec facilité à travers des parties déjà dilatées ; on a même vu, quand le volume du second fœtus est très-peu considérable, ce qui est assez commun, ce second fœtus être expulsé dans ses membranes sans rupture de l'œuf.

Conduite de la sage-femme. La sage-femme n'aurait absolument rien à faire de spécial dans l'accouchement de fœtus multiples si cet accouchement s'opérait toujours comme nous venons de le dire tout à l'heure. Malheureusement, l'épuisement des forces de la femme par un premier travail, les mauvaises présentations des fœtus, le danger grave résultant pour la mère d'un désemplissement trop brusque de la matrice, obligent à des soins particuliers : — lorsqu'après la sortie d'un enfant, la sage-femme s'est assurée qu'il en existe un second, elle doit placer une ligature sur l'extrémité placentaire du cordon, afin de prévenir l'hémorrhagie qui pourrait survenir si le placenta des fœtus était commun ; à plus forte raison, elle ne doit pas opérer des tractions sur le cordon ; — il ne faut avertir la mère de la présence d'un second fœtus qu'avec prudence et circonspection; les femmes peuvent, d'une part, se désoler d'avoir deux enfants à la fois, si elles sont dans une position gênée de fortune, et d'autre part, si le travail a été long, redouter de nouvelles douleurs et de nouveaux dangers; — il serait utile, dans cette dernière condition, de rassurer la femme sur la marche du second travail, et de lui faire comprendre que les parties déjà dilatées rendront celui-ci beaucoup plus facile. —

Si les douleurs ne reparaissent pas de suite, il faut faire prendre à la malade une position convenable et lui recommander un peu de repos ; — les douleurs qui se manifestent immédiatement après le premier accouchement ne sont pas en général efficaces, et la sage-femme ne doit pas compter sur leur action ; — si la mère se trouve bien et s'il ne s'écoule pas de sang, il ne faut rien faire pour provoquer les douleurs et accélérer le travail ; — on peut aussi attendre une demi-heure, une heure, même un jour, le retour des contractions ; — il est inexcusable, lorsque la présence d'un second fœtus est certaine, d'attendre 3, 4, 8, 15 jours et même plus. Le travail d'un second accouchement n'est jamais plus facile que dans des parties humides et dilatées ; — il faut profiter des douleurs quand elles reviennent ; dès qu'elles se manifestent, comme elles indiquent un commencement de travail, rechercher pendant leur intervalle la position de l'enfant ; — si la position de l'enfant est favorable, exciter les contractions par de légères frictions faites sur le ventre, et même, si les contractions utérines sont suffisamment intenses, rompre les membranes ; — ne jamais hâter la terminaison de l'accouchement, à moins que les douleurs tardent à revenir après 24 heures ; — le relâchement, l'inertie de l'utérus, excluent toute tentative d'extraction, et on ne doit jamais chercher à extraire le second enfant avant d'avoir, par tous les moyens possibles, réveillé les contractions de la matrice ; — ne rien entreprendre avant le retour des douleurs, même dans les positions défavorables de l'enfant ; — s'il y a position défavorable du second produit, à plus forte raison du premier, si les contractions utérines sont lentes à venir, s'il existe des accidents, la sage-femme ne doit pas hésiter à appeler un accoucheur.

Conduite de l'accoucheur. Si l'accoucheur est obligé de provoquer l'expulsion : 1º il sera prudent de préférer la version pelvienne au forceps, s'il n'y a pas ou s'il y a peu de contractions, à moins que la tête ne soit au-dessous du détroit supérieur ; l'introduction de la main et l'évolution du fœtus sollicitent en effet les contractions de l'utérus ; 2º il faut abandonner, après la version, le reste du travail aux efforts de la nature, pour ne pas désemplir l'utérus trop rapidement ; 3º s'il y avait absence complète de contractions, il serait indispensable d'administrer préalablement à l'intérieur une substance douée de propriétés expultrices, comme le seigle ergoté.

B. Fœtus multiples isolés seulement par une cloison amniotique.

Quoiqu'un placenta à peu près commun alimente les deux produits séparés par une cloison amniotique, cependant il peut se faire, comme dans la variété précédente, qu'un des fœtus meure et que l'autre continue de vivre dans la matrice : cela tient à ce que les placentas, quoique réunis, sont encore indépendants dans quelques points. Dans l'accouchement, au contraire, la variété que nous décrivons ne se comporte pas comme la précédente : — l'expulsion des deux fœtus ne peut plus avoir lieu séparément ; — le travail une fois commencé se continue jusqu'à la fin ; — quelquefois même, pendant le travail, les deux poches se rompent et il se manifeste des complications analogues à celles que nous allons indiquer dans le paragraphe suivant.

C. Fœtus multiples renfermés dans une même poche.

Lorsque les fœtus sont renfermés dans une même poche, l'expulsion des deux produits est simultanée, et des complications assez sérieuses sont le résultat de cette variété :

1º Les deux fœtus peuvent présenter tous deux la tête; 2º un des fœtus peut se présenter par la tête et l'autre par les pieds ; 3º les deux fœtus peuvent se présenter tous deux par les pieds ; 4º les fœtus peuvent être croisés de telle sorte que la tête de l'un soit appuyée sur la fosse iliaque droite et la tête de l'autre sur la fosse iliaque gauche.

Les manœuvres suivantes sont indiquées pour l'accoucheur, et, à son défaut, pour la sage-femme, dans ces graves complications.

Conduite de l'accoucheur et de la sage-femme.
1º *Présentation des deux têtes.* — Quand deux têtes se présentent au détroit supérieur, de manière que celle de l'un des fœtus s'oppose à la descente de celle de l'autre, il faut essayer d'en écarter une ; — la tête qu'on doit écarter est celle qu'on rencontre le plus mobile; si l'on ne peut y parvenir, on va chercher les pieds de l'un des enfants, et on le retourne pour en faire l'extraction comme à l'ordinaire; — on a seulement l'attention de n'extraire ce premier enfant que dans l'intervalle des douleurs , et de recom-

mander à la femme de ne faire aucun effort, dans la crainte que la tête du second, qui est dans le voisinage du détroit supérieur, ne soit poussée en avant ou ne soit entraînée par la poitrine ou la tête de l'autre, ce qui s'opposerait fortement à sa sortie ; — si les deux têtes étaient simultanément engagées dans l'excavation et ne pouvaient être repoussées, l'application du forceps sur la tête la plus engagée, ou même la perforation du crâne, serait la seule ressource ; — lorsque les deux têtes engagées dans l'excavation sont petites, elles peuvent être cependant expulsées quelquefois spontanément ; — lorsqu'après l'issue d'un premier enfant, le second se présente bien, on le laisse venir, comme il a été dit précédemment ; — s'il se présente mal, on donne la préférence à la version, dans le but de tenir les contractions de l'utérus stimulées par cette manœuvre.

2° *Présentation de l'un des fœtus par la tête et de l'autre fœtus par les pieds.* — Si l'accoucheur ou la sage-femme arrivent assez à temps avant que l'engagement des parties soit trop considérable, on repousse le plus possible les pieds sur l'une des fosses iliaques et on les maintient pour que la tête de l'autre enfant puisse s'engager librement et sortir ; — si les parties sont trop engagées, appliquer le forceps sur la tête, puis amener l'autre fœtus par les pieds, ou mieux le laisser venir naturellement par les pieds ; — si les pieds de l'un des fœtus sont à la vulve, et si la tête du second enfant est encore éloignée, repousser la tête, et la maintenir au-dessus du détroit abdominal, en même temps qu'on dégage les pieds contenus dans l'excavation pelvienne.

La sage-femme et l'accoucheur feront bien de recourir à cette dernière manœuvre seulement lorsque la tête sera très-élevée. Elle a en effet pour inconvénient, qu'après le dégagement du tronc du premier fœtus la tête du second peut se placer dans le vide produit au-dessus de la poitrine et au-dessous de la tête du premier ; deux têtes seraient ainsi placées dans l'excavation : l'une, la plus élevée, appartenant au fœtus déjà en partie extrait par les pieds, l'autre, la plus basse ou la plus engagée, appartenant à l'enfant encore enfermé dans l'utérus.

La manœuvre suivante serait le seul moyen de remédier à cette fâcheuse complication : — confier le premier enfant à un aide qui le relèverait sur le ventre de la mère ; — passer le forceps entre ce fœtus et le bassin pour aller saisir la tête du second et l'extraire ; — si l'extraction était impossible, opérer la mutilation d'un des fœtus.

On remarque que, dans la manœuvre précédente, le forceps dégage en réalité, le premier, le fœtus qui devait être expulsé le second.

3° *Présentation des deux fœtus par les pieds.* — Quand l'un et l'autre des jumeaux présentent les pieds en même temps, il faut s'assurer, avant de rien entreprendre, quels sont les pieds qui, dans les quatre membres pendant à la vulve, appartiennent au même enfant ; — dans ce but, la main de la sage-femme suit la partie interne du membre inférieur de l'un des fœtus, arrive jusqu'aux organes de la génération, puis, en descendant le long de la face interne du membre inférieur opposé, s'assure qu'il y a continuité de ces deux parties; — saisissant alors les deux pieds du fœtus ainsi reconnus, elle dégage cet enfant en premier lieu, en ayant soin toutefois de faire soutenir par un aide les membres de l'autre enfant, pendant les tractions légères qu'elle exécute; — après l'extraction du premier fœtus, on laisse la nature expulser spontanément le second.

4° *Présentation transversale des fœtus.* — Lorsque les fœtus se croisent dans la matrice, de manière que la tête de l'un et de l'autre corresponde aux fosses iliaques, il faut aller prendre les pieds du fœtus qui est en dessous, et le retourner, comme nous commanderons de l'opérer plus loin; — pour l'extraire, il faut agir en outre avec les précautions indiquées précédemment, pour éviter l'entraînement de la tête du second fœtus au-dessus de la poitrine du premier.

D. Fœtus multiples adhérents.

Les fœtus multiples adhérents sont des fœtus monstrueux : c'est à cette variété de produits multiples que se rapportent les exemples, heureusement rares, de fœtus accolés ensemble par un des côtés, par l'abdomen, par le dos, etc. Comme ces fœtus sont toujours renfermés dans une même poche, leur accouchement donne lieu aux mêmes anomalies que les précédentes. La sage-femme, après s'être assurée, en portant la main dans l'utérus, que les fœtus sont adhérents, devra immédiatement faire appeler un médecin.

ART. VI. ANOMALIES DANS L'ACCOUCHEMENT
RÉSULTANT D'UN ARRÊT OU D'UNE PERVERSION
DANS LE DÉVELOPPEMENT DU FOETUS.

ACCOUCHEMENT D'UNE MÔLE.

La môle n'est pas, par elle-même, un événement aussi grave qu'il le paraît ; rarement l'expulsion de ce produit dégénéré est accompagnée de dangers. Si ce n'était la perte de sang assez considérable qui précède cette expulsion et qui fait craindre tout d'abord un avortement, parce qu'elle se montre dans les premiers temps de la grossesse, la sage-femme n'aurait pas à s'effrayer beaucoup dans cet accouchement.

La nature se débarrasse de ces corps étrangers, comme elle se délivre d'un arrière-faix : il s'établit un travail absolument semblable à celui de l'accouchement, si ce n'est peut-être qu'il est un peu moins douloureux pour la femme ; — les contractions répétées de la matrice en dilatent le col ; — le toucher reconnaît qu'un corps spongieux, saignant avec facilité, mou comme le placenta, s'engage dans l'orifice ; — quelquefois de petits débris de la môle, se détachant de la masse, sont expulsés et en font reconnaître la nature ; — enfin, le tout est chassé peu à peu avec une effusion de sang plus ou moins grande.

Conduite de la sage-femme. Comme la sage-femme

doit, dès qu'elle assiste une femme affectée de perte pendant la grossesse, appeler un médecin, elle s'assurera immédiatement de ce secours dans les cas de môle : il peut, en effet, se produire alors une hémorrhagie si considérable qu'il faille hâter l'expulsion de la masse dégénérée par l'introduction de la main, ou même l'arracher avec une pince portée dans la matrice. La sage-femme ne saurait être autorisée à employer, à moins d'urgence, la première de ces manœuvres.

Dans l'attente du médecin, tous les soins de la sage-femme doivent se borner à agir comme nous le dirons dans les cas d'hémorrhagie pendant la grossesse. (1)

ART. VII. ANOMALIES DANS L'ACCOUCHEMENT
RÉSULTANT DES PRÉSENTATIONS OU DES POSITIONS DU FŒTUS.

La plupart des causes de dystocie que nous avons indiquées précédemment n'ont pas seulement pour effet constant de modifier plus ou moins la marche régulière du travail dans une présentation normale, souvent, quand elles sont très-peu considérables, comme certaines obliquités et certains degrés d'étroitesse, elles changent les présentations du fœtus et les transforment en mauvaises présentations.

---

(1) La femme éprouve, après l'expulsion de la môle, les mêmes évacuations qu'après l'accouchement ; des tranchées peu intenses se manifestent, les lochies coulent, les seins se gonflent par du lait. La sage-femme aura à surveiller la marche de ces phénomènes, à régler le régime de vivre de la malade, à s'opposer enfin à toutes les causes de refroidissement qui peuvent enrayer la suite régulière des couches.

Trois phénomènes peuvent se présenter sous leur influence :

1º Le fœtus subit de faux mouvements au lieu de se dégager régulièrement à travers la filière du bassin ; 2º une présentation franche est remplacée par une présentation mauvaise de l'une des deux extrémités de l'enfant ; 3º il se produit une présentation de la partie moyenne du fœtus ou du tronc.

Nous allons étudier ces effets différents sous les noms : — d'irrégularités dans les phénomènes mécaniques du travail ; — de présentations irrégulières ; — de présentations vicieuses ; — de présentations compliquées.

§ I. ACCOUCHEMENT AVEC IRRÉGULARITÉS DANS LES PHÉNOMÈNES MÉCANIQUES.

Voyons quelles irrégularités peuvent survenir dans les phénomènes mécaniques du travail : A. par le sommet ; B. par la face ; C. par le pelvis.

A. Présentation du sommet.

Deux temps seulement peuvent, dans le mécanisme de l'accouchement par le sommet, présenter des anomalies importantes, ce sont : 1º le temps de *flexion*, qui a pour objet de changer le diamètre *occipito-frontal* de la tête du fœtus en *sous-occipito bregmatique;* 2º le temps de *rotation,* dont l'action est de diriger l'occiput derrière le pubis.

Le résultat de ces anomalies de mécanisme est le suivant :

1º *Temps de flexion.*

L'anomalie est différente suivant que ce temps a

18

été exagéré ou a été remplacé par un mouvement d'extension :

a. Lorsque le temps de flexion a été exagéré, l'anomalie dans le travail est de courte durée : la tête, dont la fontanelle postérieure était placée directement au centre de l'excavation au lieu de la suture sagittale, s'étend en effet graduellement sur le plancher du bassin par la résistance de ce plancher, et l'accouchement se termine comme à l'ordinaire.

b. Quand le temps de flexion a été remplacé par un mouvement d'extension, le plancher du bassin sur lequel arrive la tête ainsi étendue la fléchit par la résistance qu'il détermine, et la fontanelle antérieure s'éloigne peu à peu du centre de l'excavation qu'elle tendait à occuper par le mouvement de déflexion.

Conduite de la sage-femme. La sage-femme n'a rien à faire pour remédier à ces anomalies, qui disparaissent d'elles-mêmes.

2° *Temps de rotation.*

Comme le temps de rotation est différent suivant qu'il existe une position occipito-postérieure ou une position occipito-antérieure, nous allons étudier les irrégularités qu'il peut présenter dans ces deux cas.

a. Positions occipito-iliaques postérieures.

Quand le temps de rotation est irrégulier dans les positions occipito-postérieures, l'occiput, au lieu d'éprouver un mouvement de rotation qui le porte directement en arrière de la symphyse du pubis, est au contraire conduit dans la concavité du sacrum.

L'expulsion spontanée peut s'exécuter alors suivant deux modes : 1er *mode*, en position définitive occipito-postérieure ; 2e *mode*, en position secondaire de la face.

1er *mode*. BAUDELOCQUE décrit ainsi ce 1er mode comme mécanisme ordinaire de terminaison de ses 4e et 5e positions : « L'occiput, vis-à-vis l'une des symphyses sacro-iliaques, descend le long de ces symphyses jusqu'à ce que la tête soit parvenue dans l'excavatoin du bassin ; puis il se tourne vers le milieu du sacrum tandis que le front se place derrière le pubis ; » — le périnée fortement distendu s'allonge, et la fontanelle postérieure apparaît à la commissure postérieure de la vulve en même temps que le front paraît sous le pubis. Le diamètre occipito-frontal est en plein rapport avec le cocci-pubien. « Le sommet et l'occiput se dégagent en avant du périnée, après quoi le bord de celui-ci glisse avec force derrière l'occiput. Le mouvement d'extension a lieu autour de la nuque comme centre, la face descend, et on voit successivement apparaître au-dessous du pubis le nez, la bouche, le menton qui sort le dernier. » (MOREAU.)

Conduite de la sage-femme. Un léger défaut d'harmonie entre le diamètre *cocci-pubien* et *occipito-frontal* présenterait ici une telle résistance au passage de la tête, que la sage-femme devra s'entourer des secours d'un médecin : dans les cas plus heureux où ce défaut d'harmonie n'existe pas, la sage-femme doit se souvenir que la tension du périnée est excessive dans ce dégagement difficile de la tête, et qu'il importe, pour éviter une rupture, de le soutenir fortement en sollicitant la femme de modérer ses efforts.

2ᵉ *mode*. Le second mode d'expulsion spontanée par transformation de la position du sommet en présentation secondaire de la face, est de nos jours moins redouté que du temps de BAUDELOCQUE : — l'occiput arrêté par un des points de la circonférence du bassin se renverse sur le dos du fœtus au lieu de s'avancer vers le détroit périnéal dans la courbure du sacrum; les contractions poussent la tête renversée en arrière, et le dégagement a lieu en bonne position de la face *(mento-antérieure)*, puisque le menton se trouve placé derrière le pubis.

Conduite de la sage-femme. La sage-femme doit s'abstenir dans cette expulsion de toute tentative pour fléchir la tète du fœtus, comme l'indique BAUDELOCQUE, et se comporter comme dans l'accouchement par la face.

b. Positions occipito-iliaques antérieures.

Deux causes peuvent empêcher le mouvement de rotation de s'exécuter au-dessus du détroit périnéal, pour le passage de ce détroit, dans les bonnes positions du sommet, ce sont : 1° *la faiblesse des contractions;* 2° *l'enclavement des épaules.*

Il existe un *enclavement des épaules* toutes les fois que les contractions utérines, après avoir engagé le diamètre bi-acromial de ces parties en rapport avec le diamètre sacro-pubien, sont insuffisantes pour en opérer le déplacement. Dans cette condition, *d'une part*, l'occiput, au lieu d'exécuter un mouvement de rotation qui le ramène directement sous la symphyse, demeure dans sa position diagonale ; la suture sagittale est inclinée au-dessus du détroit inférieur, et la fontanelle postérieure regarde sur les côtés du bassin vers la cavité cotyloïde ; *d'autre part*, la mobilité de la tête et la bonne conformation du bassin, la petitesse relative du fœtus et l'énergie des contractions utérines bien soutenues, servent à démontrer que la persistance du travail, dans cette position oblique, est le résultat d'un enclavement des épaules au détroit abdominal.

Conduite de la sage-femme. Comme deux causes ont produit l'anomalie de rotation dont nous parlons, deux moyens différents servent à rétablir le mécanisme naturel du travail.

M. Moreau conseille d'opérer comme il suit dans les cas de faiblesse des contractions ; supposons une position occipito-cotyloïdienne ou occipito-antérieure gauche :

Il faut : — introduire deux ou trois doigts de la main droite dans le vagin pendant l'intervalle des douleurs, et les glisser entre la tête et les parties correspondantes du bassin au devant de la symphyse sacro-iliaque droite ; — profiter de la rémission des douleurs pour repousser la face dans la courbure du sacrum ; — maintenir les doigts en place jusqu'à ce que les contractions reparaissent et saisissent la tête dans ce mouvement de rotation imprimé par la main : on évite ainsi, comme cela a lieu souvent chez les primipares, de voir la tête reprendre la position qu'elle occupait avant la manœuvre ; — recommencer si une première manœuvre vient à échouer, et avec du temps et de la patience, on parvient à faire expulser la tête suivant son mécanisme normal.

La manœuvre indiquée par LEVRET et DÉSORMEAUX pour remédier à l'enclavement des épaules est plus difficile; elle a pour but d'opérer le déplacement des épaules, et voici en quoi elle consiste : — la femme doit être placée sur les genoux et sur les coudes, la tête baissée, dans le but de faire cesser le poids des épaules sur les parties de la mère; — glisser la main entre la tête et les parois correspondantes du bassin; — saisir l'épaule qui est accrochée au niveau de l'angle sacro-vertébral; — la déplacer en sens inverse de la position occupée par la tête, c'est-à-dire à gauche, si la tête est à droite, etc.

B. Présentations de la face.

Dans les présentations de la face, comme dans celles du sommet, deux temps analogues peuvent offrir des anomalies capables d'obliger la sage-femme à intervenir dans le travail; ce sont : 1° le temps d'*extension*, correspondant au temps de *flexion* dans la présentation du sommet ; 2° le temps de *rotation*, ayant pour objet de porter le menton derrière le pubis, quelle que soit sa position primitive.

L'accouchement naturel par la face est modifié comme il suit dans ces anomalies de mécanisme.

1° *Temps d'extension.*

Si l'on considère que le temps d'extension est, dans

la présentation de la face, la raison même de cette présentation, on comprend que deux faits peuvent survenir dans une anomalie portant sur ce mouvement dans le travail : *a.* l'engagement par la face est retardé ; *b.* la présentation de la face peut être transformée en présentation du sommet, si le temps d'extension a été incomplet.

Conduite de la sage-femme. La sage-femme, qui n'a absolument rien à faire dans la seconde circonstance, doit au contraire appeler un médecin dans la première. Comme le grand diamètre mento-bregmatique est en rapport avec le diamètre transverse du bassin, il faut : — attirer le menton au centre du détroit supérieur, si la face tarde trop à s'engager ; — si cela est impossible, pratiquer la version pelvienne. (CHAILLY.)

2° *Temps de rotation.*

Le temps de rotation a, dans les présentations de la face, une importance autrement grande que dans la présentation du sommet. Au pis aller, dans cette dernière présentation, si ce mouvement ne s'exécute pas ou s'exécute mal, l'expulsion spontanée peut encore avoir lieu sans trop grande perte des forces de la mère et avec la vie sauve de l'enfant. L'accouchement par la face, déjà si sérieux par lui-même, est singulièrement aggravé par une anomalie de mécanisme dans ces cas.

Les phénomènes suivants se produisent quand le temps de rotation vient à manquer dans les positions mento-transversales et dans les positions mentopostérieures.

a. Positions mento-iliaques transversales.

On ne voit guère, à moins de très-petit volume de la tête de l'enfant ou d'amplitude excessive du bassin, la face sortir transversalement ou à peu près hors la vulve, comme l'a observé Madame LACHAPELLE. Le plus souvent, à la suite d'une série de contractions énergiques qui se dirigent en bas et en avant, le menton se porte en avant, et l'anomalie de mécanisme disparaît.

Conduite de la sage-femme. La sage-femme doit constamment, dans les présentations de la face dont la marche est un peu irrégulière, faire appeler un accoucheur. Certaines personnes conseillent ici l'expectation, tandis que d'autres commandent d'appliquer immédiatement le forceps, ou pratiquent la version pelvienne.

b. Positions mento-iliaques postérieures.

Cette remarque est surtout importante pour les positions mento-postérieures où le mouvement de rotation vient à manquer. Dans cette situation, l'occiput est arc-bouté derrière le pubis, et le menton se trouve arrêté, parce que le sacrum empêche la poitrine d'avancer; la face se présente donc au diamètre cocci-pubien qui n'a que 11 cent. 1/2, par son diamètre occipito-mentonnier qui en a 13.

L'accouchement est possible spontanément, dans ces conditions, seulement de deux manières : 1er *mode,* par transformation en position occipito-antérieure ou du sommet; 2e *mode,* par dégagement de la face dans sa position mento-postérieure.

1er *mode*. Le mécanisme de la transformation occipito-antérieure a été expliqué comme il suit :

Après l'extension de la tête, la face descend dans l'excavation autant que le permet la longueur du cou, et le menton arrive par conséquent jusqu'au niveau de la grande échancrure sciatique. Il est facilité d'autant plus dans ce mouvement de progression, que cette portion de l'os ilium paraît en ce point taillé en cône. Arrivé dans la grande échancrure sciatique, le menton trouve des parties molles qu'il peut déprimer; si cette dépression a lieu, comme elle est suffisante pour augmenter de 6 à 8 millim. le diamètre oblique de l'excavation, elle permet au diamètre occipito-mentonnier de la franchir, et à la tête d'exécuter un mouvement de flexion. Ce mouvement conduit l'occiput sous la symphyse pubienne. (CAZEAUX.)

2e *mode*. Trois conditions peuvent seules permettre le dégagement de la face en position mento-postérieure; ce sont : — l'amplitude du bassin ou le petit volume de l'enfant; — la résistance médiocre du périnée et l'énergie des contractions utérines; — la longueur du cou de l'enfant.

Etant admise une de ces conditions, le mécanisme d'expulsion est le suivant : le col de l'enfant s'allonge sous l'influence de contractions très-énergiques; une petite portion de la poitrine s'engage aussi dans le détroit supérieur, et l'occiput se renverse fortement en arrière; le menton s'avance ainsi diagonalement dans l'excavation jusqu'au ligament sacro-

sciatique. Il dépasse ce ligament en se refoulant fortement en arrière, et se loge dans la concavité du
périnée. La trachée vient se reposer sur la pointe
du coccyx. Celle-ci sert de point fixe aux contractions
qui abaissent alors au-dessous du pubis le front
(diamètre trachélo-frontal, 9 centim.), le bregma
(diamètre trachélo-bregmatique, 10 centim.), enfin,
l'occiput (diamètre trachélo-occipital, 11 centim.).
Après que le sommet s'est ainsi dégagé de dessous la
symphyse du pubis, la face qui est restée contenue
dans la concavité du périnée se dégage bientôt par
un mouvement de progression en avant (CHAILLY).

Conduite de la sage-femme. Les mécanismes que
nous venons d'indiquer sont trop compliqués et ont
besoin de trop de conditions favorables dans le travail pour que la sage-femme puisse compter sur leur
développement. Ils mettent en outre trop en danger
les jours de l'enfant par les tiraillements du cou
qu'ils exercent et la compression de la trachée qu'ils
déterminent, pour que la sage-femme agisse seule
sans un accoucheur.

Mais toute la difficulté consiste dans la conduite
de celui-ci. Faut-il constamment, comme le conseil-
lait BAUDELOCQUE, tenter, dès le début du travail, la
conversion, au détroit supérieur, de la présentation
de la face en présentation du sommet? Faut-il mieux
opérer la version pelvienne? Faut-il attendre? Nous
résumons comme il suit ce qu'il faut faire dans ces
conditions : — attendre, si les forces de la femme
ne sont pas épuisées et si la mère a déjà eu plu-

sieurs enfants ; — si le travail se prolonge et si
la partie qui se présente reste toujours assez élevée, opérer la transformation de la présentation
de la face en présentation du sommet, comme nous
allons l'indiquer ; — s'il se produit une hémorrhagie ou des convulsions, opérer la version pelvienne, qui remédie promptement à ces accidents ;
— si la tête est trop engagée et qu'il soit impossible de la repousser, pratiquer l'application du
forceps.

On *transforme*, comme il suit, *la présentation de la
face en présentation du sommet :* — introduire la
main dans l'utérus ; — saisir la face à pleine main ;
— la repousser au moyen des doigts placés sur les
parties latérales du nez et au-dessous des orbites,
ensuite sur le haut du front ; — si l'on peut saisir
le vertex avec la face palmaire de la main, fléchir
la tête sur la poitrine ; — pendant cette manœuvre,
pousser légèrement avec l'autre main placée au-dessus du pubis le sommet de la tête vers l'entrée du
bassin, en dirigeant un peu l'occiput derrière l'une
des cavités cotyloïdes.

C. Présentations du pelvis.

Plusieurs temps peuvent présenter des irrégularités
dans les présentations du pelvis.

Les principaux sont : 1° le temps d'*engagement*
ou d'*amoindrissement des parties*, qui a pour objet
de réduire le volume de l'extrémité pelvienne ; 2° le
temps de *rotation intérieure de la tête et extérieure
des épaules*, qui place l'occiput derrière le pubis ou

dans la concavité du sacrum, et les épaules transversalement à la vulve.

1° *Temps d'engagement.*

Dans les cas où l'extrémité pelvienne trop volumineuse ne se réduirait pas, l'engagement pourrait
être retardé; mais jamais il ne sera empêché, à moins
que l'extrémité pelvienne ne pèche par excès de dimension (CHAILLY).

Conduite de la sage-femme. Lorsque la dilatation
est complète, deux moyens se présentent pour terminer l'accouchement : 1° tirer sur les hanches pour
les extraire; 2° aller chercher les pieds, comme nous
le dirons à propos de la version.

Manœuvre pour extraire l'extrémité pelvienne. Pour
extraire l'extrémité pelvienne en agissant sur les
hanches, on emploie les doigts ou les crochets.
Si le siége est déjà assez engagé pour ne plus pouvoir être refoulé au-dessus du détroit supérieur et
aller chercher les pieds, on place l'indicateur d'une
main sur l'aine postérieure, et celui de l'autre
main sur l'aine antérieure, et avec les deux doigts
recourbés en crochets, on tire sur les fesses jusqu'à
ce que les pieds soient dégagés. Si le siége n'était
pas assez descendu pour pouvoir être accroché avec
les doigts, on se servirait du *crochet mousse.*

Le *crochet* est tout simplement une tige métallique
recourbée à l'une de ses extrémités : ce *crochet* est
mousse quand cette extrémité recourbée qui le termine est arrondie. Ordinairement, un *crochet mousse*
termine l'une des branches du forceps.

On introduit le crochet de deux manières : *entre la hanche de l'enfant et la vulve, entre les cuisses de l'enfant;* dans tous les cas, on le porte exclusivement sur la hanche antérieure du fœtus. Pour le placer *entre l'aine antérieure et la vulve :* — oindre d'huile l'instrument, le glisser d'avant en arrière, entre la hanche antérieure et la symphyse du pubis, en se servant du doigt préalablement introduit comme guide; — accrocher le pli de l'aîne, en ayant soin de ne pas léser les organes génitaux. *Pour le placer entre les cuisses de l'enfant,* — protéger avec quelques doigts introduits entre ces cuisses les parties génitales de l'enfant; — faire pénétrer l'instrument de dedans en dehors par la partie interne du membre, le long des doigts introduits; — accrocher le pli de l'aîne d'arrière en avant.

2° *Temps de rotation intérieure de la tête*
et extérieure des épaules.

Immédiatement après l'expulsion du tronc, la tête exécute à l'intérieur un mouvement de rotation qui place l'occiput derrière le pubis; à l'extérieur, les épaules se placent au contraire transversalement à la vulve. Si le mouvement extérieur des épaules ne s'est pas exécuté, c'est qu'il n'y a pas eu de rotation intérieure de la tête; il faut, en conséquence, agir pour terminer l'accouchement.

Conduite de la sage-femme. La manœuvre consiste à introduire la main droite dans la matrice, si l'occiput est à gauche, et la main gauche, si l'occiput est à droite; — puis rechercher la face; — enfin, l'accrocher avec la paume de la main, pour la ramener dans la concavité du sacrum. (1)

Quand, dans les présentations du *sommet*, de la *face*, du *pelvis*, la suture sagittale, la ligne médiane de la face, le sillon inter-fessier, s'éloignent *en avant*, *en arrière* ou *sur les côtés*, du centre du détroit supérieur du bassin, on dit que la présentation est *irrégulière*. Comme ces présentations résultent d'une position oblique du fœtus, en avant, en arrière ou sur les côtés, dans la présentation régulière, elles sont encore dites *inclinaisons*.

La mobilité dont jouit le fœtus dans la cavité utérine, les obliquités diverses de la matrice, un obstacle quelconque au détroit supérieur, sont les causes ordinaires de ces présentations inclinées. Etudions les anomalies qu'elles produisent : A. dans les présentations du sommet : B. dans les présentations de la face ; C. dans les présentations du pelvis.

A. Présentations irrégulières du sommet.

Les présentations irrégulières du sommet constituaient pour BAUDELOCQUE une série de présentations distinctes : présentations du *front ;* de *l'oreille ;* de *l'occiput.*

Quand l'inclinaison du fœtus a lieu sur sa *région antérieure*, le front descend avec le sommet dans l'excavation ; — si l'inclinaison porte sur le *plan pos-*

---

(1) Nous dirons, à propos de la version, comment on remédie aux anomalies de dégagement de la tête qui peuvent survenir après l'extraction du tronc.

térieur du fœtus, il se produit une présentation de l'occiput ou même de la nuque ; — enfin, l'inclinaison sur les côtés place les *pariétaux* au centre du détroit supérieur. Il y a donc quatre variétés de présentations irrégulières du sommet : 1º *frontale ;* 2º *occipitale ;* 3º *pariétale droite ;* 4º *pariétale gauche.*

Les signes suivants dénotent au toucher ces présentations diverses :

1º *Présentation du front.* Le doigt arrive immédiatement sur la fontanelle antérieure qui occupe le centre du détroit ; il peut même atteindre quelquefois la racine du nez, mais il ne peut sentir la fontanelle postérieure, ou du moins il ne peut la toucher que difficilement.

2º *Présentation de l'occiput.* Une seule fontanelle s'offre au toucher, c'est la fontanelle postérieure ; elle occupe le centre du détroit. La fontanelle antérieure est très-difficile à atteindre, si elle est en avant ; si elle est en arrière, il est impossible de la sentir. Le diamètre qui mesure cette présentation s'étend de la région sous-occipitale au sommet et offre 9 centim. et demi.

3º *Présentation du pariétal droit.* On sent au détroit supérieur une tumeur qui a tous les caractères du sommet, mais le doigt arrive directement sur une partie plus solide et plus saillante, c'est la bosse pariétale. — Si la variété était plus inclinée, il serait facile de reconnaître l'oreille placée derrière la cavité cotyloïde ; — si le sommet est en position occipito-iliaque gauche antérieure, la suture sagittale est tout à fait dans la courbure du sacrum.

4° *Pariétale gauche.* Comme, dans la position occipito-iliaque gauche antérieure, l'inclinaison se produit plus facilement sur le pariétal antérieur ou droit que sur le pariétal postérieur ou gauche, cette variété est plus rare que la précédente ; on trouve alors la suture sagittale placée tout à fait derrière le pubis, mais le redressement est plus difficile, à cause de la direction de la force qui tend sans cesse à augmenter l'inclinaison.

Conduite de la sage-femme. Il est rare que ces anomalies de présentation nécessitent l'intervention active de la sage-femme. Aux premières contractions, la tête se redresse ou s'engage fortement fléchie, et le pronostic est, pour la majorité des cas, aussi favorable que dans les positions franches. M. CAZEAUX indique toutefois que si, après 7 à 8 heures, surtout dans la présentation du front, la tête n'a pas opéré son redressement sous l'influence des contractions, il faut opérer comme il suit le redressement artificiel :

Manœuvre pour opérer le redressement artificiel. Se servir de la main droite, si l'occiput est vers la fosse iliaque droite, et de la main gauche, si l'occiput est vers la fosse iliaque gauche ; — l'introduire dans l'utérus comme nous le dirons en parlant de la version ; — saisir l'occiput en le plaçant dans la concavité palmaire, et l'éloigner de la fosse iliaque ; — pendant cette dernière partie de la manœuvre, presser sur l'hypogastre avec la main appliquée sur cette région, et obliger par les pressions la tête à descendre dans l'excavation.

L'accoucheur ne serait autorisé à employer le *levier* ou le forceps qu'après avoir vainement essayé d'opérer le redressement; dans ces conditions, il devrait préférer le forceps, lequel agit à la fois comme instrument de redressement et comme instrument d'extraction.

B. Présentations irrégulières de la face.

Les mêmes causes qui ont produit les présentations irrégulières du sommet déterminent les inclinaisons de la face.

La face inclinée *en avant, en arrière, sur les côtés,* peut se présenter en quatre variétés : 1° *variété malaire droite,* quand la joue droite se rencontre au centre du détroit, ce qui correspond à la variété *pariétale droite ;* 2° *variété malaire gauche,* quand il y a présentation de la joue gauche ; 3° *variété frontale;* 4° *variété mento-cervicale,* c'est-à-dire avec présentation du menton du fœtus et d'une petite portion du cou.

Voyons les signes qui indiquent ces présentations :

1° *Présentation de la joue droite.* Le toucher rencontre au centre du détroit supérieur une tumeur molle reposant sur une surface osseuse un peu pointue, c'est la joue; — en avant, derrière le pubis, et à peu de distance de cette tumeur, le doigt reconnaît l'oreille, si la face est en position mento-iliaque gauche transversale; — enfin, il faut se diriger dans la courbure du sacrum pour trouver les autres parties qui la composent, le nez et la bouche.

2° *Présentation de la joue gauche.* Une tumeur

19

analogue à la précédente se rencontre au centre de l'orifice : seulement, comme en position mento-iliaque gauche transversale, l'inclinaison porte sur la joue postérieure, le doigt reconnaît l'oreille en arrière, dans la courbure du sacrum ; le nez et la bouche sont placés derrière le pubis.

3° *Présentation du front.* La présentation frontale de la face est pour ainsi dire la transition entre la présentation de la face et celle du sommet ; un mouvement de flexion plus étendu aurait produit une présentation du sommet, et un mouvement d'extension plus complet aurait déterminé celle de la face : cette présentation frontale doit donc être une des plus communes parmi les inclinaisons. Le front occupe en plein le détroit supérieur ; le doigt peut toucher les orbites d'un côté, et la fontanelle antérieure de l'autre.

4° *Présentation du menton et du cou.* Cette inclinaison est la plus rare de toutes les inclinaisons précédentes. Elle forme la transition entre les présentations de la face et les présentations du tronc. Le menton est placé presque au centre du détroit ; une petite portion du col occupe avec lui l'orifice, et le doigt peut atteindre la bouche.

Conduite de la sage-femme. Comme pour les inclinaisons du sommet, la nature parvient ordinairement seule à remédier aux présentations irrégulières de la face : un mouvement de redressement ramène, dans les présentations malaires, la face en plein au détroit supérieur ; un mouvement d'extension produit une présentation directe de la face dans la présentation du front (1); un mouvement de flexion fait descendre la bouche, le nez, les orbites, dans les inclinaisons mento-cervicales, et l'accouchement se termine sans l'intervention de l'art (2).

C. Présentations irrégulières du pelvis.

Il est rare que l'extrémité pelvienne soit suffisamment inclinée au détroit supérieur pour modifier beaucoup la présentation; une obliquité très-prononcée de l'utérus est seule capable de produire ce résultat.

BAUDELOCQUE indique trois présentations irrégulières du pelvis : 1° *Présentation des hanches;* 2° *présentation des lombes;* 3° *présentation du ventre.*

On reconnaît comme il suit ces présentations :

1° *Présentation des hanches.* En touchant la femme après l'ouverture de la poche des eaux, on distingue aisément la crête de l'os des îles ; on peut même porter quelquefois le doigt jusqu'à l'anus et aux parties sexuelles de l'enfant.

2° *Présentation des lombes.* Les lombes présentent au toucher une sorte de tumeur assez large, dans l'étendue de laquelle on distingue plusieurs tubercules osseux placés sur la même ligne; de chaque

(1) Rarement, dans les présentations frontales, le sommet descend au lieu de la face, et plus rarement encore, dans les présentations du menton, on voit le tronc s'engager avec la face dans l'excavation, comme l'a observé Madame LACHAPELLE.

(2) Si la sage-femme était obligée d'agir, elle se comporterait comme nous avons indiqué de le faire dans les irrégularités de mécanisme des présentations de la face. (v. page 268).

côté, est l'extrémité postérieure de la crête de l'os des îles ; au-dessus de cette saillie, on pourrait sentir les dernières côtes ou fausses côtes.

3° *Présentation du ventre.* Ce n'est qu'après l'ouverture de la poche des eaux, et lorsque l'orifice de la matrice est bien dilaté, qu'on peut s'assurer de cette présentation : une tumeur molle, souple, égale, de laquelle naît le cordon ombilical, et limitée en bas par l'extrémité antérieure très-saillante de la crête de l'os des îles, sert à la faire reconnaître ; le plus souvent, une anse de cordon ombilical, engagée en même temps dans l'orifice, permet de compléter le diagnostic de cette présentation.

Conduite de la sage-femme. Comme ces inclinaisons du fœtus exigent le plus souvent d'aller à la recherche des pieds, à moins qu'il soit facile de remédier de bonne heure à l'obliquité utérine qui lui a donné naissance, la sage-femme aura à se diriger ici comme nous allons l'indiquer dans les présentations vicieuses.

§ III. ACCOUCHEMENT AVEC PRÉSENTATIONS VICIEUSES.

Présentation du tronc.

Une seule partie du corps, en s'offrant au détroit supérieur, produit une présentation vicieuse : cette partie est le *tronc.*

Certains auteurs, tenant compte de ce fait que, de toutes les autres régions du tronc, les épaules se présentent le plus souvent au centre du détroit, ont encore appelé les présentations du tronc *présentations des épaules.* D'autres se fondent sur ce que jamais le dos de l'enfant ni la partie antérieure de la poitrine n'ont été sentis directement au centre de l'orifice, et nomment ces présentations *présentations des côtés*. Les mots : présentation du tronc, présentation des épaules, présentation des côtés, signifient donc une même présentation.

Comme le tronc présente deux côtés, il existe deux variétés de présentation du tronc : A. *Présentation du côté droit ;* B. *Présentation du côté gauche*, qu'on a encore appelées, à cause de la plus grande fréquence des présentations de l'épaule, *présentation de l'épaule droite, présentation de l'épaule gauche*.

Les présentations du *coude*, de la *main*, des *hanches* sont les plus rares des présentations du tronc, et constituent, avec celles du *devant de la poitrine*, du *dos* et du *ventre*, dont parle BAUDE-LOCQUE, les présentations irrégulières ou inclinaisons du tronc.

Division des positions. Les deux extrémités céphalique et pelvienne du fœtus affectent les rapports suivants avec les parties de la femme dans les présentations du tronc : de là quatre positions du tronc, ou deux positions pour chaque côté (Pl. 2).

Pour les présentations du côté droit. 1re *position*. La tête est dans la fosse iliaque gauche, le dos est tourné en avant, et l'extrémité pelvienne du fœtus regarde en arrière, en haut et à droite. On appelle cette position de l'épaule droite 1re *position*, et en la dénommant d'après la place occupée d'une manière fixe par la tête, on l'appelle *céphalo-iliaque gauche*.

2e *position*. Dans la seconde position de l'épaule droite, la tête du fœtus est dans la fosse iliaque droite, le dos regarde les lombes de la mère, et les pieds sont dirigés en avant, en haut et à gauche : on la nomme position *céphalo-iliaque droite*.

Pour les présentations du côté gauche. 1re *position*. La tête est dans la fosse iliaque gauche, le dos est tourné en arrière vers les lombes, les pieds sont dirigés en avant, en haut et à droite. A cause de cette position de la tête du fœtus, cette position porte le nom de *céphalo-iliaque gauche*, et elle correspond par la position du dos à la seconde position de l'épaule droite.

2e *position*. Dans la seconde position de l'épaule gauche, *céphalo-iliaque droite*, la tête est dans la fosse iliaque droite, les pieds regardent en arrière, en haut et à gauche, et le dos du fœtus, tourné en avant, correspond à la première position de l'épaule droite.

Diagnostic des présentations du tronc. On peut quelquefois soupçonner une présentation du tronc, avant le début du travail, aux signes suivants :

Avant la rupture des membranes. — Le ventre de la femme présente un diamètre transversal beaucoup plus étendu qu'à l'ordinaire ; — chez les femmes, dont les parois abdominales sont molles et flasques, la dépression de ces parois permet de sentir dans une des fosses iliaques la tête du fœtus sous la forme d'une tumeur dure et arrondie ; — en plaçant les deux mains sur deux points opposés des côtés du ventre, au niveau des régions lombaires, on sent sur ces deux points une résistance formée par les deux extrémités céphalique et pelvienne de l'enfant; — il est presqu'impossible au toucher vaginal d'atteindre la partie qui se présente.

Mais ce n'est en vérité qu'après la rupture des membranes qu'il est possible d'acquérir la certitude d'une présentation du tronc. Les signes varient alors suivant la partie du tronc qui s'offre à la présentation.

Après la rupture des membranes dans la présentation de l'épaule : — lorsque l'épaule se présente, le doigt rencontre d'abord une tumeur arrondie et dure, formée par le sommet de cette partie; — sur un des points de cette tumeur, une petite saillie osseuse est formée par l'acromion; — en arrière ou en avant, suivant la position, se trouvent la clavicule et l'épine de l'omoplate; — enfin, au-dessous, sont d'un côté une surface arrondie formée de saillies transversales multiples, la poitrine et les espaces intercostaux, et de l'autre une surface plane qui se termine par un angle aigu, l'angle saillant de l'omoplate; — la place du creux de l'aisselle, au-dessous de la tumeur osseuse formée par le sommet de l'épaule, indique en outre que la tête est placée en sens opposé, et le point où l'on sent l'angle de l'omoplate, le plan postérieur ou le dos du fœtus.

Présentation du coude. Il est moins facile de reconnaître le coude que l'épaule : quelquefois même, la main introduite dans l'utérus permet seule de le distinguer du genou; cependant les trois saillies osseuses qu'il forme, le voisinage de la poitrine et le pli transversal qu'il offre du côté de la flexion, peuvent le faire suffisamment reconnaître au toucher. Ajoutons, pour le diagnostic de la position, que la partie saillante ou pointe du coude est à l'opposé de la tête du fœtus, et que l'avant-bras est toujours fléchi sur le plan antérieur de l'enfant.

Présentation de la main. Le diagnostic de la présentation de la main n'offre pas ordinairement de difficulté. Qu'elle pende dans le vagin ou hors la vulve, il est assez aisé de la reconnaître. On se fonde sur les trois données suivantes pour déclarer : — *quelle main se présente ? — où se trouve la tête du fœtus ? — dans quelle direction regarde le plan postérieur ou dorsal de l'enfant.*

1° *La face palmaire de la main étant placée en avant et en haut,* si le pouce regarde la cuisse droite, c'est la main droite qui se présente; si le pouce regarde la cuisse gauche, c'est la main gauche; — 2° *la main étant laissée pendante hors la vulve,* si le dos de la main est tournée à gauche, la tête du fœtus est placée à gauche; si le dos de la main est tourné à droite, la tête est à droite; — 3° *la main étant laissée dans la même position que précédemment,* le petit doigt dirigé vers le coccyx indique que le dos du fœtus regarde les lombes de la mère; le petit doigt dirigé vers le pubis indique que le dos du fœtus regarde les parois abdominales en avant.

Conduite de la sage-femme. L'accouchement avec

présentation du tronc ne s'effectue pas ordinairement sans l'intervention de l'accoucheur. Cependant, lorsque le fœtus est petit, non à terme, ou mort dans l'utérus, lorsque le bassin est largement conformé et que les parties molles offrent peu de résistance, on a observé que ces présentations abandonnées à la nature pouvaient permettre l'expulsion de l'enfant après de longues et de vives douleurs.

On appelle *évolution spontanée* le mécanisme d'accouchement naturel dans lequel, *malgré l'épaule qui se présente*, le siége descend aussi dans l'excavation, parcourt toute la face antérieure du sacrum et du périnée, et vient enfin se dégager le premier au devant de la commissure postérieure de la vulve. La *version spontanée* est au contraire le mécanisme d'accouchement naturel où, sous l'influence des seules contractions, l'épaule qui se présente est chassée du détroit supérieur pour faire place à l'une des extrémités du fœtus.

La sage-femme ne doit pas compter sur ces ressources extrêmes de la nature pour terminer l'accouchement : elle doit aussitôt qu'elle a reconnu la présentation, ou *dès qu'elle la soupçonne*, s'assurer du secours d'un accoucheur pour pratiquer la version; — elle doit savoir que la manœuvre de la version, destinée à achever le travail, est plus facile à exécuter et plus favorable si la poche des eaux n'est pas encore rompue; — une ou plusieurs heures plus tard, lorsque les eaux se sont écoulées en grande quantité, lorsque les douleurs sont devenues plus fortes, que la partie de l'enfant qui se présente est plus avancée dans la cavité pelvienne, la version peut présenter pour la mère des dangers très-graves et des difficultés telles qu'un accoucheur même distingué ne pourra plus l'opérer.

En attendant l'arrivée de l'accoucheur, la sage-femme devra faire coucher la malade, l'engager à être calme, la déterminer à ne pas faire valoir ses douleurs ; — il est utile qu'elle informe les parents présents de l'importance de la position de la malade, et cette dernière de la nécessité probable de pratiquer le plus tôt possible la version. Il appartient à la sagacité et à la prudence des sages-femmes de mesurer leurs paroles et leurs actes dans ces conditions, et de relever par des paroles amicales et un visage serein le courage de tous; — de temps en temps, on recherchera par l'examen extérieur et intérieur le progrès du travail, mais on devra y procéder avec la plus grande précaution pour prévenir la rupture de la poche des eaux.

Lorsque la poche des eaux n'est pas rompue, et s'il existe une présentation de l'épaule, il est possible d'améliorer la présentation et d'amener la tête au détroit supérieur. La position que l'on doit donner à la femme dans le but que nous indiquons est la suivante : — on la fera coucher sur le côté où l'on sent la tête de l'enfant : cette partie de l'abdomen sera soutenue à l'aide d'un oreiller ou d'un coussin un peu ferme ; — c'est dans cette position que l'on attendra que les douleurs se manifestent; — de légères frictions circulaires, pratiquées sur la région

de l'abdomen où l'on sent le bassin de l'enfant, con-
tribueront à changer cette présentation ; — si ces
moyens ne suffisaient pas, il faudrait, concurrem-
ment avec ces frictions, exercer avec la paume de la
main des pressions alternatives de bas en haut sur
le bassin de l'enfant, et de haut en bas sur la tête,
afin de faire glisser le premier vers le fond de l'u-
térus, et la dernière dans le détroit supérieur.

La sage-femme ne doit être autorisée à pratiquer
seule la version que dans les cas : 1° où la poche des
eaux menaçant de se rompre à chaque douleur, il
y a lieu de craindre que cette rupture n'ait lieu, à
cause de la trop grande dilatation de l'orifice ; 2° où
la poche des eaux étant rompue, il ne s'est écoulé
qu'une petite quantité seulement de liquide ; 3° où,
à cause de la grande distance de la demeure d'un
médecin, il est dangereux de retarder l'opération.
La sage-femme devra, d'ailleurs, avant de prendre
cette détermination, mettre en balance avec sagacité
les soins qu'elle donne à la femme, dans l'état grave
où elle l'assiste, et le souci de sa propre considé-
ration.

§ IV. ACCOUCHEMENT AVEC PRÉSENTATIONS COMPLIQUÉES.

Les différentes présentations du fœtus ne sont
pas toujours aussi simples que nous venons de les
indiquer. Des produits peuvent en effet offrir quelquefois à la vulve deux ou plusieurs parties à la fois ;
le cordon ombilical peut se présenter avec les pieds
ou les mains, ce qui est le plus commun ; les pieds
et les mains peuvent se présenter à la fois ; enfin,

on peut rencontrer les pieds ou les mains en même temps que la tête ou les fesses. On appelle ces présentations *présentations compliquées*.

Conduite de la sage-femme. La sage-femme doit, dans ces conditions, appeler immédiatement un accoucheur et se borner à soutenir les parties qui se présentent, tout en étant prévenue qu'une légère ampleur du bassin et la résistance légère des parties molles peuvent permettre un accouchement spontané.

ART. VIII. ANOMALIES DANS L'ACCOUCHEMENT
RÉSULTANT DE PROLAPSUS OU DE BRIÈVETÉ DU CORDON OMBILICAL.

Une seule partie dépendant des annexes du fœtus devient quelquefois une cause d'anomalies dans le travail : cette partie est le cordon ombilical. A peu près libre et flottant au sein de la poche de l'amnios, tantôt il s'échappe brusquement, après la rupture de celle-ci, à travers le moindre intervalle laissé entre la partie du fœtus qui se présente et le bassin, comme dans les présentations du tronc ; tantôt, primitivement enroulé autour d'une partie quelconque du corps de l'enfant avant le travail, il s'oppose à son expulsion dans les temps divers d'un accouchement régulier.

Quand le cordon ombilical est ainsi descendu dans le vagin ou hors de la vulve, comme dans le premier cas, on dit qu'il y a *prolapsus, procidence*, ou mieux, *chute du cordon*. Quand le cordon est enroulé autour d'une portion du corps du fœtus et la retient, on dit qu'il y a *brièveté du cordon ; brièveté appa-*

rente, il est vrai, et très-distincte de la *brièveté réelle,* caractérisée par une diminution dans la longueur de ce cordon.

§ I. ACCOUCHEMENT AVEC PROLAPSUS OU CHUTE DU CORDON.

La chute du cordon est un accident assez rare ; sa longueur, la quantité trop considérable de liquide amniotique, l'obliquité de la matrice, les positions vicieuses du fœtus, surtout celles qui, comme nous l'avons indiqué précédemment, laissent un intervalle plus ou moins étendu au détroit supérieur entre le fœtus et le bassin, l'insertion du placenta sur un des points de l'utérus les plus rapprochés de l'orifice, la rupture subite des membranes et la sortie rapide d'une grande quantité du liquide amniotique, sont les causes qui lui donnent le plus souvent naissance ; la procidence d'un pied ou d'une main en est en outre ordinairement accompagnée.

Signes. Le diagnostic de la chute du cordon est facile lorsque celui-ci est hors de la matrice ou qu'il est situé très-bas hors de la vulve. On le voit alors sous la forme d'une anse plus ou moins considérable dont les parties tantôt sont rapprochées et se touchent, tantôt sont séparées par la portion du corps du fœtus qui se présente ; le plus souvent, elle est située au devant de l'une des symphyses sacro-iliaques ou derrière l'éminence iléo-pectiné. Il est plus difficile de reconnaître un prolapsus du cordon avant la rupture des membranes ; souvent cette présentation a été méconnue, et la mobilité du cordon l'a fait prendre pour les doigts de l'enfant. Il

donne au toucher, à travers les membranes, la sensation d'une corde molle, pulpeuse, animée de battements non isochrones aux pulsations du pouls de la
mère et fuyant devant la moindre pression. L'é-
paisseur et l'état fugueux des membranes, ses inégalités, les plis du cuir chevelu, pourraient seuls
en imposer, pour le cordon, en l'absence des battements.

Les battements qui animent le cordon, avant la
rupture des membranes comme après cette rupture,
n'ont pas seulement de l'importance au point de vue
du diagnostic de la chute de cette partie, ils doivent
être constamment interrogés par la sage-femme au
moment où elle la reconnaît. Ces battements et l'aspect du cordon indiquent l'état de vie ou de mort du
fœtus :

— Il ne faut interroger les battements du cordon
que dans l'intervalle des contractions ; au moment
des contractions, le cordon comprimé peut cesser
de battre, et cette absence de circulation peut durer
cinq à dix minutes sans produire la mort. — Il faut,
quand on constate que le cordon ne bat plus, renouveler l'examen, à plusieurs reprises, dans l'intervalle
des douleurs, avant de se prononcer. La compression qui a eu lieu sur le cordon peut cesser et celui-
ci reprendre ses battements. — Il est constant que le
fœtus cesse de vivre quand le cordon, examiné à
plusieurs reprises, n'a pas donné la sensation de
battements. — Un cordon mou, flétri, verdâtre,
froid, est une autre indication de la mort du fœtus.

— La chaleur du cordon n'est pas, d'un autre côté, un signe de vie du produit. — Il n'y a pas de danger pour le fœtus quand la résistance prolongée des membranes permet à la tête de traverser le détroit supérieur sans les rompre, et quand le cordon, se trouvant à l'abri de toute pression, continue de battre avec sa force et sa vivacité normales. — En général, la chute du cordon n'est point grave quand celui-ci est placé dans l'échancrure sciatique, ou quand l'amplitude du bassin fait exécuter rapidement ses périodes au mécanisme de l'accouchement. — Le fœtus qui succombe à la suite d'une compression exercée sur le cordon pendant le travail, meurt par stase du sang dans le système circulatoire, ou par asphixie.

Conduite de la sage-femme. C'est surtout à propos du prolapsus du cordon que la sage-femme ne doit pas oublier combien il est important, dans l'accouchement, de sauver les jours de l'enfant. Ses efforts tendent ici en effet tous à ce but : — si les contractions lentes de la femme permettent d'attendre, si les eaux ne sont pas rompues, s'il est possible d'obtenir de la malade de ne pas faire valoir ses douleurs, elle appellera un médecin ; — il n'y a pas nécessité pour l'art d'intervenir, si l'enfant a cessé de vivre, si la rapidité du travail permet de croire à une délivrance rapide quand le fœtus est vivant, si le cordon continue de battre pendant les contractions et dans leur intervalle. — Si, dans l'attente de l'accoucheur qu'elle a fait appeler, la sage-femme constate que le cordon ombilical s'engage plus avant, elle doit le repousser, à l'aide de deux ou plusieurs doigts, à l'endroit d'où il est tombé : pour cela faire, avec la main droite si le cordon est à gauche, avec la main gauche si le cordon est à droite, elle saisit l'anse par son milieu ou la pelotonne si celle-ci est trop considérable, puis, elle la repousse, parties par parties, en faisant d'abord remonter les portions les plus élevées. Le cordon n'est pas solidement fixé et pourrait retomber, s'il n'est pas placé au-dessus du détroit supérieur, et s'il n'est pas retenu avec la main jusqu'à ce que la tête soit descendue au-dessous de lui. — La méthode instrumentale qui consiste à replacer au détroit supérieur, au-dessus de la tête du fœtus, le cordon ombilical au moyen d'une sonde volumineuse armée de son mandrin, n'est pas du ressort de la sage-femme. — La sage-femme doit, de la même manière, laisser à l'accoucheur le soin d'aller à la recherche des pieds dans la présentation du siége, afin de terminer promptement l'accouchement, ainsi que dans les cas où la tête, trop élevée dans le bassin, ne permet pas de compter sur une terminaison prochaine sans instruments, ou facile avec le forceps.

§ II. ACCOUCHEMENT AVEC BRIÈVETÉ DU CORDON.

Nous avons dit que la brièveté du cordon portait obstacle à la marche naturelle du travail dans deux conditions : quand il était entortillé *(brièveté apparente)*; quand il était trop court en réalité *(brièveté réelle)*.

Un cordon trop court ne produit pas pour le fœtus

des conditions analogues à celles que détermine un cordon entortillé : un cordon trop court retient le fœtus par le placenta au moment du travail, et l'empêche de franchir facilement les détroits ; un cordon entortillé peut étrangler, pendant la grossesse ou pendant l'accouchement, les parties du fœtus sur lesquelles il est appliqué, et gêner en même temps le travail en retenant le produit ; un cordon trop court détermine un décollement du placenta, un renversement de l'utérus, une hémorrhagie, une rupture du cordon, une déchirure de l'ombilic ; un cordon entortillé interrompt la circulation dans son intérieur par la constriction qu'il exerce sur les vaisseaux ombilicaux, en même temps qu'il détermine les accidents précédents.

Signes. Avant la rupture des membranes, il n'est guère possible de distinguer la brièveté ou l'entortillement du cordon. Il n'est pas tout à fait aussi difficile de le faire après la rupture des membranes, quoique souvent on ne connaisse l'entortillement qu'après l'expulsion de l'enfant.

On peut supposer cependant que le cordon est trop court ou entortillé autour de l'enfant : — lorsque la tête est longtemps arrêtée au détroit supérieur ou dans l'excavation, malgré la bonne position de l'enfant, l'énergie des contractions et l'état normal du bassin ; — lorsque la tête éprouve un mouvement de descente pendant la douleur et cesse d'être sentie au-dessus des membranes dans l'intervalle des contractions, ce qui est le contraire de ce qui se passe ordinairement ; — enfin, lorsqu'un point fixe de l'utérus est le siége de douleurs aiguës au moment de ces contractions.

Si une hémorrhagie avait lieu au milieu des conditions précédentes, ou encore, si après un arrêt dans la marche du travail, malgré des contractions énergiques, il survenait tout à coup un engagement très-brusque du fœtus, il faudrait croire à une rupture du cordon déterminée par la brièveté de celui-ci. Il est heureusement rare de voir la brièveté du cordon ou l'entortillement se terminer ainsi, et le décollement du placenta est, dans ces cas, l'accident le plus commun.

Conduite de la sage-femme. Du moment où la sage-femme a constaté la brièveté du cordon ou son entortillement, elle doit immédiatement y porter remède. — Si l'on reconnaissait cette brièveté *avant la rupture des membranes,* il faudrait rompre celles-ci, ce qui permettrait à l'utérus d'abaisser son fond, par conséquent de permettre l'engagement de la tête dans l'excavation ; — si, au détroit inférieur, les mouvements de progression et d'élévation signalés précédemment étaient la conséquence d'une brièveté, il faudrait appeler un médecin pour appliquer le forceps ; — si la tête n'avait plus à franchir que des parties molles et dilatées, on pourrait se borner à soutenir le fond de l'utérus pour empêcher le mouvement d'élévation de l'enfant. — Si, après la sortie de l'enfant ou pendant sa sortie, des circulaires du cordon paraissent exercer une compression, la sage-femme doit immédiatement tenter de les desserrer, ou mieux, si elles résistent, opérer la section du cordon ; — cette section ne doit pas alors être immédiatement suivie de la ligature; le fœtus soumis à la compression est asphyxié en partie, et une saignée du cordon sera indispensable pour le rappeler à la vie ; — dans tous les cas, activer le plus possible la terminaison de l'accouchement. — On agirait de la même manière en cas d'hémorrhagie par le cordon (V. hémorraghie), de rupture du cordon, de déchirure de l'ombilic ; — si ce dernier accident avait eu lieu, la sage-femme doit poser sur l'ombilic saignant plusieurs morceaux d'amadou, ou à son défaut, une compresse pliée en six doubles, trempée dans de l'eau froide ou vinaigrée : le tout sera maintenu appliqué jusqu'à l'arrivée du médecin.

ART. IX.   MANŒUVRES OPÉRATOIRES
DESTINÉES A REMÉDIER AUX ANOMALIES DANS L'ACCOUCHEMENT.

Déjà, dans le courant de ce livre, nous avons indiqué quelques manœuvres destinées à remédier à certaines anomalies dans l'accouchement : à ce titre, elles ne pouvaient être séparées des circonstances spéciales qu'elles étaient destinées à modifier. Dans cet article, nous avons pour but d'indiquer au contraire les manœuvres opératoires, dont l'objet est invariable, comme l'*embryotomie,* et dont les applications sont plus générales, comme la version et l'application du forceps.

Ces opérations sont très-diverses : elles sont dites *sanglantes,* quand on intéresse les organes en les coupant ou les déchirant ; *non sanglantes*, quand elles ne donnent lieu à aucun écoulement de sang dépendant d'une coupure ou d'une déchirure des organes ; elles sont appelées *instrumentales*, quand elles se pratiquent avec des instruments ; *manuelles,* quand l'accoucheur intervient avec les mains seulement ; enfin, elles portent leur action, tantôt exclusivement sur les organes de la mère, tantôt exclusivement sur les organes du fœtus, tantôt à la fois sur les organes du fœtus et sur ceux de la mère.

Nous étudierons ces manœuvres, suivant qu'elles sont destinées :

1° A extraire l'enfant par l'extrémité qui se présente, quand il y a présentation céphalique ou présentation du pelvis ;

2° A modifier la présentation de l'enfant ;

3° A agrandir les diamètres du bassin et à diminuer le volume du fœtus pour faciliter l'accouchement ;

. 4° A ouvrir une voie artificielle pour le passage du fœtus.

§ I. MANOEUVRES DESTINÉES A EXTRAIRE L'ENFANT PAR L'EXTRÉMITÉ QUI SE PRÉSENTE, DANS LES PRÉSENTATIONS CÉPHALIQUE OU PELVIENNE.

Quand le fœtus se montre, au détroit supérieur ou dans l'excavation, dans une bonne présentation, tantôt il faut laisser l'accouchement spontané s'opérer avec lenteur, tantôt il faut se servir des instruments, quand il y a urgence de délivrer la femme.

Les instruments destinés à extraire le fœtus par la partie qui se présente, sont : A. les *crochets mousses;*

B. le *levier* ; C. le *forceps*. Les crochets mousses,
dont nous avons déjà parlé, sont destinés à l'extrémité pelvienne; le forceps et le levier s'appliquent
sur la tête. Comme ces instruments ne doivent pas
être employés par la sage-femme, nous allons indiquer sommairement leur usage.

A. Levier.

Avant l'invention du forceps, on employait exclusivement le levier dans les engagements difficiles de
l'extrémité céphalique. C'est à proprement parler
une moitié de forceps; une cuillère fenestrée et concave constitue la partie la plus importante de l'instrument ; un manche de bois, adapté à l'autre extrémité, est destiné à la main de l'opérateur. On
introduit l'instrument bien huilé et chaud dans l'utérus, comme nous allons le dire pour le forceps.

B. Forceps.

Le forceps est le plus généralement usité des instruments dont nous parlons, et la sage-femme est
un aide trop important de l'accoucheur dans son
emploi pour n'en pas connaître le mécanisme et la
manœuvre.

1° *Description du forceps*. Le forceps est une espèce de pince destinée à extraire le fœtus hors du
bassin. Comme pince, il est composé de deux
branches : comme instrument destiné à s'appliquer
sur la tête du fœtus sans le blesser, il est lisse,
concave en dedans dans le sens de sa longueur et
de sa largeur, et fenestré pour permettre au cuir
chevelu comprimé de s'engager sans contusion

appréciable entre la partie à jour de l'instrument;
en outre, comme le forceps doit être appliqué
dans un canal courbe à concavité en avant, les
branches de l'instrument sont courbées sur leur
bord à concavité antérieure pour s'accommoder à
la direction de ce canal. Un manche, tantôt en
bois, tantôt en acier comme les branches, mais
plus rugueux, termine chacune d'elles, et doit être
tenu par l'opérateur. Il est assez ordinaire de voir
ces manches se terminer par une extrémité recourbée
en forme de crochets, dont l'un est le crochet mousse
que nous connaissons, dont l'autre est un crochet
à pointe acérée ou *crochet aigu* pour agir comme
perce-crâne. Chaque branche de l'instrument s'appelle
cuillère à cause de sa forme, et les deux cuillères
des branches se ressemblent. Pour permettre l'introduction facile de l'instrument, chaque cuillère est
indépendante au besoin. Un pivot que porte l'une
d'elles et une mortaise dont l'autre cuillère est
creusée, servent au besoin à les réunir. La jonction
articulaire a lieu à la partie moyenne de l'instrument. Un nom différent est donné à chaque cuillère,
suivant qu'elle est la branche portant pivot ou la
branche creusée d'une mortaise. La branche *à pivot*
s'appelle branche *mâle*, ou encore, parce qu'elle
s'applique du côté gauche de la mère et en arrière
de l'autre, *branche gauche*, *branche postérieure*. La
branche à *mortaise*, pour des raisons opposées, se
nomme *branche femelle*, ou encore, *branche droite*
ou *antérieure*.

2º *Application du forceps*. L'instrument étant actuellement bien connu, comment l'applique-t-on ?

Des *conditions préliminaires* sont nécessaires avant l'application du forceps : 1º il faut qne la tête se présente ; 2º il faut que l'opérateur connaisse bien les rapports de celle-ci avec le bassin ; 3º il faut que l'orifice de l'utérus soit dilaté ou dilatable ; 4º il faut que les membranes soient rompues.

A. Un lit élevé, résistant et solide, doit avoir été préparé ; B. le rectum doit avoir été vidé par des lavements, et la vessie par la sonde, si la femme ne peut la vider spontanément ; C. du linge chaud pour recevoir l'enfant, du vinaigre, de l'eau-de-vie, etc., doivent être disposés pour des lotions, en cas de mort apparente du fœtus ; D. la sage-femme doit avoir fait préparer de l'eau tiède pour échauffer l'instrument, et de l'huile pour rendre son introduction plus facile ; E. la malade est alors apportée sur le lit et posée en travers, le siége sur le bord du lit, le périnée complètement à découvert, les membres inférieurs écartés et fléchis ; F. l'opérateur se place alors entre les cuisses de la malade ; la sage-femme est debout, à droite, et tient les branches du forceps disjointes, convenablement chauffées et graissées seulement sur les cuillères.

La sage-femme remet alors à l'accoucheur la branche mâle qui, en général, doit être introduite la première.

a. L'accoucheur la prend de la main gauche, introduit la *main droite* entre la tête et le côté gauche de la femme (1), gagne avec la face palmaire le côté correspondant de la tête du fœtus qu'il doit sentir à nu ; *b.* c'est sur la face palmaire de cette main droite que doit glisser la branche gauche du forceps. L'opérateur tient celle-ci de la main gauche, et comme une plume à écrire, le manche porté vers l'aine droite, la concavité de la cuillère regardant la vulve. A mesure que la branche s'enfonce dans l'excavation, la main qui la pousse s'abaisse, la porte de droite à gauche vers la ligne médiane, enfin l'incline au-dessous du niveau de l'anus. La sage-femme est chargée de tenir cette branche le long de la cuisse droite et parfaitement immobile dans la position indiquée. L'opérateur s'est en même temps emparé de la branche droite ; *c.* il l'introduit à droite par la même manœuvre que la branche gauche ; *d.* ces deux branches introduites, si l'opération a été bien conduite, si l'une des branches n'est pas plus enfoncée que l'autre, si la sage-femme a tenu immobile la branche qu'on lui a confiée, l'accoucheur peut aisément articuler l'instrument. Il approche les deux branches, engage le pivot dans la mortaise, fait tourner celui-ci par un aide pour rendre l'articulation

(1) D'une manière générale, on doit autant que possible appliquer les cuillères du forceps sur les côtés de la tête ; pourtant ce précepte n'est pas constant : dans certaines positions transversales, on est obligé de la saisir du front à l'occiput ; il en est ainsi du mode d'application des branches : la première branche n'est pas toujours placée à gauche et en arrière ; si l'on voulait établir un principe invariable, il faudrait dire, avec M. CAZEAUX, qu'il faut toujours introduire la première, la branche qui doit présenter le plus de difficultés dans son application.

immobile, et tente l'extraction de la tête ; *e.* le temps d'*extraction de la tête* termine l'opération. L'accoucheur doit, avant de la pratiquer, exercer sur l'extrémité des manches du forceps une pression légère pour s'assurer si la tête de l'enfant est convenablement prise : la malade accuserait de son côté une douleur aiguë sous cette pression si les parties de celle-ci avaient été comprises dans l'application du forceps entre la tête et l'instrument ; *f.* les tractions doivent être faites pendant les contractions de la matrice. L'opérateur saisit de ses deux mains les manches de l'instrument, la main gauche en dessus et près de l'articulation, la main droite en dessous à l'extrémité des crochets, le pouce à droite de la femme ; puis il exerce sur la tête de légères tractions de bas en haut en relevant l'instrument vers le pubis. Quand le périnée commence à se tendre et à bomber, il est ordonné à la sage-femme de le soutenir exactement et énergiquement. L'opérateur termine lentement l'opération, soit en exerçant encore quelques tractions légères avec le forceps, soit en abandonnant à la femme le soin d'expulser la tête de l'enfant par les seules contractions de l'utérus.

3° *Accidents de l'opération du forceps.* Aucun des accidents de l'opération du forceps ne concerne, à vraiment parler, la sage-femme. Elle doit se borner à savoir que des fractures peuvent être produites sur les points du crâne de l'enfant où l'instrument a été appliqué ; — qu'une paralysie de la face a été quelquefois le résultat d'une pression trop forte des cuillères sur la face ; — que, si des précautions n'ont pas été sagement prises au moment de l'introduction ou de l'extraction, des déchirures de l'utérus, du cul-de-sac utéro-vaginal, du vagin lui-même, enfin du périnée, ont été le résultat de la manœuvre.

§ II. MANOEUVRES DESTINÉES A MODIFIER LA PRÉSENTATION DE L'ENFANT.
Version.

Plusieurs manœuvres sont destinées, dans le travail de l'accouchement, à changer la présentation ou la position de l'enfant : nous avons déjà décrit celles qui consistaient, pour les *présentations*, à transformer la présentation de la face en présentation du sommet, et, pour les *positions*, celles qui avaient pour but de remédier à des irrégularités de mécacanisme; il nous reste à indiquer deux manœuvres générales que l'accoucheur met souvent en usage pour hâter la terminaison du travail : ce sont les manœuvres indiquées sous la dénomination de *version*.

Toute opération qui a pour objet, dans *une présentation du tronc ou de l'extrémité céphalique*, d'amener les pieds au détroit supérieur, est une version; toute opération qui, dans *une présentation du tronc ou de l'extrémité pelvienne*, tend à amener l'extrémité céphalique au détroit supérieur, est encore une version. On dit, dans le premier cas, pratiquer la *version pelvienne ou podalique*, et, dans le second, pratiquer la *version céphalique*. Opérer la transformation d'une présentation de la face en présentation du sommet n'est pas pratiquer la *version céphalique*, pas plus qu'extraire les pieds dans une présentation du siége ne peut s'appeler pratiquer la *version pelvienne*. Le mot *version* (d'un mot qui signifie *tourner*) implique l'indication d'une manœuvre qu'on n'effectue pas dans les opérations précédentes. Les préceptes suivants doivent servir de règle à la sage-femme pour la pratique de la version.

1° *Préliminaires de la version.*

1° Comme la version est une opération grave, la sage-femme ne doit pas, autant que possible, la pratiquer sans l'assistance d'un médecin; 2° il importe que l'impossibilité d'un accouchement par tout autre moyen soit reconnue inévitable; 3° il faut que la présentation de l'enfant et sa position aient été définies aussi exactement que possible.

A. Comme la main est l'instrument qui doit être porté dans la matrice pour opérer la version, le col utérin doit être assez dilaté ou assez dilatable pour que celle-ci puisse le traverser sans déchirure; B. l'opération aura lieu, s'il est possible, avant la rupture de la poche des eaux, pour permettre à la main de manœuvrer sans danger dans la cavité utérine; C. si les eaux sont rompues, il est important d'opérer à l'époque la plus rapprochée de la rupture de la poche, quand il existe encore dans l'œuf une assez grande quantité de liquide ; D. dans tous les cas, on ne devra pas laisser la partie du fœtus qui se présente s'engager trop avant dans l'excavation, et surtout franchir le col; E. comme, en dehors de la dernière condition, il peut y avoir difficulté très-grande et même impossibilité, soit de refouler la partie du fœtus qui se présente, soit d'introduire la main, la sage-femme doit attendre le médecin.

a. L'opération de la version étant résolue, informer les parents présents, quelquefois même la femme en travail, de la nécessité d'agir où l'on se trouve ; *b.* ne pas cacher le danger que court l'enfant ; *c.* cependant, ne pas effrayer la mère et soutenir son courage par des conseils affectueux ; *d.* disposer pour la manœuvre le lit le plus haut, le plus solide, et si les matelas ne sont pas assez résistants, interposer une planche au-dessous du matelas le plus élevé ; *e.* vider la vessie, s'il est indispensable, avec la sonde, et le rectum par des lavements ; *f.* préparer des linges, de l'eau tiéde pour l'opérateur et pour l'enfant ; tenir à la disposition du vinaigre, de l'esprit-de-vin ou de l'eau-de-vie, pour ranimer le fœtus, s'il était amené en apparence sans vie ; *g.* au moment d'agir, placer la femme en travers, sur l'un des bords du lit préalablement disposé ; accumuler derrière son dos plusieurs oreillers pour tenir la partie supérieure du corps modérément élevée ; appuyer le sacrum sur le bord, de façon que le siége ne s'enfonce pas, et placer la vulve et le périnée complètement à découvert. Les membres inférieurs seront ensuite modérément fléchis et écartés, les pieds appuyés sur deux chaises, ou mieux, maintenus solidement par des aides. Si la femme est indocile, il convient de prier un aide de saisir les crêtes iliaques et de maintenir le bassin en position fixe.

2° *Opération de la version.*

Après que la sage-femme a fidèlement tracé sa conduite suivant les préceptes que nous venons de poser, il faut pratiquer la version.

Trois temps composent cette opération, quelle que soit la version que l'on pratique : 1° temps d'introduction de la main ; 2° temps d'évolution ou de version du fœtus ; 3° temps d'extraction du produit.

Temps d'introduction de la main. Certains préliminaires précèdent le temps d'introduction de la main : l'avant-bras est dépouillé de ses vêtements et enduit d'un corps gras ou mucilagineux ainsi que la face dorsale de la main. L'opérateur se place en face de la femme, debout ou à genoux, suivant l'élévation du lit ; une main, celle qui ne doit pas être introduite dans la matrice, est appliquée sur le fond de l'utérus, pour le maintenir et le comprimer quand il sera nécessaire ; l'autre main effectue l'opération.

On l'introduit de champ et rétrécie en forme de coin dans la vulve, les extrémités des doigts rapprochées, le pouce caché dans la concavité palmaire, le petit doigt et l'indicateur à peu près effacés dans le même sens. Un mouvement de rotation exécuté avec ménagement et avec lenteur permet peu à peu son engagement jusqu'au poignet ; à ce moment, la main appliquée sur l'hypogastre pèse sur la matrice et la maintient.

Arrivé au col, l'opérateur doit ralentir l'introduction. Il importe, en effet, que l'orifice en soit franchi dans l'intervalle des contractions pour ne pas

opérer de déchirure. *Si les membranes sont rompues,*
les doigts placés comme précédemment, dilatent peu
à peu l'orifice, le pénètrent avec lenteur et soulèvent,
en s'introduisant, la partie fœtale qu'ils repoussent.
Si les membranes ne sont pas rompues, on cherche à
ne pas rompre la poche en introduisant la main dans
l'orifice utérin, et on glisse entre les membranes
et la face interne de l'utérus vers le point où se
trouve la partie de l'enfant qu'on veut atteindre
pour pénétrer dans l'œuf en ce point. Quelquefois,
au contraire, on rompt la poche directement en face
l'orifice du col, sans passer entre les membranes et
l'utérus. Il est important, dans le cas où le placenta
est implanté sur le col, de ne pas essayer de le
franchir en y enfonçant la main, et de se frayer un
passage à son pourtour par le mécanisme que nous
venons d'indiquer tout à l'heure. Une fois la main
introduite dans la cavité de l'œuf, commence le second temps de l'opération, temps d'évolution ou de
version proprement dite.

Temps d'évolution du fœtus. Il varie selon la version *céphalique* ou *pelvienne* que pratique l'opérateur.

Si l'on pratique la *version céphalique,* soulever la
partie du fœtus qui se présente, tâcher de l'éloigner
du détroit supérieur en la poussant vers le côté où
correspond l'extrémité pelvienne, puis longer le plan
postérieur du fœtus et saisir la tête par l'occiput,
l'engager alors dans le détroit supérieur et la maintenir jusqu'à ce que les contractions utérines l'y aient
bien solidement fixée.

Si l'on pratique la *version pelvienne,* il y a deux modes d'opérer : 1er *mode.* Diriger la main, après avoir soulevé la partie fœtale, vers le plan antérieur de l'enfant; passer sur la poitrine; glisser la main jusqu'aux genoux, qu'on trouve d'autant plus voisins de la tête que la rétraction utérine a exagéré davantage la flexion de l'enfant; enfin, saisir les pieds. De légères tractions opérées alors sur ces parties complètent le mouvement de version, et celles-ci sont amenées à la vulve avec la main de l'opérateur. 2e *mode.* Après avoir soulevé la partie fœtale et l'avoir refoulée dans le sens opposé à la position des pieds, diriger la main vers le plan postérieur du fœtus; parcourir avec celle-ci le dos, les lombes, les côtés correspondants, le siége; suivre enfin la face postérieure des membres abdominaux pour arriver aux pieds; les saisir de telle sorte que le doigt indicateur soit placé entre les deux malléolles internes, le pouce sur le bord externe d'un des membres et les trois autres doigts sur le côté externe de l'autre jambe; amener enfin les pieds à la vulve. Alors commence le troisième temps ou temps d'extraction du produit (1).

(2) Nous réparons ici une omission importante : pendant qu'on pratique l'évolution du fœtus avec la main introduite dans l'utérus, il est indispensable que l'autre main placée sur l'abdomen aide par quelques mouvements à cette évolution. Dans la version pelvienne, cette main repousse la tête de bas en haut, pour la faire remonter vers le fond de la matrice; dans la version céphalique, la manœuvre porte sur l'extrémité pelvienne, qu'on éloigne du détroit supérieur, où doit se faire l'engagement de la tête.

Temps d'extraction. Autant il était à désirer, pendant toute la manœuvre précédente, qu'aucune contraction utérine ne survînt, autant il le serait que, pour l'extraction, la matrice recouvrât toute son énergie. Cette énergie est surtout indispensable pour la *version céphalique.* L'opérateur, après avoir amené le sommet au détroit supérieur, attend en effet des contractions utérines l'expulsion de l'enfant. Le sommet engagé descend dans l'excavation, arrive sous le pubis et se dégage. Le corps de l'enfant rapidement expulsé franchit à son tour la vulve.

Dans la *version pelvienne,* des tractions légères opérées sur le corps de l'enfant peuvent au contraire suppléer un peu aux contractions ; il est cependant important d'agir de concert avec elles dans la longue manœuvre que nous allons décrire.

Immédiatement après l'extraction des pieds, ne pas tirer trop brusquement sur eux, pour éviter de vider trop vite l'utérus ; agir lentement, non par secousses, mais d'une manière graduée ; toutefois, il est alors utile d'imprimer aux membres un mouvement de torsion, afin de ramener autant que possible le dos du fœtus derrière l'une des cavités cotyloïdes, dès les premières tractions ; puis, au fur et à mesure que l'enfant descend, le saisir plus haut, de sorte que la main embrasse d'abord les malléoles, puis les jambes à leur partie moyenne, les genoux et enfin les cuisses. *Lorsque les hanches apparaissent,* on applique une main sur chacun des os iliaques, jamais sur le ventre ; les deux pouces sont placés dans les régions lombaires, les autres doigts contournent les aînes. *Aussitôt que le doigt peut atteindre l'ombilic,* exercer une légère traction sur l'extrémité placentaire du cordon, afin de le relâcher ; si l'on craint la compression, le placer dans la concavité du sacrum. Peu à peu, des tractions de haut en bas et d'avant en arrière amènent le tronc, puis engagent les épaules dans l'excavation pelvienne ; des linges secs sont appliqués sur les parties déjà sorties du fœtus et les enveloppent.

Une fois les épaules engagées, il faut en opérer l'extraction. On commence par dégager les bras, qui, relevés sur les côtés de la tête de l'enfant, augmenteraient notablement son volume et les difficultés de l'opération. Pour cela faire, soulever le tronc du fœtus avec la main qui n'a pas exécuté la version ; relever celui-ci légèrement vers le ventre de la mère, et se diriger avec la main qui a pratiqué la version vers le périnée pour dégager le bras postérieur plus facile à amener que l'antérieur ; porter le médius et l'indicateur au-dessus de l'épaule, puis le long du bras jusqu'au coude ; fléchir le bras dans cette articulation ; le faire descendre au-devant de la tête, de la face, de la poitrine ; enfin, le placer après son dégagement complet sur les côtés de celle-ci. On extrait ensuite le bras antérieur en abaissant le tronc vers l'anus et en se conduisant de la même manière que précédemment, mais dans une direction et avec une main opposées.

Reste l'*extraction de la tête*. Dans les cas ordinaires, la tête arrive fléchie dans l'excavation, l'occiput tourné vers un des points voisins de la symphyse du pubis ; alors, des contractions utérines un peu énergiques en opèrent le dégagement, et il suffit, pour le faciliter, de relever le tronc au-devant de la symphyse.

D'autres fois, l'expulsion de la tête se fait attendre, et il faut l'aider : cela tient, tantôt *à ce que celle-ci arrive défléchie dans l'excavation,* tantôt *à ce que l'occiput est placé à l'une des extrémités du diamètre transverse* du bassin. On opère comme il suit le dégagement de la tête dans ces conditions, car il est alors extrêmement dangereux pour l'enfant de vouloir forcer le passage par des tractions.

Si la tête arrive défléchie dans l'excavation : — on soutient le tronc sur l'avant-bras gauche ; — on porte plusieurs doigts de la main du même côté sur la mâchoire supérieure de l'enfant pour rapprocher le menton de la poitrine ; — avec l'extrémité des doigts de la main droite, que l'on a appliqués sur les épaules, on pousse sur l'occiput ; — par ce double mouvement d'attraction et de répulsion, le menton, la face, le sommet, se dégagent successivement derrière le périnée ; — on relève le tronc vers l'abdomen de la mère pour achever la sortie de la tête. La manœuvre s'exécutera plus facilement si l'opérateur, introduisant deux doigts dans la bouche, comme l'a conseillé Madame LACHAPELLE, joint à cela un mouvement d'élévation du tronc de l'enfant vers le pubis, mouvement exécuté simultanément par les deux bras. (Pl. 2.)

Si l'occiput est placé transversalement au-dessus du détroit inférieur : — on introduit dans le vagin la main opposée au côté où se trouve la face de l'enfant ; — on va appliquer l'extrémité des doigts sur cette partie qu'on embrasse dans la concavité palmaire ; — la main, en se retirant, entraîne la face dans la courbure du sacrum.

3º *Accidents de l'opération de la version.*

Toutes les parties de la manœuvre de la version ne se passent pas toujours aussi facilement que nous venons de l'indiquer : 1º l'étroitesse de la vulve peut être telle que la main ne puisse la franchir aisément chez les primipares ; 2º la résistance du col utérin peut nécessiter des débridements multiples qui sont du ressort du chirurgien ; 3º la rétraction brusque de l'utérus peut obliger l'opérateur à faire des moments d'arrêt dans la manœuvre, quelquefois même à retirer la main, sauf à l'introduire plus tard de nouveau ; 4º la mobilité extrême du corps de l'utérus peut rendre difficile la manœuvre de l'évolution, ou plutôt de la recherche de la tête ou des pieds : il est facile de remédier à cet accident en faisant appliquer les mains d'un aide sur le fond de la matrice pour la maintenir ; 5º la sage-femme a pu mal reconnaître la position, et il faut, si la main introduite n'était pas à portée d'exécuter la manœuvre, la retirer, et en introduire une autre ; 6º dans la *version pelvienne*, un seul pied a pu être

amené à la vulve, au lieu des deux pieds, ce qui
nécessite quelquefois d'aller à la recherche de l'autre
pied; 7° le cordon peut être entortillé autour du
fœtus, ou l'enfant être à cheval sur le cordon; 8° le
mouvement de rotation du corps du fœtus, qui a pour
objet de porter le dos vers l'une des cavités cotyloïdes,
peut avoir été impossible; 9° le col de l'utérus peut
s'être resserré au-dessous de la tête de l'enfant et ne
pas lui permettre d'être dégagée avec facilité; 10°
dans la *version céphalique*, la tête engagée au détroit
supérieur peut n'être pas expulsée; 11° la tête peut
être retenue au détroit supérieur, à cause des tractions exercées sur le tronc; 12° la tête peut être
retenue au détroit inférieur, et il peut être utile
d'appliquer le forceps.

Voyons par quelles manœuvres spéciales la
sage-femme peut remédier aux principaux de ces
accidents.

A. Lorsqu'un seul pied a été amené à la vulve,
dans *la version pelvienne*, il n'est pas constamment
nécessaire d'aller à la recherche de l'autre pied :
cela dépend de la position qu'il occupe dans l'utérus. — Il n'est pas utile de rechercher ce pied, s'il
est dans la courbure du sacrum, et si le pied du
côté du pubis est à la vulve : des tractions exercées
sur ce dernier dégagent l'autre qui suit la courbure
du sacrum sans être arrêté par aucune saillie osseuse; — il n'en est pas ainsi quand le pied qui
reste à extraire est placé en avant : le pubis peut
l'accrocher et s'opposer à sa descente; il faut porter

un lacs (1) sur le pied extrait, glisser le long de lui la main gauche si le pied à rechercher est à droite, la main droite si le pied est à gauche; saisir le membre aussi bien que possible, quand on y touche avec la main, et l'amener à l'extérieur; s'il était possible d'accrocher le pli de l'aîne avec les doigts, il ne serait pas besoin de rechercher le pied correspondant, et des tractions opérées sur cette partie parviendraient à la dégager.

B. Si le cordon est entortillé autour de l'enfant, il est important, comme il a été dit précédemment, d'agir avec rapidité. Il faut faire sur ce cordon deux ligatures à 3 centim. environ l'une de l'autre, et opérer la section dans leur intervalle; on agirait de même, si l'enfant étant placé à cheval sur le cordon, il se trouvait impossible de faire passer celui-ci, pour le dégager, au-dessus de l'un des genoux fortement fléchi de l'enfant.

C. Lorsque la face du fœtus, au lieu de descendre en arrière dans la courbure du sacrum, se porte vers le pubis, le dégagement de la tête est très-difficile; la face se défléchit et le menton accroché au-dessus du pubis ne peut plus avancer. Il faut ramener la face dans la concavité du sacrum ; pour cela : — soutenir l'enfant par le siége avec l'une des mains ; —

---

(1) On appelle lacs un ruban de laine, de coton ou de fil, ayant un mètre de long sur deux travers de doigt de large. Quand on se sert d'un lacs pour retenir un pied ou une main du fœtus, on le plie en double et on en fait un nœud coulant qu'on introduit autour de la partie qu'on veut fixer à la vulve.

introduire dans la concavité du sacrum la main droite si le dos de l'enfant est à gauche, et la main gauche si le dos est à droite; — glisser les doigts vers le point où se trouve la face; — agir avec ceux-ci appliqués en forme de crochet sur la joue placée en avant et la ramener dans la courbure du sacrum; — il est de la plus grande importance de faire exécuter alors au tronc un mouvement analogue pour éviter la torsion du cou de l'enfant.

D. Si l'opérateur n'avait pas eu soin d'opérer l'extraction du fœtus seulement pendant les contractions, le col utérin se resserrant brusquement sur la tête au niveau du cou, pourrait empêcher celle-ci de se dégager. C'est là un accident assez sérieux et qui compromet ordinairement la vie de l'enfant. Il faut alors nécessairement cesser les tractions, exciter des douleurs nouvelles par des frictions sur la matrice, et attendre.

E. La possibilité de voir les contractions utérines ne pas expulser la tête amenée au détroit supérieur dans la version céphalique est une des mauvaises conditions de cette version. La seule ressource serait alors, soit l'application du forceps, ce qui est excessivement difficile au détroit supérieur, soit la version pelvienne. On aurait, dans ces circonstances malheureuses, pratiqué deux opérations.

F. La version pelvienne ne met pas toujours non plus l'opérateur à l'abri de deux manœuvres; il peut être utile d'aller, avec la main et par les manœuvres indiquées précédemment, dégager la tête au-dessus du détroit supérieur, quand le menton est accroché sur l'angle sacro-vertébral; quand la tête est dans l'excavation, il est quelquefois nécessaire de l'extraire avec le forceps.

4° *Parallèle des versions céphalique et pelvienne.*

On pratique en général, de nos jours, presque exclusivement la version pelvienne. Voici les raisons qui motivent cette préférence : 1° à partir du moment où le fœtus a perdu sa mobilité dans la matrice par suite de l'écoulement plus ou moins complet du liquide amniotique, la version céphalique n'est plus possible; 2° la version pelvienne, quoique très-difficile dans ces conditions, est cependant encore exécutable à peu près sans dangers, en agissant avec circonspection; 3° dans l'accouchement qui suit la version céphalique, le produit reste exposé à la compression immédiate de l'utérus pendant tout le temps nécessaire à l'expulsion ; 4° la version pelvienne, convenablement exécutée, extrait le produit presque d'emblée, et il n'y a pas à proprement parler de travail consécutif; 5° quand la procidence du cordon, ce qui est commun, complique la version céphalique, on est obligé, soit de recourir à l'application du forceps pour hâter la terminaison de l'accouchement, soit de pratiquer une seconde version, la version pelvienne; 6° dans la version pelvienne, la procidence du cordon n'est pas à proprement parler un accident ; on y remédie du même coup par l'extraction rapide de l'enfant; 7° dans la version céphalique, les contractions utérines peuvent être impropres à terminer l'accouchement ; 8° dans la version pelvienne, les contractions utérines ne sont pas indispensables, et l'extraction de l'enfant suit immédiatement l'opération.

Pour toutes ces raisons, nous décrirons, dans les manœuvres qui vont suivre, la version pelvienne seulement, et nous réserverons l'opération céphalique pour le seul cas, que nous avons déjà indiqué ailleurs, où un vice de conformation par étroitesse du bassin nécessiterait l'application du forceps après la version pelvienne. On comprend en effet qu'il est plus facile et moins dangereux pour l'enfant d'opérer sur un sommet engagé le premier, que sur une base du crâne arrêtée dans le bassin après la sortie du tronc.

5° *Manœuvres de version pelvienne modifiées par la présentation et par la position de l'enfant.*

Nous n'avons jusqu'à présent parlé que de la version considérée comme opération générale : il faut actuellement indiquer quelles modifications sont importantes dans la manœuvre, suivant la présentation et la position du fœtus.

Etudions ces manœuvres dans les présentations du *sommet*, de la *face* et du *tronc*.

a. Version dans les présentations du sommet.

Etant bien reconnue la présentation de l'enfant, toute la manœuvre de la version consiste dans l'introduction de la main la plus apte à l'opération. Il faut choisir cette main :

Le choix de la main se déduit de la position de

l'enfant : *on introduit la main gauche si l'occiput est à gauche, et la main droite si l'occiput est à droite.*

Puis on opère comme il suit dans les positions *occipito-iliaque gauche* et *occipito-iliaque droite.*

1° *Position occipito-iliaque gauche.* Il faut chercher les pieds du côté droit; — introduire la main gauche, glisser l'extrémité des doigts entre le front et le côté droit de l'utérus; — repousser la tête avec la paume de la main, sur la fosse iliaque gauche; — puis la main se dirige vers le côté gauche de l'enfant placé en arrière, le parcourt des épaules aux fesses par la concavité palmaire, saisit les pieds; — en tirant sur les pieds, on courbe le tronc du fœtus dans le sens de sa flexion naturelle, et la position occipito-iliaque gauche est convertie en lumbo-iliaque droite; — pendant l'évolution, la main droite appliquée sur le ventre de la femme a soutenu l'utérus et repoussé, au moment de l'extraction des pieds, la tête vers le fond de l'utérus pour faciliter la manœuvre.

2° *Position occipito-iliaque droite.* Il faut chercher les pieds du côté gauche; — introduire la main droite, glisser entre le front et le côté gauche du bassin; — soulever la tête, la repousser sur la fosse iliaque droite; — diriger la main en arrière vers le côté droit du fœtus, le parcourir avec la concavité palmaire jusqu'aux fesses, saisir les pieds et extraire le fœtus en position lumbo-iliaque gauche.

b. Version dans les présentations de la face.

Comme dans les présentations de la face, la manœuvre de la version n'est guère différente de celle du sommet; le choix de la main se fait de la même manière que dans celle-ci : la position du front à l'opposé du menton, c'est-à-dire à gauche si le menton est à droite, est le guide de l'opérateur.

1° *Position mento-iliaque droite.* Il faut rechercher les pieds à droite; — introduire la main gauche; — embrasser la face dans la concavité palmaire; — la repousser sur la fosse iliaque gauche; — gagner le côté gauche du fœtus, le suivre jusqu'aux fesses, prendre les pieds et amener le siége en position lumbo-iliaque droite.

2° *Position mento-iliaque gauche.* Il faut rechercher les pieds à gauche; — introduire la main droite, soulever la face, la repousser sur la fosse iliaque droite; — gagner le côté droit du fœtus, le parcourir jusqu'aux fesses, saisir les pieds et extraire l'enfant en position lumbo-iliaque gauche.

c. Version dans les présentations du tronc.

La version offre des manœuvres plus compliquées que les précédentes dans les présentations du tronc. Les complications ordinaires sont : la procidence du cordon, les procidences du bras et de la main, souvent la rupture ancienne de la poche des eaux. La sage-femme doit appeler un médecin.

Celui-ci opérera la manœuvre de la version comme il suit, selon que l'enfant est en *présentation du côté droit ou du côté gauche*, et en *position céphalo-iliaque gauche ou céphalo-iliaque droite.*

1° *Présentation de l'épaule droite.*

Dans les présentations de l'épaule, contrairement

à ce qui a lieu dans les présentations du sommet et de la face, c'est la présentation elle-même qui détermine le choix de la main. Quelle que soit la position de l'épaule, on se sert de la *main droite si c'est l'épaule droite qui se présente, et de la main gauche si c'est l'épaule gauche.* On opère alors comme il suit:

Position céphalo-iliaque gauche. Il faut rechercher les pieds à droite et en arrière; — la main droite convenablement graissée est introduite dans le vagin, la main gauche étant placée sur le fond de l'utérus, afin de le maintenir; — arrivée au col, elle rencontre l'épaule, se dirige entre celle-ci et la paroi postérieure de l'utérus; — puis cheminant toujours le long du plan antérieur de l'enfant, elle rencontre les pieds du côté droit et les saisit; — il n'est pas nécessaire ici de fléchir le fœtus dans le sens de la flexion naturelle, et on peut immédiatement tirer sur les pieds et les amener par une évolution de l'enfant sur le côté gauche : le siége descend en position lumbo-iliaque droite.

Position céphalo-iliaque droite. Il faut rechercher les pieds à gauche et en avant; — introduire la main droite; — saisir l'épaule et la refouler vers la fosse iliaque droite; — diriger la main en arrière entre le côté droit et la face postérieure de l'utérus; — parcourir ce côté en se dirigeant à gauche et en arrière; — arriver aux fesses, les contourner et saisir les pieds placés en avant: le siége descend en position lumbo-iliaque gauche.

2° *Présentation de l'épaule gauche.*

La version se fait dans la présentation de l'épaule gauche en sens opposé de la présentation de l'épaule droite. La différence est d'abord dans la main que l'opérateur introduit.

Position céphalo-iliaque gauche. Il faut rechercher les pieds à droite et en avant ; — introduire la main gauche; — saisir l'épaule et la refouler vers la fosse iliaque gauche ; — diriger la main en arrière entre le côté gauche et la face postérieure de l'utérus ; — parcourir ce côté en se dirigeant à droite et en arrière ; — arriver aux fesses, les contourner et saisir les pieds placés en avant : le siége se dégage en position lumbo-iliaque droite.

Position céphalo-iliaque droite. Il faut rechercher les pieds à gauche et en arrière ; — la main gauche convenablement graissée est introduite dans le vagin; — arrivée au col, elle rencontre l'épaule, se dirige entre celle-ci et la paroi postérieure de l'utérus ; — puis, cheminant le long du plan antérieur de l'enfant de droite à gauche, elle rencontre les pieds à gauche et les saisit : un mouvement d'évolution de l'enfant sur le côté droit descend les pieds à la vulve et le siége en position lumbo-iliaque gauche.

6° *Dangers de l'opération de la version.*

La version n'est presque jamais une opération sans danger : elle expose plus l'enfant que la mère. Pratiquée même dans les circonstances les plus favorables, elle peut avoir les conséquences les plus funestes, et la sage-femme ne doit jamais trop

compter sur son résultat : la mort rapide du fœtus,
dont la tête est retenue trop longtemps au passage,
la compression du cordon, des fractures opérées
sur les membres par des tractions, même la rupture
de l'utérus, quand la manœuvre se fait à sec, en
peuvent être les conséquences.

§ III. MANOEUVRES DESTINÉES A AGRANDIR LES DIAMÈTRES DU BASSIN
ET A DIMINUER LE VOLUME DU FOETUS.

Lorsque chez une femme à terme et affectée de
vices de conformation du bassin ou de tumeurs de
l'excavation qu'il est impossible de vider ou de déplacer, l'accoucheur ne peut pas extraire le fœtus
par l'une des opérations que nous venons d'indiquer,
il existe deux manœuvres opératoires pour terminer
le travail sans ouvrir une voie artificielle pour le
passage de l'enfant ; ces moyens sont : 1º agrandir
les dimensions des diamètres du bassin ; 2º diminuer le volume de la tête du fœtus. Le choix est
entre l'une ou l'autre de ces deux opérations.

L'agrandissement des dimensions des diamètres
du bassin s'opère par la section de la symphyse des
pubis et porte le nom de *symphyséotomie* (je coupe
la symphyse). La diminution du volume de la tête
du fœtus se pratique au moyen de la perforation du
crâne et de l'écrasement de la tête : elle s'appelle
craniotomie (je coupe le crâne) et *céphalotripsie* (je
broie la tête). D'autres opérations qui diminuent le
volume du fœtus en élaguant un des membres de
l'enfant, ou même le corps tout entier, dans des présentations compliquées, pour permettre des ma-

nœuvres d'extractions moins dangereuses, ne s'appliquent que sur le fœtus mort et sont désignées sous la dénomination générale de *mutilation du fœtus, embryotomie.*

La sage-femme, ne devant jamais servir d'aide unique dans la symphyséotomie, n'a pas à connaître cette opération. Dans la *craniotomie* et la *céphalotripsie,* au contraire, comme l'opérateur peut avoir besoin de son concours, elle doit connaître au moins les instruments mis en usage et leur manœuvre.

A. Craniotomie.

L'instrument qu'on emploie pour la *craniotomie* ou *perforation du crâne* a été imaginé par Smellie, et porte son nom : on l'appelle *ciseaux de Smellie.* Ces ciseaux sont très-solides, tranchants sur le bord externe de leur extrémité où ils sont renflés en forme d'olive, et se terminent par une pointe très-acérée.

Appliqués fermés à travers une des fontanelles ou une des sutures, ils servent, par le mouvement de rotation qu'on leur fait exécuter, à broyer le cerveau dans tous les sens, puis, par l'écartement de leurs branches, à agrandir l'ouverture d'entrée par où doit s'écouler la substance cérébrale broyée : l'instrument retiré, une seringue armée d'une longue canule conduit l'eau dans le crâne pour le vider complètement. Si les forces de la femme ne lui permettaient pas d'expulser le produit ainsi diminué dans son volume, on appliquerait le *forceps* ou le *céphalotribe.*

B. Céphalotripsie.

L'instrument destiné à la céphalotripsie se nomme *céphalotribe;* on l'emploie après avoir vidé le crâne par la craniotomie. Deux branches très-longues, terminées en forme de *cuillères* très-solides et articulées à leur partie moyenne, à la manière du forceps, composent cet instrument. Une vis de rappel, manœuvrée par une manivelle et placée à l'extrémité des manches, permet de rapprocher les cuillères, de telle sorte qu'il ne reste plus entre elles qu'un écartement de 5 centimètres environ.

On introduit isolément chaque branche de l'instrument, la main de l'opérateur servant à conduire chacune d'elles sur les côtés de la base du crâne, puis on articule les branches; cela fait, une forte pression, exercée au moyen de la manivelle sur les manches, rapproche forcément les cuillères, aplatit la base du crâne et permet à l'opérateur d'engager la tête de l'enfant par des tractions modérées jusqu'à son expulsion complète.

§ IV. MANOEUVRES DESTINÉES A OUVRIR UNE VOIE ARTIFICIELLE POUR LE PASSAGE DU FOETUS.

Opération césarienne.

Une seule opération est destinée à ouvrir une voie artificielle pour le passage du fœtus : c'est l'*opération césarienne,* qu'on pratique en ouvrant l'utérus et les parois abdominales dans la région hypogastrique.

De nos jours, on exécute rarement cette opération : la possibilité de diminuer le volume du fœtus dans l'accouchement à terme, le devoir imposé à la sage-femme et à l'accoucheur de pratiquer l'accouchement prématuré artificiel chez une femme affectée de vices de conformation du bassin, quand celle-ci les consulte avant terme, ont singulièrement diminué le nombre des conditions de l'opération.

La sage-femme doit savoir qu'elle est praticable et indiquée :

1° Quand la femme est à terme, dans les vices extrêmes de conformation où le bassin mesure moins de 6 centim. dans son plus petit diamètre ; 2° dans les cas de tumeur des ovaires ou du ventre que la ponction ne peut vider et que les instruments ne peuvent ni faire disparaître, ni déplacer au-dessus du détroit abdominal ; 3° quand la mutilation du fœtus ne saurait enlever à la mère les chances de mort ; 4° lorsque la mère venant de mourir, il est constant ou probable que le fœtus est encore vivant. Dans ces circonstances si graves, surtout quand la mère succombe par accident, l'opération césarienne est un devoir.

———

Ici, nous devrions parler des anomalies dans l'état puerpéral. — Mais, comme elles se confondent avec les accidents qui peuvent survenir dans les mêmes conditions, nous réservons leur histoire pour la troisième partie de ce manuel.

———

HISTOIRE

DE

LA GÉNÉRATION.

—

TROISIÈME PARTIE.

ACCIDENTS.

—

La troisième partie comprend tous les accidents qui viennent compliquer ou entraver, dans leur état normal ou dans leurs anomalies, les différentes phases de la génération. Parfois ces accidents sont légers et méritent à peine de fixer l'attention ; souvent ils présentent la plus haute gravité, puisqu'ils peuvent mettre en péril la vie de la mère et celle de l'enfant ; ils apparaissent quelquefois avec une telle promptitude, qu'avant l'arrivée d'un médecin la sage-femme est forcée de prendre une détermination rapide et sûre : c'est ici qu'elle doit faire preuve de savoir, de présence d'esprit et d'habileté.

Nous allons étudier les accidents qui peuvent survenir : 1º chez la femme pendant les périodes que nous venons d'indiquer ; 2º chez l'enfant nouveau-né.

—

CHAPITRE PREMIER.

ACCIDENTS PENDANT LA CONCEPTION.

La conception est environnée d'un voile trop impénétrable pour qu'il ne soit pas difficile ou même impossible de connaître à quels accidents cette fonction peut être exposée ; il nous suffit de savoir que l'organisation du produit de la conception se développe en vertu de lois fixes et régulières. Lorsque, sous l'influence de l'imagination de la mère ou d'un accident pendant la conception, l'organisation de l'ovule se dévie de ses lois, il survient des arrêts de développement, appelés monstruosités.

—

CHAPITRE DEUXIÈME.

ACCIDENTS PENDANT LA GROSSESSE.

La grossesse produit dans les fonctions de la nutrition, de la circulation et de l'innervation un trouble général caractérisé par des signes que nous avons indiqués dans la première partie; lorsque ce trouble s'aggrave au point de compliquer la grossesse et d'en entraver le cours régulier, ces signes deviennent alors des accidents, des maladies, et exigent une description spéciale.

Les accidents qu'on observe chez la femme enceinte peuvent survenir dans les fonctions : 1º de la nutrition; 2º de la circulation ; 3º de l'innervation; 4º de la locomotion ; 5º de la génération.

ART. I. ACCIDENTS DU COTÉ DE LA NUTRITION.

Sous l'influence de la grossesse, il survient souvent dans les premiers mois des *envies de vomir* et des *vomissements*, un *dégoût des aliments*, des *aigreurs*, une *salivation abondante*, de la *diarrhée*, de la *constipation*. Tous ces accidents sont ordinairement considérés comme passagers ; mais si, par leur persistance, ils fatiguent la femme ou altèrent sa santé, le médecin devra recourir à un traitement actif. Nous allons seulement décrire les vomissements et la constipation, à cause de leur fréquence et de leur ténacité.

§ I. VOMISSEMENT.

Le vomissement, ou rejet par la bouche de matières contenues dans l'estomac, est l'accident le plus commun de la grossesse ; il se fait sentir souvent à son début, disparaît au troisième mois, pour reparaître dans les derniers temps ; tantôt il survient le matin au moment du lever, tantôt après les repas. Dans le premier cas, les matières vomies sont glaireuses et semblables à une dissolution de gomme ; dans le second cas, l'estomac est rebelle aux aliments, il les rejette aussitôt qu'il les a reçus.

Si cet état persiste quelque temps, la nutrition s'arrête, les femmes maigrissent et quelquefois même elles succombent.

Dans les vomissements, signes de grossesse, la langue est ordinairement humide et rosée, elle n'est pas couverte d'un enduit sale ; il y a absence de douleur au creux de l'estomac et absence de fièvre.

Conduite de la sage-femme. Dans les cas légers, la sage-femme donnera pour tisane une infusion de thé, de tilleul ou de fleurs d'oranger ; si le vomissement survient après les repas, elle recommandera des aliments de facile digestion, pris en petite quantité et à des intervalles rapprochés (1).

La constipation est l'état d'une personne qui ne peut aller librement à la selle; elle est souvent déterminée, pendant la grossesse, par la compression du rectum, au moyen de la matrice devenue plus volumineuse.

La constipation opiniâtre a pour effet de gêner la digestion, de causer des douleurs de reins et quelquefois de provoquer l'avortement; il est donc nécessaire d'y remédier.

Conduite de la sage-femme. La sage-femme prescrira des boissons délayantes, telles que l'eau miellée, le petit lait, une ou deux cuillerées d'huile d'amandes douces le matin; elle administrera des lavements huileux ou faits avec une décoction concentrée de graines de lin; elle conseillera à la femme de faire des efforts modérés pour aller à la selle, car des efforts violents auraient pour effet d'abaisser la matrice, de comprimer davantage le rectum et quelquefois de causer l'avortement.

ART. II. ACCIDENTS DU COTÉ DE LA CIRCULATION.

La gêne apportée dans la circulation générale de la mère, par le fœtus et par le développement considérable de la matrice, produit chez la femme des accidents assez sérieux du côté de cette fonction, ce

_____

(1) Dans certains cas de vomissements graves, le médecin est obligé de provoquer l'accouchement prématuré pour sauver la vie de la mère.

sont : *la pléthore* ou *congestion sanguine ;* — *l'œdème* ou *infiltration séreuse de la peau ;* — *les varices* ou *dilatation des veines des membres inférieurs ;* — *les hémorrhoïdes* ou *dilatation des veines du pourtour de l'anus.* Comme les varices et les hémorrhoïdes, résultant de la grossesse, ne réclament pas un traitement spécial de la part de la sage-femme, nous ne nous occuperons que de la pléthore et de l'œdème.

§ I. PLÉTHORE.

La plus fréquente sans contredit des lésions de la circulation est la pléthore ; elle peut être générale ou locale : la pléthore générale s'annonce par des douleurs de tête, des bouffées de chaleur au visage, des vertiges, de la difficulté de respirer, de la somnolence, de la dureté du pouls.

Souvent la pléthore générale précède la pléthore locale. En effet, lorsque ces phénomènes généraux ont duré pendant un certain temps, on voit quelquefois survenir des saignements de nez, *épistaxis ;* des vomissements de sang, *hématémèse ;* des crachements de sang, *hémoptysie.* Des congestions vers les poumons ou le cerveau peuvent même résulter de la négligence que l'on a mise à employer les moyens convenables pour les combattre.

La pléthore la plus fréquente chez la femme enceinte est celle de l'utérus. Aux signes généraux que nous avons indiqués se joignent la tension, le gonflement du ventre, un sentiment de pesanteur dans le bassin, dans les aines et la partie supérieure des cuisses, des douleurs dans les reins et les lombes. Il y a là congestion sanguine vers l'utérus; de légères contractions surviennent, un peu de sang s'écoule et annonce un prochain avortement. Les mouvements de l'enfant s'affaiblissent, diminuent de fréquence et même cessent tout à fait.

Conduite de la sage-femme. Le moyen par excellence dans la pléthore, soit générale, soit locale, est la saignée du bras répétée une ou plusieurs fois. En général, il vaut mieux pratiquer plusieurs petites saignées d'une ou deux palettes qu'une copieuse. Après ces émissions sanguines, les mouvements de l'enfant se font de nouveau sentir. Si les douleurs se répètent avec dureté du ventre, il y a menace d'avortement; il faut alors joindre aux saignées les opiacés en lavement. Mais, dans ce cas, le traitement ne peut être confié à la sage-femme, c'est le médecin seul qui devra le prescrire.

C'est surtout aux époques correspondantes aux règles que les accidents dont nous venons de parler se font remarquer. Il faudra, dans ces cas, les prévenir en agissant quelques jours à l'avance. Ce n'est souvent que par des saignées plusieurs fois répétées et par un repos absolu qu'on est parvenu à faire arriver certaines femmes au terme de leur grossesse.

§ II. OEDÈME.

L'œdème ou infiltration séreuse affecte ordinairement les pieds, s'étend souvent aux jambes, aux cuisses, et aux grandes lèvres qu'il distend quelquefois d'une manière extrême, au point d'en occasionner la gangrène; d'autres fois, mais rarement, il envahit tout le corps. Dans le premier cas, il est dû à la compression exercée par la matrice sur les vaisseaux du bassin, et cesse presque complètement si la femme reste dans une position horizontale ; quand l'œdème devient général, il est considéré comme une des causes prédisposantes des convulsions puerpérales.

Conduite de la sage-femme. Si l'œdème est circonscrit, des fomentations stimulantes, faites avec l'eau de Cologne, l'eau-de-vie camphrée, peuvent suffire ; dans l'œdème général, la sage-femme devra consulter un médecin. Au moment de l'accouchement, elle devra l'appeler de nouveau et faire en sorte de n'être jamais seule.

ART. III. ACCIDENTS DU COTÉ DE L'INNERVATION.

Les accidents nerveux qui surviennent chez les femmes enceintes sont très-nombreux, ce sont : la *céphalalgie* ou *douleurs de tête*, — l'*odontalgie* ou *douleurs de dents*, — les *vertiges*, — les *éblouissements*, — les *syncopes*, — les *palpitations*, — les *crampes*, — les *douleurs de reins*, — les *points de côté*, — le *rhumatisme utérin ;* — tous ces symptômes sont très-passagers et n'offrent aucune gravité : nous décrirons seulement les syncopes ou perte de connaissance.

SYNCOPE.

La syncope est la perte subite du sentiment et du mouvement, avec notable affaiblissement ou cessation de la circulation. La marche de la syncope est ordinairement rapide : quelquefois, immédiatement après la plus légère émotion de joie ou de douleur, à la vue d'un objet qui plaît ou déplaît, la femme n'aperçoit plus les objets qui l'environnent (éblouissement); tout paraît tourner autour d'elle (vertiges); les jambes sont faibles et fléchissent; immédiatement après, les baillements commencent, la région précordiale est brûlante, les femmes essaient de se desserrer elles-mêmes, mais la face pâlit, les extrémités deviennent froides, une sueur glacée couvre le visage et les membres, le pouls s'efface, la respiration s'anéantit, les facultés intellectuelles ont disparu, la syncope est complète.

Conduite de la sage-femme. Le traitement de la syncope est le suivant : rendre la région précordiale libre en desserrant les vêtements; ramener le sentiment par des aspersions saccadées d'eau froide faites avec les doigts; faire respirer à la malade des odeurs excitantes, telles que l'eau de Cologne, le vinaigre aromatique, l'ammoniaque étendu d'eau; frictionner le front, les tempes, les narines avec les mêmes substances. Quand la malade a recouvré sa connaissance, il faut administrer une potion antispasmodique, ordonner le repos au lit, une alimentation très-légère; prévenir le retour de la syncope en éloignant les causes qui l'ont produite.

ART. IV. ACCIDENTS DU CÔTÉ DE LA LOCOMOTION.

Un seul accident du côté de la locomotion mérite de fixer l'attention de la sage-femme : c'est le *relâchement des symphyses*.

RELACHEMENT DES SYMPHYSES.

Ce relâchement, auquel les accoucheurs anciens

attachaient une importance exagérée, puisqu'ils le considéraient comme indispensable pour la terminaison heureuse d'un accouchement naturel, est en réalité assez rare dans la grossesse comme accident de quelque importance. Quoique chez toutes les femmes enceintes le ramollissement des symphyses soit un acte purement physiologique dû probablement à l'exagération de vitalité produite par la grossesse, cependant il est le plus souvent restreint à certaines limites : il n'en résulte pas de mobilité appréciable dans les symphyses, la démarche a lieu à peu près comme à l'ordinaire, et la station verticale n'est pas douloureuse.

Comme tous les faits de ce genre, le relâchement des symphyses peut être exagéré. On a cité des femmes, qui, en marchant, ressentaient des mouvements d'oscillation dans le bassin : en appliquant la main sur la région sacro-iliaque ou pubienne, on percevait un mouvement sensible entre les os; chez d'autres, le relâchement de l'appareil ligamenteux qui fixe les os pubis était tel que ces parties se croisaient en quelque sorte l'une sur l'autre; sur le bassin d'une femme, après la mort, on vit les trois os qui concourent à sa formation écartés de plus d'un pouce.

Le relâchement des symphyses porté à ces degrés extrêmes est excessivement douloureux. La douleur cède quand la femme repose tranquillement sur un plan horizontal, à moins qu'on ne presse sur les articulations ; mais elle est vive quand la femme marche, se tient debout ou fait un effort pour changer de place. La station est plus pénible que la marche, et la femme, dans cette position, a conscience du mouvement du sacrum entre les os des îles. Tous ces accidents augmentent à mesure que la grossesse avance, et dans son dernier terme la marche devient impossible sans soutien.

Conduite de la sage-femme. Le relâchement des symphyses exige peu de soins spéciaux de la part de la sage-femme, pendant la grossesse; quoi qu'elle fasse, elle ne peut empêcher le développement de la maladie. L'unique but du traitement doit être de s'opposer à la déchirure des symphyses, qui peut avoir lieu pendant la marche, et les meilleurs moyens sont le repos au lit ou dans une chaise longue, pendant les derniers mois de la grossesse, et l'immobilité la plus complète des os du bassin assurée par un bandage contentif régulièrement appliqué.

ART. V. ACCIDENTS DU COTÉ DE LA GÉNÉRATION.

Les accidents qui peuvent survenir dans la fonction de la génération pendant la grossesse sont peu nombreux; ce sont les *écoulements muqueux,* — les *fausses eaux,* — l'*hydropisie de l'amnios,* — l'*avortement,* — l'*accouchement prématuré.*

Les écoulements muqueux nécessitent seulement des soins de propreté; les fausses eaux qui arrivent à diverses époques de la grossesse, tantôt lentement, tantôt brusquement, exigent le repos de la femme pendant quelques jours; l'hydropisie de l'amnios est

très-rare ; l'avortement et l'accouchement prématuré
seuls doivent fixer notre attention.

§ I. AVORTEMENT OU FAUSSE COUCHE.

L'avortement est l'expulsion d'un produit de conception non viable. Il y a *avortement ovulaire* quand
le produit n'a pas encore vingt jours révolus ; il y a
avortement embryonnaire du 20e jour au 90e jour de
la grossesse; enfin, l'avortement est *fœtal* quand le
produit est âgé de 90 jours à 6 mois.

L'avortement est, au point de vue des causes qui
peuvent le déterminer : A. *spontané;* B. *accidentel;*
C. *provoqué.*

A. *Causes de l'avortement spontané.* L'avortement
spontané est plus rare dans les premiers mois de la
grossesse que du 4e au 5e mois. Il est plus commun
chez les femmes nerveuses et pléthoriques que chez
les autres ; on l'observe plus fréquemment aussi
chez les personnes dont la vie est sédentaire que
chez celles dont l'existence est un peu plus active.
Certaines femmes affectées de syphilis n'ont pu mener
des grossesses successives à terme avant un traitement antisyphilitique bien dirigé.

Toutes les causes qui sont de nature à développer
une hémorrhagie utérine produisent aussi l'avortement. Il en est de même de celles qui développent
des contractions réitérées de la matrice ; l'excès de
volume de cet organe, résultant de la présence de
deux ou plusieurs fœtus ou d'une hydropisie de
l'amnios, détermine quelquefois l'avortement; des
tumeurs du bassin ou des parties molles, des vices

de conformation par étroitesse, l'hypertrophie du placenta, des apoplexies dans l'épaisseur de cet organe, son implantation sur le col, des maladies de l'utérus, des polypes, amènent souvent le même résultat. Chez certaines femmes, on a vu des fausses couches antérieures être la cause d'avortements *périodiques* se reproduisant aux mêmes époques de la grossesse ; enfin, dit M. VELPEAU, de même que les fruits qui se flétrissent avant d'être complètement développés se séparent et tombent à la moindre secousse de la branche qui les supporte, de même l'embryon ou le fœtus dans les animaux doit se détacher et être bientôt expulsé de la matrice quand il a cessé de vivre.

B. *Causes de l'avortement accidentel.* L'avortement accidentel est moins commun que l'avortement spontané. A moins de causes accidentelles très-énergiques, comme des coups portés sur l'abdomen, des secousses violentes, une chute sur la région périnéale, des contusions profondes déterminant la mort du fœtus dans le sein de sa mère, il est rare que des causes occasionnelles seules déterminent l'avortement. Nous rangeons dans la même catégorie de causes douteuses les émotions morales vives, la promenade à cheval ou dans une voiture sur un chemin raboteux, la danse, le saut, les efforts musculaires, ainsi que les saignées du pied et du bras, les bains entiers, les manuluves chauds ou froids, les purgatifs, que certains médecins condamnent énergiquement pendant la grossesse. Sur 21,960

accouchements, Madame Lachapelle n'a observé que
116 avortements.

C. *Causes de l'avortement provoqué*. D'après ce
que nous venons de dire, il n'est pas aussi facile de
provoquer l'avortement qu'on pourrait le croire. Les
médicaments évacuants énergiques, administrés dans
ce but, déterminent plus souvent des inflammations
d'intestins et la mort même, que l'avortement (DE-
LAMOTTE, VELPEAU). Quant aux manœuvres mécaniques employées pour rompre les membranes du
fœtus, il arrive souvent qu'elles portent sur la matrice et qu'elles y font des lésions dont les suites
deviennent funestes : ainsi, on voit survenir des inflammations aiguës ou chroniques de l'utérus, des
hémorrhagies très-graves, des cancers qui n'avaient
pas d'autre origine que de semblables pratiques (1)
(DÉSORMEAUX).

Symptômes. Les symptômes de l'avortement sont
variables comme les causes qui l'ont produit : ils se
développent avec lenteur quand l'avortement est
spontané, ils sont brusques et très-rapides quand
celui-ci est accidentel ; les symptômes, enfin, ne sont
pas les mêmes quand il a lieu dans la *période embryonnaire* et dans la *période fœtale de la grossesse*.

1º Dans la *période embryonnaire*, il arrive quelquefois que l'œuf, encore très-peu volumineux, est
expulsé entier et presque sans douleur. On dirait
une époque menstruelle ordinaire, seulement un peu

---

(1) Nous indiquerons, comme appendice à cette troisième partie, à
quels signes on reconnaît, en justice, un avortement provoqué.

plus abondante et plus difficile, si l'on ne trouvait, au milieu du sang à demi-coagulé qui s'écoule, un ovule ou un embryon parfaitement reconnaissable ; cependant, comme il peut arriver que les membranes se soient rompues et que l'embryon n'y soit plus enveloppé, les femmes croient assez fréquemment avoir éprouvé un retard suivi d'un retour abondant et douloureux.

2° *Dans la période fœtale,* les symptômes de l'*avortement spontané* sont plus caractéristiques. Comme très-souvent la mort du fœtus a précédé son expulsion, on observe les symptômes suivants qui paraissent se lier ordinairement avec cet état de l'enfant.

La femme est triste et abattue; les yeux sont ternes et cernés; une pâleur générale est répandue sur le visage ; il existe des nausées qui coïncident avec la perte de l'appétit et le dégoût des aliments ; les membres sont dans un état de lassitude générale; les extrémités sont froides ; un frisson précédé d'horripilations plus ou moins fréquentes parcourt le corps et se termine en général par une sueur assez abondante. Après quelques jours de cet état de malaise, les seins se flétrissent, les paupières se tuméfient, l'haleine devient fétide, et des pesanteurs insolites apparaissent vers l'anus; puis des douleurs utérines se produisent, des tiraillements ont lieu dans les aînes, dans les lombes, dans les cuisses, et le travail de l'avortement commence. Ce travail, qui se rapproche d'autant plus de celui de l'accouchement que l'avortement survient à une époque plus avancée de la gestation, débute par une hémorrhagie. Cette hémorrhagie est plus ou moins abondante suivant l'époque de la grossesse; elle est moins considérable lorsque le produit n'est expulsé que longtemps après sa mort. Le sang est liquide ou grumeleux, d'une couleur d'autant plus noire, d'une odeur d'autant plus fétide, qu'il a stagné plus longtemps dans la matrice; des douleurs se font sentir dans les reins et prennent le caractère intermittent des contractions utérines. Les mouvements de l'enfant ne sont plus perçus par la mère; les battements du cœur ne s'entendent plus à l'auscultation ; le toucher constate le ramollissement du col et la dilatation de son orifice; les membranes commencent à proéminer, et après leur rupture, l'eau de l'amnios s'écoule, le fœtus et le placenta sont expulsés. Si les membranes restent intactes, le corps du fœtus mort depuis quelques jours se flétrit sans se putréfier; si au contraire, les membranes étant rompues, l'expulsion du fœtus tarde à se faire, il s'opère dans le cadavre une rapide putréfaction.

Conduite de la sage-femme. Le traitement consiste: 1° à prévenir la fausse couche; 2° à l'arrêter dans sa marche; 3° et à remédier aux accidents qui peuvent la compliquer.

A. *Prévenir l'avortement*. S'il y a faiblesse de la malade ou vice général de sa constitution, c'est dans l'intervalle d'une grossesse à l'autre qu'il faut s'attacher à combattre les causes.

La femme, dans ce cas, devra être soumise à un régime tonique et fortifiant, aux préparations ferrugineuses, aux bains froids, aux bains de mer, etc. On recommandera le repos pendant les premiers mois et surtout à l'époque où a eu lieu une fausse couche dans une grossesse antérieure. La constipation sera combattue par de fréquents lavements. Dans le cas de congestion locale, on fera une petite saignée de 30 à 60 grammes, si la femme n'est pas affaiblie; dans le cas contraire, on pourra recommander l'application de cataplasmes synapisés sur le dos et les bras, et on évitera tout ce qui peut accroître la circulation vers les membres inférieurs.

La rigidité des fibres de l'utérus, son excès de contractilité, doivent être combattus par des moyens opposés, tels que bains tièdes, régime adoucissant, saignées générales, *laudanum* et lavements à petites doses.

Dans le cas d'abaissement de l'utérus, il ne faudra pas employer de pessaire qui pourrait être une cause de contraction, mais recommander le repos le plus absolu, jusqu'à ce que l'organe se soit élevé au-dessus du détroit supérieur.

Quant aux causes qui dépendent de l'œuf, elles sont hors de la puissance de l'art.

L'espèce de congestion sanguine qui se manifeste chez les femmes abondamment réglées est souvent une cause de fausse couche, aux époques ordinaires des règles, surtout quand antérieurement cet accident a déjà eu lieu; il faut, dans ce cas, pratiquer tous les mois une petite saignée et quelques jours avant l'époque des règles, et cela pendant les premiers temps de la grossesse, jusqu'à ce que le terme des précédentes fausses couches soit passé.

La femme devra éviter les excitations physiques et morales, les efforts, la course, la voiture, etc.

B. *Arrêter l'avortement*. Toute la méthode de traitement, dans les cas où l'avortement semble inévitable, consiste dans l'usage de deux moyens : *la saignée et le laudanum*. L'emploi de ces moyens varie suivant que l'avortement est plus ou moins prononcé.

1re période. Cette 1re période est caractérisée par douleurs utérines étendues de l'ombilic au bassin, avec durcissement du ventre et douleurs de reins, sentiment de pesanteur sur le fondement et dans les lombes, lassitude générale, col utérin ramolli, entr'ouvert, saillie des membranes à chaque contraction.

Conduite de la sage-femme. Elle consiste à ordonner : repos absolu, situation horizontale, diète légère, saignée du bras s'il y a pléthore générale ou locale, lavement entier; donner quand il est rendu un huitième de lavement avec 15 ou 20 gouttes de laudanum que la malade gardera. Si les contractions ne cessent pas, revenir au laudanum administré à la même dose et de la même manière, et de demi-heure en demi-heure, jusqu'à la cessation du travail; la première administration de ce moyen suffit souvent, mais tout au moins la troisième, si le produit est vivant, et si l'œuf est à l'état normal.

2e période. Mêmes accidents que précédemment; de plus, glaires sanguinolentes, perte ou légère ou forte, amincissement et dilatation plus grande de l'orifice, engagement de la poche.

Ajouter au traitement : limonade froide et compresses froides sur les cuisses; il est moins efficace.

3e période. Tout traitement échoue dans la 3e période caractérisée par une perte abondante et la rupture de la poche.

L'administration du laudanum à dose aussi élevée pourrait inspirer des craintes; cependant elle n'est jamais suivie d'accidents sérieux; quelquefois seulement il survient un peu de somnolence et de pesanteur de tête, d'engourdissement, un narcotisme léger qu'un peu de limonade froide ou une infusion de café froid dissipe promptement : ce mode de traitement n'est nullement nuisible au produit. Il sera prudent à la sage-femme d'avertir les assistants des symptômes qui peuvent suivre l'administration du laudanum.

C. *Remédier aux accidents de l'avortement.* L'hémorrhagie est un des accidents les plus ordinaires de l'avortement : elle peut précéder, accompagner et suivre l'expulsion du produit. Si l'hémorrhagie est légère, il suffit d'employer les moyens que nous avons indiqués pour arrêter l'avortement. Si l'hémorrhagie est grave, elle exige une autre conduite. Elle peut être ou interne ou externe.

1° *Hémorrhagie grave interne.* L'hémorrhagie grave interne peut facilement être méconnue avant le 4ᵉ mois ; elle se signale par l'accroissement du ventre, dont le volume n'est pas en rapport avec l'époque de la grossesse, par la tension de l'utérus, la contraction permanente accompagnée de douleurs sourdes dans les reins et l'hypogastre, de pression sur le fondement et sur la vessie. A ces symptômes viennent se joindre la faiblesse du pouls, la pâleur de la face, les faiblesses, les syncopes, enfin, du côté du fœtus la cessation des mouvements actifs et des battements du cœur.

Conduite de la sage-femme. Le traitement consiste en boissons froides, en lavements froids, synapismes sur les bras, la poitrine, le dos. On ne fera pas de saignée si l'hémorrhagie est très-considérable. Un bandage de corps sera appliqué autour du ventre ; des réfrigérants sur les cuisses et l'hypogastre seulement seront encore employés. La sage-femme pratiquera le toucher pour s'assurer si des caillots ne boucheraient pas l'orifice de l'utérus ; dans ce cas, les caillots devraient être extraits pour faciliter l'écoulement du sang au dehors. Le reste du traitement est celui de la perte externe. Cette hémorrhagie interne, après rupture de l'œuf, sera facilement reconnue par le fait de l'issue à l'extérieur d'une petite quantité de sang qui aura précédé la perte interne.

2° *Hémorrhagie grave externe.* La sortie du sang au dehors, en assez grande quantité, est le signe de l'hémorrhagie qui nous occupe. Il faut insister

sur les réfrigérants appliqués seulement sur les
cuisses et le bas-ventre, en tâchant de réchauffer par
tous les moyens possibles les parties supérieures du
corps.

On peut administrer un lavement froid, mais on
ne fera pas usage d'injections froides qui pourraient
délayer les caillots et augmenter la perte si elle était
due à l'implantation du placenta sur le col. Il faut
à chaque instant interroger le pouls et la face, enfin
appliquer le tampon si cela devenait nécessaire,
l'époque de la grossesse et du travail s'opposant à
ce que le produit puisse être extrait. En appliquant
le tampon, on aura soin de s'opposer à l'ampliation
du ventre par l'application d'un bandage serré, et
par des frictions sur l'abdomen.

On a proposé plusieurs procédés de tamponnement;
le meilleur est celui-ci : on introduit au pourtour du
col un certain nombre de bourdonnets de charpie ou
de coton liés par un fil qu'on retient au dehors; ces
bourdonnets sont graissés de cérat; on se sert pour
les introduire d'un spéculum plein et d'une pince;
une fois le cul-de-sac bien rempli par ces bourdonnets, on entasse par-dessus les fils qu'on retient
.à l'extérieur, de la charpie en grande quantité pour
remplir le vagin, et à mesure on retire le spéculum;
quand il est hors de la vulve, le vagin est exactement
rempli; on maintient le tout à l'aide de compresses
longuettes et d'un bandage en T qu'on aura soin de
serrer assez fortement. Ce tampon ainsi appliqué
s'oppose efficacement à l'écoulement du sang;

toutefois, quelques femmes le supportent difficilement.

D. *Favoriser l'avortement.* Bien souvent le tamponnement et le seigle ergoté compromettent la
grossesse. Si donc on se voit dans la nécessité de
déterminer l'avortement, il suffira dans les premiers
mois d'insister sur ces moyens ; mais on se gardera
bien de rompre les membranes, si l'époque peu
avancée de la grossesse peut permettre l'expulsion
de l'œuf entier. Ce n'est qu'à une époque plus avancée
qu'on pourra pratiquer la rupture de l'œuf pour
faciliter l'expulsion du produit.

Délivrance dans l'avortement. Dans les premiers
mois, la sortie du placenta se fait souvent en même
temps que celle du produit, et l'œuf sort en entier.
Mais souvent aussi les contractions de l'utérus rompent les membranes, les eaux s'écoulent, le fœtus
sort, puis les contractions cessent, le col se contracte
et le placenta reste enfermé dans l'utérus. Au bout
de quelques heures, quelquefois au bout de quelques
jours, de nouvelles contractions surviennent, et l'expulsion a lieu. Depuis le moment où le fœtus a été
chassé jusqu'à celui de la délivrance, un écoulement
de sang plus ou moins abondant arrive souvent : la
présence du placenta dans l'utérus l'entretient en
empêchant le retrait complet de l'organe sur lui-
même et en favorisant l'afflux du sang dans ses parois.
Aussi l'accoucheur devra-t-il hâter la délivrance pour
soustraire la femme au danger de l'hémorrhagie.
Si le placenta est décollé, on le trouvera engagé

dans le col. Deux doigts suffiront pour l'extraire : au besoin on pourrait employer une pince.

Si le placenta est encore adhérent ou si le col n'est pas suffisamment dilaté, on s'en tiendra aux réfrigérants, au seigle ergoté, au tamponnement.

Quand l'accoucheur, appelé tardivement, n'aura pu connaître la présence du placenta dans l'utérus, parce que le col s'est refermé, que fera-il? Si l'hémorrhagie est légère, comme il ignore si la fausse couche est faite ou à faire, il emploiera les réfrigérants et le laudanum afin de tâcher de conserver le produit. Si la perte est grave, il doit employer le seigle ergoté, le tampon, etc.; jamais il ne tentera de forcer la résistance du col.

Lorsque le placenta est entièrement décollé et qu'il est retenu dans l'utérus, souvent il n'y a plus d'hémorrhagie à craindre, mais le délivre se putréfie, les lochies deviennent fétides, et les phénomènes de la résorption putride se déclarent.

Tous ces accidents, suite de l'avortement, sont très-graves et devront engager la sage-femme à appeler le plus promptement possible un médecin qui prescrira les moyens à employer dans ces cas difficiles.

§ II. ACCOUCHEMENT PRÉMATURÉ.

Quand une femme accouche dans le 8e mois de sa grossesse, l'accouchement est dit prématuré.

Le plus grand nombre des causes qui provoquent l'avortement peuvent déterminer l'expulsion du fœtus avant terme.

La distension excessive de la matrice par plusieurs fœtus ou par une grande quantité de liquide amniotique, la mort accidentelle des fœtus, des efforts musculaires violents, la présence d'une tumeur ovarique gênant le développement régulier et complet de l'utérus, sont les causes les plus communes. Toutefois, la mort accidentelle du fœtus est la plus fréquente de ces causes.

C'est à cette mort accidentelle que sont dûs les premiers signes de l'accouchement prématuré : la femme éprouve des frissons, de la moiteur, des faiblesses, de la pesanteur dans les membres inférieurs ; il y a de l'inappétence, du dégoût ; la face se bouffit légèrement, et cette bouffissure s'étend quelquefois à tout le corps ; en même temps, il se manifeste dans l'abdomen un sentiment de pesanteur et de froid ; lorsque la malade se tourne d'un côté à l'autre, il lui semble sentir la chute d'un poids plus ou moins lourd ; le fœtus cesse d'exécuter des mouvements, et si l'on interrogeait les bruits du cœur, il y a cessation de ces bruits.

Après quelques jours de cet état, si la cause de l'accouchement est la mort du fœtus, les douleurs commencent à se manifester : ces douleurs sont d'abord irrégulières et lentes ; elles sont d'autant plus lentes et d'autant moins intenses que le terme de 9 mois est plus éloigné ; comme ces douleurs ont pour effet la dilatation complète du col, elles durent jusqu'à l'effacement de celui-ci. Pendant cette période, les femmes sont en général très-inquiètes et très-agitées : il ne faudrait pas augmenter cette agitation et ce malaise en leur annonçant la mort du fœtus que l'on a reconnue.

Si la période de dilatation est longue dans l'accouchement prématuré, il n'en est pas ainsi de la période d'expulsion : le petit volume du fœtus l'abrège en effet considérablement.

L'expulsion du fœtus terminée, il reste à opérer la délivrance : la sage-femme y apportera le plus grand soin, car les adhérences du placenta, les contractions irrégulières, l'inertie d'un utérus épuisé par des douleurs de longue durée, le désemplissement brusque de l'organe résultant d'une expulsion trop rapide, permettent de faire redouter une hémorrhagie.

Il est curieux de savoir que les accouchements prématurés sont plus communs dans les présentations du pelvis que dans celles du sommet.

Conduite de la sage-femme. Lorsqu'une femme est menacée d'accouchement prématuré, il faut, à moins qu'on ne soit sûr de la mort du fœtus, chercher à enrayer le travail : prescrire pour cela à la femme un repos absolu ; pratiquer une saignée du bras si la femme est pléthorique ; administrer de deux heures en deux heures un quart de lavement de décoction de racine de guimauve additionnée de 20 gouttes de laudanum de Sydenham.

Si le travail est commencé : la sage-femme doit commander le repos, pour éviter une hémorrhagie ; ne pas toucher trop souvent la malade, pour éviter d'augmenter les irrégularités des contractions ; pratiquer une légère saignée, pour combattre la rigidité du col ; favoriser les contractions régulières par de légères frictions sur le ventre de la femme ; quant à la délivrance, la sage-femme se comportera comme il sera dit plus loin, pour empêcher que les contractions irrégulières et spasmodiques de l'organe ne resserrent partiellement le placenta et n'en gênent l'expulsion facile et spontanée.

CHAPITRE TROISIÈME.

ACCIDENTS PENDANT L'ACCOUCHEMENT.

Les accidents pendant l'accouchement se divisent :
1º en accidents pendant l'accouchement proprement dit ; 2º en accidents pendant la délivrance.

ART. I. ACCIDENTS PENDANT L'ACCOUCHEMENT PROPREMENT DIT.

Les accidents pendant l'accouchement sont : l'*hémorrhagie*, l'*éclampsie*, l'*inertie de la matrice*, les *contractions irrégulières* et la *rupture de la matrice*.

§ I. HÉMORRHAGIE.

On donne le nom d'hémorrhagie utérine à toute perte de sang par les parties génitales, qu'elle provienne des vaisseaux de la mère ou du cordon ombilical. Cet accident est un des plus formidables qui puissent se déclarer chez une femme en travail.

Les causes de l'hémorrhagie utérine sont, ou prédisposantes, ou déterminantes, ou spéciales.

A. *Causes prédisposantes*. La grossesse est la principale cause prédisposante. La matrice devient dans cet état un centre de fluxion auquel participent les organes voisins, et qui se trouve accru par toutes les circonstances qui peuvent rendre la circulation plus active : tels sont le tempérament sanguin, les menstrues abondantes, le tempérament lymphatique, qui s'accompagne souvent de congestion utérine et qui prédispose certaines femmes à une espèce de molimen hémorrhagique à chaque période menstruelle. Telles sont aussi les excitations physiques et morales : ainsi, une nourriture succulente, l'usage des boissons alcooliques, les veilles dans des réunions nombreuses, etc., etc.

B. *Causes déterminantes.* Toutes les causes précédentes, quand elles agissent pendant une certaine durée, peuvent devenir causes déterminantes ; de plus, toutes les commotions physiques et morales, dont il a été question à l'article avortement, peuvent aussi déterminer cet accident.

C. *Causes spéciales.* Les principales causes déterminantes spéciales sont le décollement prématuré du placenta, les déchirures du col utérin, l'insertion du placenta sur l'orifice ou dans le voisinage.

a. *Décollement du placenta.* Les contractions normales trop brusques, les contractions irrégulières, peuvent décoller le placenta et amener une perte d'autant plus dangereuse que le travail est moins avancé, et ceci a lieu surtout quand l'utérus a été très-distendu, soit par une grande quantité d'eau, soit par des jumeaux. Dans cette dernière circonstance, l'hémorrhagie peut avoir lieu après la sortie du premier enfant et compromettre la vie de la mère et celle du second enfant ; si elle se déclare après la sortie des deux enfants, la vie seule de la mère est en danger.

Le décollement du placenta peut être déterminé par la brièveté du cordon ombilical ou par le tiraille-ment d'une partie des membranes coiffant la tête de l'enfant.

b. Déchirures du col utérin. Souvent le produit de la conception, en traversant les organes maternels, déchire plus ou moins le col utérin, mais rarement cette cause amène une hémorrhagie importante.

c. Insertion du placenta sur le col de l'utérus. C'est une cause presque constante d'hémorrhagie : si quel-quefois, dans ce cas, l'hémorrhagie n'a pas eu lieu, c'est que l'enfant était mort depuis longtemps.

C'est vers le huitième mois qu'a lieu cette hémor-rhagie; c'est en effet à cette époque que commence à s'ouvrir l'orifice interne du col; par suite de cette dilatation, le placenta ne peut suivre les rapports de connexion vasculaire qui l'unissent à l'utérus; ces rapports sont détruits en partie, et le sang coule.

Symptômes. Ils se distinguent en signes généraux et en signes locaux.

Signes généraux. Les signes généraux sont la faiblesse du pouls, la pâleur de la face, le refroi-dissement des extrémités, le tintement d'oreilles, le mal de cœur, la syncope.

Les signes locaux sont différents selon que la perte est *externe* ou *interne*.

1° *Perte externe*. Le symptôme de la perte externe, c'est la perte elle-même.

Si on rencontre au col utérin un corps spongieux, mollasse, si l'écoulement est plus fort pendant la douleur, il y a implantation du placenta sur le col ; si au contraire l'hémorrhagie est due au décollement du placenta, la perte n'augmente que dans l'intervalle des douleurs.

2° *Perte interne*. Si la perte est peu abondante, elle passe inaperçue ; si elle est plus considérable, la résistance plus grande du globe utérin, sa forme irrégulière et anfractueuse, qui coïncide avec son développement insolite et rapide, la cessation des mouvements actifs, sont les signes qui la feront reconnaître. Très-souvent, dans ce cas, il y a un léger écoulement de sang au dehors.

On pourrait facilement confondre cet accident avec l'hydropisie de l'amnios ou la tympanite, si on n'avait pas pour le reconnaître les signes généraux dont nous avons parlé.

Traitement de l'hémorrhagie interne. Si elle est grave, il faut hâter l'accouchement si on le peut, afin de mettre fin à l'accident ; on emploiera le seigle ergoté, le frottement du fond de l'utérus avec la main, la titillation du col, la compression du ventre par un bandage serré, les réfrigérants. Si ces moyens échouent, on forcera la résistance du col en y introduisant un doigt, puis deux, etc. Pour vider l'utérus, quelquefois on est forcé d'inciser le col utérin. Il faudra, dans ce cas, ne procéder à la rupture des membranes qu'après avoir dilaté le col, car les eaux de l'amnios s'écoulant seules, les caillots restant dans l'utérus, d'autres caillots viendraient s'ajouter aux autres et remplaceraient les eaux. Si au contraire le col est dilaté, le sang et les caillots pourront être expulsés, ou la main pourrait aller les chercher.

Si le col est ramolli, entr'ouvert, s'il y a des contractions, il faut rompre les membranes. Cette rupture permet l'issue des eaux de l'amnios et du sang; l'utérus revient sur lui-même, le produit est expulsé et l'hémorrhagie cesse. Après la rupture des membranes, on pourra administrer le seigle ergoté.

Si l'hémorrhagie continuait après la rupture des membranes, sans que l'enfant sorte, il faudrait introduire la main et extraire le fœtus. Cette manœuvre aura pour résultat : d'une part, de vider la matrice du produit de la conception, de stimuler les contractions utérines, de rétracter les vaisseaux utérins, et par conséquent de tarir la source de l'hémorrhagie ; d'une autre part, de simplifier l'accident, en substituant une hémorrhagie externe à l'hémorrhagie interne.

Traitement de l'hémorrhagie externe. Le tableau suivant, emprunté aux leçons de M. Paul Dubois, résume toutes les indications que peut présenter cet accident.

TABLEAU SYNOPTIQUE

DU TRAITEMENT DE L'HÉMORRHAGIE AVANT ET PENDANT LE TRAVAIL.

AVANT LE TRAVAIL.

HÉMORRHAGIE LÉGÈRE A.
- Situation horizontale.
- Repos absolu.
- Air frais.
- Boissons acidules fraîches.
- Saignée s'il y a pléthore.
- Vider la vessie et le rectum.

HÉMORRHAGIE GRAVE B.
- Mêmes moyens qu'en A, excepté la saignée.
- D'abord, applications froides,
- Puis, seigle ergoté, 2 grammes en 3 doses, à 10 minutes d'intervalle.
- Si ces moyens sont insuffisants, appliquer le tampon, ou, dans quelques cas particuliers, faire la perforation des membranes.

PENDANT LE TRAVAIL.

HÉMORRHAGIE LÉGÈRE.

Orifice non dilaté et non dilatable.
- Membranes entières. . — Mêmes moyens qu'en A, sauf la saignée, qui ne convient que dans la pléthore prononcée.
- Membranes rompues. . — *Id.*

Orifice dilaté. .
- Membranes entières. . — Mêmes moyens qu'en A, puis attendre ou rompre les membranes.
- Membranes rompues. . — Mêmes moyens qu'en A, et attendre ; si les douleurs sont faibles et lentes, donner le seigle ergoté.

Membranes entières. . — Mêmes moyens qu'en A, sauf la saignée, puis les réfrigérants ; en cas d'insuffisance, et si les douleurs sont faibles, seigle ergoté, puis rompre les membranes ; enfin, si l'orifice ne permettait pas la version, appli-

§ II. ÉCLAMPSIE.

Il existe une espèce de convulsions ou de spasmes qui ne se rencontre jamais qu'à l'époque de l'accouchement, c'est-à-dire plus ou moins de temps avant ou immédiatement après, et le plus souvent pendant le travail. Ces convulsions, qui sont accompagnées de perte de sentiment et d'abolition de l'intelligence, sont très-dangereuses ; elles ont reçu le nom d'éclampsie.

Signes. Tantôt elles viennent subitement et tantôt elles ont des signes précurseurs, tels que : mal de tête, souvent limité à un seul côté, étourdissements, battements des tempes, obscurcissements de la vue, éblouissements, regard fixe, mouvements convulsifs dans le visage, surtout dans les muscles de la bouche. Après eux, la connaissance se perd et les convulsions se déclarent : le visage est décomposé et méconnaissable ; il est gonflé, rouge ou d'un bleu noirâtre ; les yeux roulent dans leur orbite ; l'écume souvent mêlée de sang vient à la bouche ; les mâchoires sont spasmodiquement serrées l'une contre l'autre ; le cou est alternativement gonflé et comme étranglé ; la poitrine se dilate et se resserre avec violence ; la respiration est irrégulière, saccadée et sifflante ; le ventre se soulève et se contracte subitement ; les membres supérieurs et inférieurs sont pris de contorsions violentes et spasmodiques. Après un temps plus ou moins long, les convulsions cessent, et la malade tombe dans un sommeil profond, avec ronflements bruyants, dont elle sort au bout de dix minutes, un quart-d'heure ou une demi-heure ; à son réveil, elle ignore ce qui s'est passé, elle se plaint de lassitude dans les membres, d'une grande faiblesse, de maux de tête. Si on ne remédie pas de suite au mal, les attaques reviennent à diverses reprises, jusqu'à ce que l'accouchement se fasse ou que la mort mette fin à cet affreux spectacle. Quelquefois aussi ces convulsions reviennent après la délivrance. En général, l'éclampsie n'arrête pas la marche de l'accouchement, et la délivrance a souvent lieu sans que les malades en aient connaissance.

L'éclampsie ressemble beaucoup à l'épilepsie ou mal caduque ; elle en diffère en ce qu'elle a lieu peu de temps avant le travail, pendant qu'il dure ou après lui ; elle est très-dangereuse, tandis que l'épilepsie est une maladie longue, dont les attaques reviennent souvent pendant des années. La première est presque toujours mortelle, et la seconde entraîne rarement la mort.

L'éclampsie peut être confondue avec les convulsions hystériques ou l'hystérie. Ces convulsions se distinguent de l'éclampsie en ce que, comme l'épilepsie, elles sont une maladie longue ; en général, elles ne sont ni précédées ni suivies de mal de tête ; les femmes se portent ordinairement bien une fois les attaques finies ; pendant l'accès, il n'y a pas d'écume à la bouche ; pendant l'attaque, la femme ne perd pas entièrement connaissance, bien qu'elle ne puisse pas répondre aux questions qu'on lui adresse ; le sens de l'ouïe est surtout délicat ; la femme éprouve la sensation d'un corps remontant vers la gorge et la serrant; elle verse des pleurs après l'accès; enfin, ces convulsions ne sont pas dangereuses. Il est bon de remarquer que les convulsions épileptiques et hystériques sont rares durant la grossesse, qu'elles sont très-peu fréquentes dans la seconde moitié de cet état, et qu'elles sont extrêmement rares à l'époque de l'accouchement.

L'apoplexie ne sera pas confondue avec l'éclampsie; l'apoplexie résulte d'un épanchement sanguin au cerveau et est caractérisée par la perte de sensibilité et de mouvement de tout le corps ou d'une partie du corps seulement : c'est ce qu'on appelle paralysie; dans ces cas, il n'y a pas les mouvements convulsifs qu'on remarque dans l'éclampsie, mais souvent cette dernière affection détermine l'apoplexie.

Causes. L'éclampsie atteint plus fréquemment les primipares que les femmes qui ont eu déjà des enfants; les femmes bien portantes et grasses y sont encore plus sujettes que les femmes maigres, faibles et disposées aux maux de nerfs. Une forte distension de la matrice, produite par un enfant volumineux ou par des jumeaux, l'œdème général ou des extrémités inférieures, produisent l'éclampsie.

Au nombre des principales causes déterminantes, il faut compter la réplétion de l'estomac, l'usage d'aliments indigestes, les fortes émotions; toutefois, cette affection peut venir sans causes particulières : dans la plupart des cas, la cause prochaine est une forte congestion sanguine vers la tête.

Pronostic. L'éclampsie est un accident très-dangereux et exige de prompts secours : elle se termine souvent par la mort; chaque attaque, et même la première, peut amener cette terminaison. Ces convulsions sont d'autant plus dangereuses qu'elles sont plus fortes et plus prolongées, qu'elles reparaissent plus souvent, et que la connaissance ne revient que plus imparfaitement; elles sont plus dangereuses avant l'accouchement que pendant et après lui; les convulsions qui alternent avec des intervalles lucides sont moins dangereuses pour l'enfant que pour la mère.

Si les convulsions passent à l'état de spasmes, pendant lesquels la malade est étendue sans connaissance, les membres et le corps raides, la respiration haletante, sifflante et irrégulière, la matrice dure au toucher, le corps entier tremblant, ou si le mal se présente dès l'abord sous cette forme, le danger est extrêmement grand pour la mère et pour l'enfant.

La femme qui a été atteinte d'éclampsie semble avoir une prédisposition à la métro-péritonite. Dans le cas de retour à la santé, on observe souvent l'abolition complète de la mémoire, qui ne revient que peu à peu.

Traitement de l'éclampsie. Le traitement de l'éclampsie est préventif ou curatif; étudions-le avant le travail et pendant le travail.

1° *Avant le travail.* A. *Traitement préventif.* Ce traitement n'est pas du ressort de la sage-femme.

Il appartient seulement au médecin de conseiller, suivant les cas, la saignée ou les dérivatifs, les diurétiques ou les bains, les anti-spasmodiques associés aux ferrugineux chez les personnes nerveuses ou affaiblies. Il ne peut pas en être ainsi du traitement curatif dont nous allons actuellement parler.

B. *Traitement curatif*. Dès que les convulsions arrivent ou menacent d'arriver, le premier soin de la sage-femme est de faire venir de suite un médecin; en l'attendant, elle devra agir : l'accident est trop grave pour temporiser.

Conduite de la sage-femme. 1° *Pendant l'attaque*, elle doit prendre garde que la malade ne se fasse du mal, ne se heurte violemment la tête, ne tombe du lit, etc.; elle aura soin, pour empêcher la langue d'être mordue, d'introduire entre les mâchoires le manche d'une cuillère enveloppée d'un morceau de linge. Il pourrait être nuisible de tenir trop fermement la femme pendant les attaques; il est superflu de lui desserrer les doigts. 2° *Après l'accès*. L'accès passé, elle pratiquera une saignée proportionnée à la force de la malade; dix sangsues seront appliquées derrière chaque oreille; des cataplasmes synapisés seront promenés sur les membres inférieurs; on ne les laissera que 10 à 15 minutes, et on les changera souvent de place. La sage-femme administrera un lavement avec une poignée de sel de cuisine en dissolution; de la glace, de l'eau très-froide contenue dans une vessie, seront maintenues sur la tête; si la femme peut avaler, on lui fait prendre une potion anti-spasmodique composée de :

Eau de laitue............................ 60 grammes.
Eau de tilleul........................... 60 grammes.
Sirop de fleurs d'oranger................ 30 grammes.
Ether sulfurique. .... 30 gouttes.
Laudanum de Sydenham. .... 10 gouttes.

Si la femme ne peut pas avaler, on lui administre 60 à 80 centig. de calomel dont on donne un décig. d'heure en heure; chaque dose de calomel est mélangée à un peu de miel; on introduit le tout dans la bouche : le calomel ne tarde pas à produire ses effets.

Le bain tiède est encore un très-bon moyen à employer; c'est surtout pendant que la femme est plongée dans l'eau qu'il est essentiel de maintenir les réfrigérants sur la tête sans interruption.

2° *Traitement de l'éclampsie pendant le travail.* 1° *Pendant l'accès*, les moyens à employer sont les mêmes que dans l'éclampsie survenant pendant la grossesse. 2° *Après l'accès*, on fera usage des moyens déjà indiqués, tels que saignées générales et locales, lavements purgatifs, potions antispasmopiques, révulsifs sur les extrémités, etc.; mais pendant qu'on met ces moyens en usage, on doit s'attacher à extraire l'enfant, si cela est possible: c'est le remède le plus sûr. Les procédés varient suivant la fréquence, la durée des accès, leur intensité, suivant aussi l'époque du travail à laquelle ces accès se manifestent. Le tableau qui suit résume toutes les indications à remplir dans ces circonstances.

PENDANT LE TRAVAIL.				
	ÉCLAMPSIE LÉGÈRE...	Col non dilaté, non dilatable, épais..	Membranes entières:.	Pratiquer immédiatement la rupture des membranes; la distension étant une des principales causes de l'éclampsie, on peut espérer la faire cesser en vidant l'utérus en partie.
			Membranes rompues..	Oindre le col utérin avec l'extrait de belladone; attendre.
		Col dilaté, dilatable............		Confier l'expulsion à la nature; ne pas employer le seigle ergoté, qui peut aggraver les accidents, l'éclampsie déterminant elle-même des contractions utérines très-énergiques.
	ÉCLAMPSIE GRAVE....	Col non dilaté, non dilatable, épais..	Membranes entières..	Les rompre; belladone; attendre.
			Membranes rompues..	Belladone; on a conseillé l'*accouchement forcé*, mais il est plus dangereux souvent que l'éclampsie elle-même : il vaut mieux s'en abstenir, à moins que la répétition des accès ne fasse craindre la mort.
		Col non dilaté, mais mince......	Membranes entières..	Les rompre; belladone et attendre.
			Membranes rompues..	Belladone; incisions sur les parties latérales de l'orifice; extraire le produit par la version ou le forceps.

§ III. INERTIE DE LA MATRICE.

Plusieurs causes peuvent occasionner l'inertie de la matrice, c'est-à-dire l'absence ou la faiblesse des contractions utérines. Nous allons les étudier successivement :

A. *Faiblesse constitutionnelle de la femme.* La faiblesse des contractions utérines se manifeste spécialement chez les femmes d'une constitution grêle, débile, ou affaiblie par de grandes maladies. Ces contractions peu énergiques meurent en naissant. La dilatation est lente, la poche amniotique ne fait pas saillie à travers l'orifice; enfin, si les membranes sont rompues, la tête vient à peine reposer sur le col; quelquefois les contractions de l'utérus, d'abord vives et soutenues, perdent de leur intensité et finissent par cesser tout à fait.

Conduite de la sage-femme. La sage-femme doit soutenir les forces de la femme à l'aide de quelques légers toniques, tels que des bouillons et du vin généreux. Si par l'emploi de ces moyens les forces ne se relèvent pas, il faut administrer le seigle ergoté quand la dilatation est complète.

B. *Faiblesse propre de l'utérus.* La faiblesse propre de l'utérus, quoique du reste la constitution de la femme soit bonne, peut déterminer l'accident qui nous occupe : il faut alors faire des frictions sur l'abdomen, titiller le col de l'utérus, faire marcher la femme et enfin administrer le seigle ergoté. La sage-femme doit être très-prudente dans l'emploi de ce médicament; elle ne se décidera à en faire usage que quand elle sera dans l'impossibilité de se procurer le secours d'un médecin.

C. *Pléthore.* La pléthore générale et locale peut aussi ralentir ou suspendre les douleurs. Dans ce cas, la saignée doit être pratiquée.

D. *Impressions morales.* Des impressions morales vives peuvent arrêter les contractions : la vue de certaines personnes par exemple; la sage-femme tâchera de discerner cette cause et d'y porter remède.

E. *Mort de l'enfant.* On a supposé que la mort de l'enfant pouvait causer l'inertie de l'utérus; c'est une erreur : seulement, la cause qui a déterminé cette mort a pu agir également sur la mère, et c'est cette cause qu'il faut combattre.

F. *Distension considérable de l'utérus.* La distension extrême de l'utérus peut donner lieu au ralentissement ou à la suppression des douleurs. Cette distension tient à la trop grande quantité du liquide amniotique : dans ce cas, il faut rompre les membranes.

G. *Rigidité des membranes.* La rigidité des membranes peut aussi retarder l'accouchement en épuisant les forces de la femme, et dans ce cas il faut les rompre comme il a été dit précédemment.

La rigidité du col de l'utérus, son obliquité, la résistance du périnée, les vices de conformation du bassin et du produit, les mauvaises présentations, sont encore des causes de ralentissement ou de suspension du travail.

Quelle que soit la cause de l'inertie, si aucun des

moyens que nous venons d'indiquer n'avait pu ranimer les contractions, il faudrait extraire le produit;
aller chercher les pieds, si la tête est au-dessus
du détroit supérieur ou à peine engagée dans ce
détroit; extraire l'enfant par le forceps, si les premières contractions qui se sont manifestées au début
du travail ont engagé la tête dans l'excavation,
l'inertie étant survenue après cet engagement.

§ IV. CONTRACTIONS IRRÉGULIÈRES DE L'UTÉRUS.

Quelquefois l'utérus, au lieu de se contracter dans
son ensemble pour expulser le fœtus, subit des contractions très-irrégulières que l'on reconnaît facilement en appliquant la main sur l'abdomen. On sent
une très-grande dureté dans certaines de ses parties,
tandis que dans d'autres le ventre est mou; le fœtus
balloté par ces contractions anormales ne s'avance
que lentement et le plus souvent ne fait aucun
progrès : dans ces circonstances, les femmes sont
en proie à une agitation extrême, au désespoir; le
pouls est fréquent, développé; la peau est chaude,
le face animée et rouge ; l'intelligence se trouble. Si
on ne remédiait pas promptement à cet état, qu'on
a appelé tétanos utérin, il pourrait bien amener des
convulsions véritables et l'éclampsie puerpérale.

Conduite de la sage-femme. Le traitement consiste
d'abord dans la saignée, qui quelquefois suffit seule;
si au bout de dix minutes ou d'un quart-d'heure,
l'effet sédatif n'est pas produit, il faut recourir aux
opiacés et aux bains : on administre un huitième de
lavement avec addition de 15 gouttes de laudanum,

puis on fait prendre un bain s'il est possible. Si, un quart-d'heure après la sortie du bain, l'effet n'est pas produit, on reviendra de quart-d'heure en quart-d'heure aux petits lavements avec addition de 15 gouttes de laudanum, dût la quantité aller jusqu'à 60 ou 80 gouttes. Ces moyens sont presque toujours couronnés de succès.

§ V. RUPTURE DE LA MATRICE.

L'accident le plus redoutable qui puisse atteindre la femme dans l'état puerpéral, est la rupture de l'utérus ; il est quelquefois suivi de la mort immédiate. L'utérus peut se rompre dans son fonds ou dans sa partie sus vaginale.

Causes prédisposantes. Tout ce qui peut augmenter la distension ou diminuer la résistance des parois de l'utérus sont des causes prédisposantes, telles que la grossesse double, l'hydropisie de l'amnios, l'affaiblissement de certaines parties de l'organe sans cause connue ou déterminé par des altérations gangreneuses, l'atrophie, etc.

Causes déterminantes. Les causes déterminantes de la rupture de la matrice sont les contractions énergiques de l'utérus pour vaincre un obstacle mécanique à l'accouchement, tels que rétrécissement du bassin, présentation vicieuse de l'enfant; les lésions de cause externe, comme chute, coups, blessures; mais la cause la plus fréquente vient des manœuvres mal dirigées par l'accoucheur au moment des contractions.

Symptômes. La femme, au moment de la rupture,

pousse un cri perçant; elle a entendu un certain bruit; les assistants l'ont entendu de même; elle éprouve en un point du ventre une douleur très-vive; elle pâlit; son pouls se déprime; à cette angoisse inexprimable succède un engourdissement; souvent la femme s'évanouit; les contractions cessent tout à coup; l'abdomen est devenu souple, dépressible; on ne sent plus à la même hauteur le fonds de l'utérus; on sent à sa place certaines parties du fœtus, tandis que l'utérus, plus ou moins rétracté, s'est abaissé dans la région hypogastrique.

Si l'accident est arrivé avant la rupture des eaux, on constate que la poche devient flasque sans cependant qu'il se soit rien écoulé au dehors; la partie de l'enfant qui se présentait au détroit supérieur ne s'y retrouve plus; si la dilatation permet l'introduction de la main dans l'utérus, on ne retrouve pas le produit, qui est remplacé par des anses intestinales; le plus souvent quelques parties du fœtus sont encore dans l'utérus, et on peut suivre à travers la crevasse celles qui se sont échappées dans le ventre.

Traitement. Dans cet accident, qui amènera certainement ou presque certainement la mort de la femme, l'accoucheur devra aller chercher l'enfant par les voies naturelles; ou, si cela n'est pas possible, pratiquer l'opération césarienne. Après l'extraction de l'enfant, il devra introduire la main dans l'utérus pour refouler dans le ventre les anses intestinales, qui auront pu s'échapper.

Nous ne nous étendrons pas sur tout ce qu'il y a

à faire, soit au moment de l'accident, soit après, parce qu'une sage-femme ne devra jamais rien tenter dans ce cas hors la présence d'un médecin.

ART. II. ACCIDENTS PENDANT LA DÉLIVRANCE.

Jusqu'à présent nous nous sommes occupés des accidents qui pouvaient survenir, soit pendant la grossesse, soit pendant l'accouchement; il nous reste maintenant à étudier ceux qui arrivent après l'accouchement; ces accidents sont : *l'inertie de la matrice*, — *l'hémorrhagie*, — *les convulsions*, — *la syncope*, — *l'adhérence du placenta*, — *l'enchatonnement du placenta*, — *la chute de la matrice*, — *le renversement de la matrice*.

Comme les convulsions, la syncope et le prolapsus utérin n'exigent pas un traitement spécial dans la délivrance, nous renvoyons, pour ces accidents, aux paragraphes dans lesquels nous les avons déjà étudiés.

§ I. INERTIE DE LA MATRICE.

L'inertie de la matrice, dont nous avons déjà parlé, est un accident plus fréquent après l'expulsion du fœtus que pendant l'accouchement ; il est ordinairement très-grave, car il est presque toujours accompagné d'une hémorrhagie qui en peu d'instants peut mettre en danger les jours de la malade.

Signes. L'inertie est cet état de flaccidité, de mollesse, dans lequel peut se trouver la matrice après la sortie de l'enfant. L'utérus ne se contracte pas, il ne forme pas cette boule ferme, résistante, que la main sent manifestement après la sortie du fœtus dans les régions ombilicale et hypogastrique.

Causes. Les causes de l'inertie sont : la faiblesse générale, suite de maladies antérieures; un accouchement lent et laborieux, qui a épuisé les forces de la femme; un accouchement trop prompt, qui n'a pas permis à la matrice de revenir sur elle-même; une extension considérable de cet organe par des jumeaux, par un enfant volumineux ou par une très-grande quantité de liquide; une adhérence partielle du placenta.

Conduite de la sage-femme. L'inertie peut avoir lieu avant ou après la délivrance : si la délivrance n'est pas encore opérée, ou bien il n'y a pas d'hémorrhagie, ou, au contraire, il y a perte de sang plus ou moins considérable.

S'il n'y a pas d'hémorrhagie, ce qui indique que le placenta n'est pas encore détaché, il ne faut faire aucune manœuvre; il faut se contenter de frictionner le bas-ventre et de soutenir les forces de la malade en lui administrant du bouillon, quelques cuillerées de bon vin et une infusion de camomille. Il faut attendre que la matrice se réveille, et ne procéder à la délivrance qu'au bout d'une heure ou deux, et se conduire après selon les circonstances.

S'il y a hémorrhagie, le placenta est détaché en totalité ou en partie. La première chose à faire est de procéder à la délivrance ; pour cela, on agit de la manière suivante : la main droite, dont les doigts sont réunis en cône, est introduite dans la matrice, ayant pour conducteur le cordon ombilical; on arrive ainsi facilement jusqu'au placenta ; on recherche la portion qui est détachée, et alors la main, dont la face dorsale est tournée vers la matrice, passe entre cet organe et le placenta qu'il décole petit à petit comme on ferait de deux feuilles de papier accolées l'une à l'autre; quand le placenta est détaché en totalité, la main le saisit par un de ses bords et l'entraîne au dehors. Quelquefois l'extraction du placenta et les manœuvres que la main de l'accoucheur a été obligée d'exécuter, ont fait revenir la matrice sur elle-même et cesser l'hémorrhagie. Si le sang continue à couler, il faut se hâter d'administrer le seigle ergoté, d'appliquer sur le bas-ventre et sur les cuisses, surtout à leur partie interne, des linges trempés dans de l'eau très-froide, à la glace s'il est possible ; de plus, on fera des injections d'eau vinaigrée froide dans l'intérieur de la matrice. Pour cela, le doigt indicateur de la main gauche servira de conducteur à la canule de la seringue. On pourra aussi introduire une main, dans l'intérieur de l'utérus, qui titillera, grattera cet organe pour le forcer à se contracter et à chasser par ses efforts cette main qui l'irrite.

Dans aucun cas il ne faut employer le tamponnement, qui ne remédierait à rien; il en résulterait une hémorrhagie interne qui serait plus dangereuse que l'hémorrhagie externe.

L'accident dont nous venons de parler est très-grave, ainsi qu'on l'a vu, et mérite toute l'attention

des sages-femmes, qui souvent n'ont pas le temps,
pour agir, d'attendre l'arrivée du médecin, et qui
sont forcées d'agir seules. Dans ces graves circonstances, il faut que la sage-femme conserve un grand
sang-froid ; quelle rassure la malade et ne fasse part
du danger qu'elle court qu'à quelque proche parent :
par là, elle mettra sa responsabilité à couvert, et les
parents ainsi avertis pourront prendre ou faire
prendre telles dispositions civiles ou religieuses
qu'ils jugeront convenables dans ces tristes moments.

§ II. HÉMORRHAGIE.

L'hémorrhagie après l'expulsion du produit peut
précéder, accompagner ou suivre la délivrance; elle
est toujours déterminée par l'inertie utérine : c'est,
comme nous l'avons dit, un accident des plus re-
doutables.

L'hémorrhagie peut être externe ou interne.

Hémorrhagie externe. Elle est facile à reconnaître,
puisque le sang coule au dehors ; cependant il faut
être assez habitué à apprécier la quantité de sang
qu'une femme doit perdre après la délivrance pour
ne pas prendre cet écoulement normal pour une
perte, et pour ne pas regarder une perte comme un
phénomène physiologique.

Hémorrhagie interne. Quand des caillots, obstruant
le col utérin, mettent obstacle au cours extérieur
du sang, il s'accumule dans la cavité utérine qu'il
distend; le pouls s'affaiblit ; la femme pâlit et est
prise de syncopes; la main appliquée sur le ventre

peut reconnaître que l'utérus est plus développé qu'il
ne doit l'être.

Conduite de la sage-femme. Pour combattre le redoutable accident qui nous occupe, il faut faire
usage des moyens que nous avons indiqués à l'article
INERTIE ; il faudra faire emploi du seigle ergoté à la
dose de 2 ou 3 grammes en deux ou trois fractions.
On a conseillé la compression de l'artère aorte à
travers les parois abdominales affaissées : cette
compression, si elle est bien faite, arrête à l'instant
l'hémorrhagie ; elle ne remédie pas à l'accident,
mais elle recule le danger, et permet d'employer
plus longtemps les moyens qu'on met en usage pour
arrêter l'hémorrhagie ; cette compression est très-
fatigante pour celui qui la fait : il est quelquefois
obligé d'employer ses deux mains pour avoir plus de
force, et de se faire remplacer, ses forces ne tardant
pas à être épuisées.

§ III. ENCHATONNEMENT DU PLACENTA.

Quand tout annonce la séparation du placenta,
quand le temps écoulé fait supposer que cette séparation a eu lieu, quand des tractions opérées sur le
cordon ne produisent rien, il faut aller rechercher
la cause qui retient le placenta ; le doigt introduit
trouve toujours l'orifice externe du col mou, flasque,
mais il rencontre l'orifice interne fortement con-
tracté et fermé : c'est la cause de la rétention du
placenta ; quelquefois ce resserrement n'a lieu que
quand le placenta est engagé dans le col où il est
circulairement serré. Cet état du col n'est, en gé-

néral, que passager, et le temps suffit pour le faire cesser; cependant, si au bout de quelques heures il persistait encore, ou s'il survenait quelque accident, il faudrait agir.

Quelquefois, certaines parties de l'utérus restent dans le relâchement, tandis que d'autres se contractent; si c'est la partie où le placenta est inséré qui reste inerte, tandis que les autres parties de l'organe sont contractées spasmodiquement, le placenta est enfermé dans cette partie non contractée, il y a *enchatonnement :* cet enchatonnement s'explique parfaitement par la disposition des divers plans musculaires de la matrice; quelquefois, une partie du placenta seulement se trouve engagée dans l'endroit resserré.

Conduite de la sage-femme. Le laudanum à la dose de 10, 15 ou 20 gouttes dans un huitième de lavement, les embrocations narcotiques sur le ventre, la saignée s'il y a pléthore, sont les moyens à employer d'abord ; s'ils ne réussissent pas, on introduit la main en engageant petit à petit chacun des doigts, on force ainsi avec ménagement la résistance du col, et on entraîne le placenta au dehors.

§ IV. ADHÉRENCES DU PLACENTA.

Les adhérences du placenta peuvent être plus ou moins étendues ; on les reconnaît aux signes suivants : l'utérus est bien revenu sur lui-même, son globe dur et résistant se fait sentir au-dessus du pubis, le col est mou et bien conformé ; malgré toutes ces dispositions favorables à la délivrance, la traction

sur le cordon n'amène pas le placenta au dehors ;
on doit supposer alors qu'il y a adhérence. Après
une heure d'attente, la main, guidée par le cordon,
est introduite jusqu'au placenta ; si celui-ci est détaché dans une partie de sa circonférence, c'est là
que l'accoucheur devra agir en faisant glisser les
doigts entre l'utérus et le placenta ; quand il est
détaché en entier, on le saisit par un bord et on
l'entraîne ; si le placenta est adhérent par toute sa
circonférence et décollé seulement à son centre, où
se fait un amas de sang entre lui et l'utérus, il faut
rompre le centre du placenta et détacher le reste
dans toute la circonférence ; si l'adhérence est
complète sur toute la surface du placenta, on tâchera d'en détacher un des bords, et alors on
agira comme dans le cas d'adhérences partielles.
Quelquefois l'accoucheur, malgré tous ses efforts,
est obligé de laisser dans la matrice tout ou partie
du placenta ; cette masse se putréfie et peut sortir
par lambeaux ; quelquefois cette putréfaction donne
lieu à une inflammation de l'utérus et à une fièvre
de mauvaise nature : pour remédier à cette putréfaction, on fait des injections très-souvent répétées
d'eau de guimauve, à laquelle on ajoute quelquefois
un peu de chlorure de chaux. Du reste, les soins
que réclame une femme chez laquelle le placenta
n'est pas sorti en entier sont du ressort du médecin
et non de celui de la sage-femme ; pour ce motif,
nous ne nous étendrons pas davantage sur ce
sujet.

§ V. RENVERSEMENT DE L'UTÉRUS OU INTROVERSION.

Le renversement de l'utérus peut bien quelquefois être déterminé par la délivrance spontanée, mais le plus souvent cet accident résulte de ce que des tractions ont été opérées sur le cordon, alors qu'il existait des adhérences entre le placenta et l'utérus.

Ce renversement peut être incomplet : alors le toucher et le palper abdominal peuvent seuls éclairer le diagnostic ; s'il est complet, au contraire, on voit, on sent entre les lèvres de la vulve une tumeur ronde, rugueuse, noirâtre, formée par l'utérus, dont la paroi interne est devenue extérieur.

Conduite de la sage-femme. Quand le renversement est incomplet, la main sera introduite avec précaution et soulèvera immédiatement le fond de l'utérus introversé.

Si l'introversion était complète, l'extrémité des doigts garnie d'un linge serait appuyée sur le fond de l'organe et le ferait rentrer petit à petit en dedans de lui-même jusqu'à ce que la réduction soit terminée. Si, dans ce cas, le placenta était encore adhérent, il faudrait le détacher d'abord, puis réduire l'utérus.

ACCIDENTS DES SUITES DE COUCHES.

Il nous reste à parler 1° des accidents qui peuvent atteindre la mère pendant les couches et l'allaitement ; 2° des maladies qui peuvent affecter l'enfant dans les premiers jours de sa naissance. Nous passerons rapidement sur les maladies qui sont du ressort du médecin et qui ne peuvent être abandonnées aux soins des sages-femmes, et nous nous étendrons un peu plus longuement sur les indispositions dont le traitement peut être confié à ces dernières.

ART. I.   ACCIDENTS CHEZ LA FEMME EN COUCHES.

L'état puerpéral exige une grande surveillance de la part de la sage-femme : la plus légère imprudence peut déterminer des modifications dans les phénomènes naturels des couches ; ces accidents sont souvent légers, mais quelquefois ils sont mortels.

§ I. ACCIDENTS PROVENANT DES TRANCHÉES UTÉRINES.

Les douleurs qui suivent la délivrance portent le nom de tranchées utérines. Elles persistent si communément pendant plusieurs jours après l'accouchement, qu'on ne doit pas les regarder comme morbides ; aussi ne réclament-elles aucun traitement particulier : on doit se borner à recommander le repos. Mais si elles sont plus intenses que d'ordinaire, on peut, pour les calmer, prescrire à la malade de se tenir chaudement ; appliquer autour de l'abdomen des linges chauds ; faire de légères frictions avec de l'huile d'amandes douces sur le bas-ventre ; administrer un lavement émollient ; pour boisson, on fera prendre une infusion de camomille. Si, malgré l'emploi des moyens que nous venons d'indiquer, l'état douloureux ne diminuait pas, si les tranchées devenaient incessantes, si l'abdomen était sensible au toucher, s'il survenait de la fièvre, etc., il serait nécessaire d'appeler un médecin.

§ II. ACCIDENTS PROVENANT DES LOCHIES.

Les lochies peuvent être trop abondantes, cesser trop promptement, ou être de mauvaise qualité.

Quand les lochies sont abondantes au point d'affaiblir l'accouchée, la sage-femme aura soin de faire appeler promptement un médecin, et jusqu'à son arrivée, elle se conduira comme dans le cas d'hémorrhagie de la matrice.

Si les lochies cessent de couler plus tôt que d'ordinaire et si l'accouchée se porte bien du reste, cela n'a aucune mauvaise conséquence; mais si, avec la cessation complète des lochies, il survient des douleurs dans le ventre, de la chaleur, de la soif, du mal de tête, etc., la sage-femme doit sans retard demander l'assistance d'un médecin; recommander à l'accouchée de se tenir tranquille, et lui défendre tout ce qui pourrait l'échauffer ou l'irriter; faire mettre souvent l'enfant à la mamelle; prescrire des fomentations de décoction de camomille sur le ventre et les parties externes de la génération; enfin, donner un lavement émollient.

Si les lochies commencent à avoir une odeur infecte, la sage-femme doit exiger la plus grande propreté; si l'écoulement est âcre au point d'excorier les parties génitales, et si la femme se porte bien du reste, il faut souvent laver les parties avec une infusion de camomille et de sauge, ou même en faire une injection dans le vagin.

§ III. ACCIDENTS PROVENANT DE LA LACTATION.

Ces accidents sont la *galactirrhée* ou excès de sécrétion laiteuse, — *agalaxie* ou défaut de cette sécrétion, — les *gerçures des seins*, — l'*engorgement des seins*, — l'*inflammation*, — les *abcès* et les *indurations*, qui sont les conséquences de l'inflammation.

A. *Galactirrhée*. La galactirrhée, chez la femme qui ne nourrit pas, n'est jamais assez prononcée le premier jour de la fièvre de lait, pour qu'on doive faire autre chose que ce qui a été recommandé dans la première partie de cet ouvrage. Mais si les seins restent tendus, si la fièvre persiste, s'il y a douleur, il faut modérer la sécrétion.

Les moyens à employer sont la diète absolue, les cataplasmes émollients sur les seins, les laxatifs légers, tels que l'huile de ricin à la dose de 15 grammes, l'eau de Sedlitz, les lavements purgatifs, ou bien une boisson chaude additionnée de 15 grammes de *sel duobus* par litre.

Chez la nourrice, la galactirrhée ne constitue jamais une maladie, si on a le soin de présenter le sein à l'enfant avant la fièvre de lait, avant la *montée* du lait. Cependant si, au bout de quelque temps, l'enfant venait à être malade ou à mourir, la nourrice pourrait être très-incommodée de son lait ; il faut, dans ce cas, diminuer la tension des seins en retirant le lait au moyen de la pompe à sein. On obtient encore ce résultat, en prescrivant la diète dans les cas graves, et en augmentant les autres sécrétions.

B. *Agalaxie*. Le défaut de sécrétion du lait a pour cause, du côté de la mère, la mauvaise conformation ou l'absence du mamelon, le squirrhe ou l'atrophie des mamelles, l'abondance trop grande des lochies, le flux du ventre, les sueurs immodérées, la trop grande jeunesse ou l'âge trop avancé de la nourrice, l'apparition des règles, enfin la grossesse. Du côté de l'enfant, la mauvaise conformation des lèvres, de la langue, du voile du palais ou tout autre vice de conformation, la trop grande faiblesse, sont les causes les plus communes.

Traitement. Si la femme est pléthorique, s'il y a quelqu'inflammation, il faut saigner et employer le régime antiphlogistique; si au contraire la femme est affaiblie, on recommande un régime tonique et le repos physique et moral ; le mamelon est-il mal conformé, on recherchera s'il est susceptible d'érection sous l'influence des titillations ou des efforts de succion; quant à l'enfant, on tâchera de remédier au vice de conformation qui l'empêche de teter; mais si ce vice de conformation est sans remède, il faut avoir recours à l'allaitement artificiel. Si la femme est atteinte d'une affection organique au sein, si elle est trop jeune ou trop âgée, si ses règles viennent à paraître ou si elle est devenue enceinte, il faut donner une autre nourrice à l'enfant.

C. *Engorgement des seins.* L'engorgement des seins, communément appelé *poil*, survient pendant la lactation, surtout dans les premiers jours; il est caractérisé par le gonflement d'un sein, rarement des deux ; ce sein devient douloureux, dur, tendu, inégal, et présente une légère rougeur à sa surface:

ordinairement cette maladie ne présente aucun danger.

Des coups, l'impression du froid, les tiraillements du mamelon, sa sensibilité développée par la succion de l'enfant, une nourriture trop succulente, la cessation brusque de l'allaitement, les excoriations et les gerçures du sein, etc., sont les causes de cette maladie.

Le poil se termine habituellement par résolution au bout de quelques jours. Ce qu'il faut faire, c'est de dégorger la mamelle en présentant l'enfant au sein, si la femme nourrit; dans le cas contraire, il faut bien se garder d'exercer la succion artificielle. Du reste, diète ou régime léger, applications émollientes, purgatifs salins, diurétiques et sudorifiques, voilà le traitement à suivre.

D. *Inflammation des seins*. L'inflammation des seins est un degré beaucoup plus fort de la maladie qui vient de nous occuper. Elle reconnaît les mêmes causes et présente une certaine gravité pour la femme : il y a fièvre intense, perte d'appétit, chaleur de la peau, enfin, tous les signes d'une vive irritation. Elle se termine, soit par résolution, comme le poil, soit par suppuration, soit par induration. Nous ne décrirons pas cette maladie; il nous suffit de l'indiquer aux sages-femmes, parce qu'elle est du ressort de la chirurgie et demande les soins d'un médecin.

E. *Gerçures des seins*. Les gerçures du sein résultent des efforts de succion de l'enfant, et ont lieu plus souvent chez les femmes qui nourrissent pour la première fois : elles sont plus ou moins profondes, toujours extrêmement douloureuses, présentent peu de gravité par elles-mêmes, mais compromettent souvent le succès de l'allaitement.

Pour prévenir ces gerçures, on recommande de préparer le mamelon avant l'accouchement par une succion peu énergique, souvent répétée, afin de l'endurcir : ce moyen, en outre, a l'avantage d'allonger le mamelon. Quant au traitement curatif, on a recommandé bien des moyens, entre autres: le mucilage de coings (5 à 6 grains sur lesquels on jette une cuillerée d'eau bouillante) qu'on applique sur le sein immédiatement après l'allaitement au moyen d'une feuille de lierre en forme de cornet, le beurre de Cacao, la cautérisation avec le nitrate d'argent; mais le meilleur moyen est l'allaitement médiat avec un bout de sein artificiel en tetine de vache. Pendant que l'enfant s'alimente ainsi, le sein guérit petit à petit : il est bon, de temps en temps, d'essayer l'allaitement immédiat pour voir s'il peut être repris. Comme moyen propre à faciliter la succion au moyen du bout de sein, on remplit son godet de lait chaud et on l'applique sur le sein; l'enfant tete d'abord facilement le lait du godet, le vide se fait, et le lait maternel vient successivement remplacer l'autre.

§ IV. ACCIDENTS DU CÔTÉ DES ORGANES GÉNITAUX.

Sous l'influence d'un accouchement plus ou moins difficile, il peut survenir des lésions dans les organes génitaux, soit externes, soit internes; ces lésions sont plus ou moins graves ; ce sont : 1°l'*œdéme* et le *trombus de la vulve ;* 2° les *lacérations des parties molles ;* 3° les *déplacements de l'utérus ;* 4° l'*inflammation de l'utérus* (métrite, métro-péritonite).

1° L'*œdème de la vulve,* qui a lieu quelquefois dans la grossesse, se prolonge souvent après l'accouchement : s'il est considérable, quelques mouchetures en diminueront l'intensité ; s'il y avait inflammation, il faudrait avoir recours aux cataplasmes.

Le *trombus de la vulve,* qui peut se manifester quelquefois par le fait seul de la grossesse, est bien plus souvent le résultat de la contusion qu'éprouvent les grandes lèvres lors du passage naturel ou de l'extraction artificielle du fœtus : quelquefois ces trombus se résorbent d'eux-mêmes, mais le plus souvent il se forme des abcès que le chirurgien doit ouvrir.

2° Les *lacérations des parties molles* sont : les déchirures du col de l'utérus, les déchirures du vagin, les perforations de la cloison vesico-vaginale, les perforations de la cloison recto-vaginale, les déchirures vulvaires, la rupture, la destruction, la perforation du périnée ; toutes ces lésions exigent les soins d'un chirurgien habile ; toutes ou presque toutes nécessitent des opérations plus ou moins difficiles.

Il ne peut entrer dans notre plan de faire la description de tous ces accidents, dont le traitement ne peut être abandonné aux sages-femmes. Nous nous sommes contentés de les énumérer.

3° Les *déplacements de la matrice* sont nom-

breux : tantôt la matrice s'abaisse (chute de la matrice), tantôt son corps bascule en avant (antéversion),
tantôt il bascule en arrière (rétroversion).

A. La chute de la matrice arrive, pendant les premiers jours des couches, chez les femmes dont les
tissus sont lâches, le bassin large, qui ont eu un ·
travail laborieux, dont la délivrance a été difficile,
dont le périnée ou la cloison recto-vaginale a été
déchirée, qui pendant le travail ou après les couches
ont fait des efforts inconsidérés ou prématurés. Il est
très-facile de reconnaître ce déplacement de l'utérus:
le doigt rencontre le col à·peu de distance de la
vulve ou entre les lèvres de celle-ci ; il y a pesanteur
sur le fondement, tiraillement dans les aînes et le
bas-ventre, constipation, gêne et douleur en allant
à la selle. On fait placer la femme horizontalement,
le bassin plus élevé que la poitrine; on refoule
l'utérus avec les doigts introduits dans le vagin; on
interdit tout effort; on recommande le repos absolu;
on fait tenir le ventre libre au moyen de lavements,
afin d'éviter les efforts de la défécation; on fera garder
le lit quatre ou cinq semaines : ordinairement ces
moyens suffisent. Si, malgré leur emploi, la descente
se renouvelle, on soutient l'utérus avec un pessaire;
on emploie aussi des injections fortifiantes et astringentes et un régime tonique, lorsque les lochies ont
disparu.

B. L'antéversion et la rétroversion surviennent
aussi après l'accouchement ; ils peuvent donner
lieu à des accidents inflammatoires très-graves, à

la rétention d'urine, à la constipation, à la stérilité. Si une sage-femme reconnaît ces déviations, elle doit appeler de suite un médecin pour y porter remède.

4º L'*inflammation de l'utérus* peut être simple (métrite) ou compliquée de l'inflammation du péritoine (métro-péritonite) ; la métrite simple guérit presque toujours à la suite d'un traitement antiphlogistique ; la métro-péritonite, au contraire, est la maladie la plus terrible à laquelle est exposée la femme en couche : le traitement d'une affection si grave ne peut être abandonné aux soins d'une sage-femme ; il faut tout le savoir, toute l'habileté d'un médecin pour la combattre.

Quand une sage-femme observera chez une femme nouvellement accouchée un frisson plus ou moins prolongé, suivi de céphalalgie ; quand le pouls sera plein, dur, fréquent, la peau chaude ; quand elle remarquera une grande sensibilité à la pression dans le ventre, surtout dans les fosses iliaques, et quand il y aura diminution ou suppression des lochies, que la sage-femme se hâte de faire prévenir un médecin, la malade est menacée d'une métro-péritonite.

§ V. ACCIDENTS DU CÔTÉ DU RECTUM, DE LA VESSIE ET DU TISSU CELLULAIRE DU BASSIN.

La déplétion de l'utérus amène souvent des changements dans les fonctions du rectum et de la vessie ; la constipation et la diarrhée sont les effets de l'inertie et de l'irritation du rectum ; l'incontinence et la rétention de l'urine sont les effets de l'inertie et l'irritation de la vessie.

La constipation sera combattue, après la fièvre de lait, par des lavements émollients ou légèrement laxatifs ; s'ils sont insuffisants, on ordonnera une potion purgative avec 15 grammes d'huile de ricin ou 30 grammes de sel de Glauber.

La diarrhée, l'irritation intestinale, seront traitées par les émollients à l'intérieur et à l'extérieur, et même par quelques sangsues à l'anus.

Dans la rétention d'urine, il faut de toute nécessité vider la vessie au moyen de la sonde ; du reste, cette incommodité ne dure ordinairement que quelques jours. L'incontinence d'urine réclame l'emploi de laxatifs et de vésicatoires volants sur l'hypogastre.

Quant à l'inflammation du tissu cellulaire du bassin, il faut pour la combattre employer le traitement anti-phlogistique dans toute sa rigueur : injections émollientes, bains, boissons émollientes, diète, sangsues, saignée même ; s'il survenait des abcès, il faudrait les ouvrir. On conçoit que tout cela n'est pas du ressort de la sage-femme.

ART. II. MALADIES DE L'ENFANT NOUVEAU-NÉ.

Les maladies dont l'enfant nouveau-né peut être affecté sont produites : 1° pendant son développement dans l'utérus ; 2° pendant l'accouchement ; 3° dans les premiers jours qui suivent la naissance. Les premières, appelées congéniales, sont connues sous le nom de vices de conformation ; les secondes sont des lésions provenant de l'accouchement ; les troisièmes sont les maladies proprement dites du nouveau-né.

§ I. VICES DE CONFORMATION.

Les vices de conformation chez les enfants nouveau-nés sont nombreux. Ces vices de conformation sont l'absence d'un ou de plusieurs membres, des excroissances, l'absence de la bouche, le bec de lièvre, la division du voile du palais, le filet, l'imperforation de l'anus, la persistance du trou de Botal, l'absence de la moëlle épinière, le spina bifida, l'absence totale ou partielle du cerveau, l'hydrocéphale, la hernie du cerveau. Dans la plupart des cas, il n'y a rien à faire ; dans d'autres, quelques opérations sont nécessaires, qui ne peuvent être pratiquées que par le médecin : la section du filet peut seule être faite par la sage-femme.

Filet. La brièveté du frein de la langue, vulgairement appelée filet, entrave les mouvements de la langue et empêche la succion : il faut faire la section du filet. Pour cela, on se sert d'une sonde cannelée ; on soulève la langue au moyen de la plaque qui termine cette sonde ; on introduit le filet dans la fente qui s'y trouve, et avec des ciseaux on l'incise en dirigeant la pointe des ciseaux en bas, afin d'éviter les veines ranines. Souvent on se contente de faire une très-légère incision et de présenter immédiatement l'enfant au sein : les efforts de succion achèvent de déchirer ce lien, et permettent l'allongement de la langue en avant.

§ II. LÉSIONS RÉSULTANT DE L'ACCOUCHEMENT.

Ces lésions sont les ecchymoses et les meurtrissures, les tumeurs sanguines.

. A. *Ecchymoses et meurtrissures.* Ces accidents résultent ordinairement des pressions éprouvées pendant un accouchement difficile ou des manœuvres obstétricales nécessaires. La résolution de ces ecchymoses se fait presque toujours spontanément; on n'a besoin d'employer quelques applications résolutives que quand la tuméfaction des téguments est trop considérable.

B. *Tumeurs sanguines.* Fort souvent les parties de l'enfant qui sont restées le plus longtemps exposées au vide du bassin sont le siége d'une sorte d'épanchement séro-sanguin. Cet épanchement occupe plus spécialement le crâne, la face, le siége, l'épaule, les genoux, suivant la présentation. Cet épanchement a lieu, *soit entre les téguments et l'aponévrose crânienne:* il n'offre aucun danger et se dissipe de lui-même ; *soit entre les os et le péricrâne :* il se résout aussi ordinairement de lui-même, cependant il forme quelquefois collection et même abcès qu'il faut ouvrir ; *soit enfin dans le diploé des pariétaux ou entre ces os et la dure-mère :* là, le danger est plus grand, puisque la collection comprime le cerveau et détermine une paralysie souvent incurable.

§ III. MALADIES PROPREMENT DITES.

Les maladies de l'enfant peuvent affecter : A. la peau ; B. les yeux ; C. le tube digestif.

A. Maladies de la peau.

Les maladies de la peau les plus fréquentes sont :

1º *Erythème*, ou rougeur inflammatoire de la peau ; il est le résultat du contact de corps irritants, tels que les matières fécales et les urines, etc. ; il suffit des soins de propreté pour le guérir.

2º *Erysipèle*. L'érysipèle est une inflammation superficielle de la peau, avec chaleur, douleur et tension de la partie enflammée ; il y a souvent fièvre. Cet accident est assez fréquent chez les enfants : il occupe le ventre, le thorax, les membres, de préférence à la tête ; il se termine par résolution, desquamation, suppuration et même gangrène ; quelquefois il est compliqué de symptômes du côté du ventre, et alors il est presque toujours mortel. Le traitement consiste en applications émollientes, en onctions avec de la graisse douce, en boissons adoucissantes.

3º *OEdème*. L'œdème est dû à une infiltration de sérosité dans le tissu cellulaire ; les téguments paraissent endurcis, gonflés, tendus, rouges, conservant longtemps les impressions des doigts.

Le traitement consiste en bains émollients souvent répétés et longtemps prolongés ; la laine chaude, appliquée directement sur la peau, est un moyen efficace ; on s'est aussi très-bien trouvé de l'application de pommade de digitale et d'iode aux mains et aux pieds, de l'administration des ferrugineux et des préparations de quinquina.

4º *Ictère* ou *jaunisse*. Souvent les enfants deviennent jaunes peu de jours après leur naissance ;

mais cette espèce de jaunisse n'est pas une maladie et n'exige aucun traitement, si ce n'est quand il survient des complications.

5° *Suppuration de l'ombilic.* Après la chute du cordon, la cicatrice ombilicale suppure quelque temps; cet état peut se prolonger, si on n'y porte remède. Des lotions d'eau blanchie avec quelques gouttes d'extrait de Saturne, ainsi que le cérat saturné, suffisent souvent : quelquefois cependant on est obligé d'employer le calomélas en poudre pour saupoudrer la petite cicatrice, et même le nitrate d'argent pour la cautériser.

B. Maladies des yeux.

L'*ophthalmie purulente*, ou inflammation des yeux, est une affection grave à laquelle il convient de porter remède de bonne heure; aussi la sage-femme doit-elle connaître les symptômes par lesquels elle débute, afin de prévenir les parents, pour qu'un médecin soit de suite appelé. Les premiers symptômes sont les suivants : il y a rougeur et tuméfaction légères des paupières ; l'enfant ne peut supporter la lumière, il ferme les yeux et tourne la tête du côté opposé au jour ; si on écarte les paupières, il s'écoule une sérosité trouble qui irrite la peau.

C. Maladies du tube digestif.

1° *Muguet.* Le muguet est une concrétion du mucus sur les membranes muqueuses enflammées; on peut l'observer dans la bouche, l'œsophage, l'estomac, l'intestin grêle et le gros intestin ; il ne sera question ici que de celui de la bouche. Il peut se présenter sous trois aspects : 1° sous forme de très-petits points blancs épars sur la langue et les parois de la bouche ; 2° sous celle de lambeaux plus ou moins larges ; 3° sous celle d'une membrane qui recouvre toute la langue et s'étend sur d'autres parties de la cavité buccale. Souvent ces points blancs se détachent et laissent voir à leur place une membrane enflammée, couleur rouge-cerise, qui bientôt se recouvre de nouvelles concrétions.

Quand le muguet est simple, il faut se contenter de laver la bouche plusieurs fois par jour avec un pinceau imbibé d'eau de guimauve et de miel rosat, à laquelle on peut ajouter, soit du chlorure de sodium, soit du sous-borate de soude, soit de l'alun. Si la maladie se compliquait d'une affection du tube digestif, un médecin devrait être appelé pour ordonner les moyens à employer.

2° *Aphthes.* Les aphthes sont dus à une inflammation des follicules muqueux, soit de la bouche, soit du reste du tube digestif ; il survient de petites ulcérations superficielles dont les bords sont tantôt arrondis, tantôt taillés à pic ; elles sécrètent une matière blanche qui finit par se détacher.

Le traitement ne diffère pas de celui du muguet.

3° *Eructations.* Les éructations sont rarement fâcheuses ; elles dépendent souvent de repas copieux et fréquents ; elles indiquent une mauvaise digestion quand elles sont abondantes et répétées.

4° *Météorisme du ventre.* Le météorisme est le

ballonnement du ventre par des gaz ; il s'accompagne de constipation et quelquefois de vomissement : cet état reconnaît pour cause les irrégularités dans le régime. Il faudra mettre entre chaque repas de l'enfant un intervalle suffisant pour que la digestion puisse se faire convenablement, deux ou trois heures par exemple. On administrera quelques cuillerées d'eau sucrée aromatisée avec l'eau de fleurs d'oranger, des cataplasmes sur le ventre, un bain chaud par jour, des suppositoires et de petits lavements ; enfin, le sirop de rhubarbe, dit de *chicorée*, à la dose de deux cuillerées à café, compléteront le traitement.

5° *Vomissement*. Le vomissement, ou mieux la régurgitation d'une partie du lait, n'a rien de fâcheux : l'estomac ne se débarrasse ainsi que du superflu ; quand le vomissement est glaireux et fait rejeter une partie des aliments, il peut amener le dépérissement : dans ce cas, il peut dépendre d'une maladie des voies digestives et demande un traitement approprié. Le plus ordinairement, le changement de nourriture, l'emploi de 25 à 40 centig. de magnésie calcinée dans une cuillerée d'eau sucrée, ou celui d'un léger purgatif, suffisent pour dissiper ces vomissements.

6° *Diarrhée*. Elle peut être produite par une véritable indigestion intestinale, une mauvaise nourriture, un lait trop ancien, l'état de grossesse ou de maladie de la nourrice, un sevrage trop précipité, des aliments solides donnés prématurément, une irritation et une augmentation de sécrétion de l'appareil folliculeux, enfin, par une inflammation véritable des intestins.

Cette diarrhée varie sous le rapport de la couleur et de la consistance des matières : la diarrhée jaune, écumeuse et fluide est l'effet de l'inflammation du gros intestin ; la diarrhée blanche et muqueuse est souvent produite par une irritation de l'intestin grêle ; la diarrhée verte est en général regardée comme un signe d'inflammation du duodénum. Dans tous ces cas de diarrhée, il y a preque toujours rougeur aux environs de l'anus.

Le sirop de gomme, les cataplasmes émollients, les lavements d'eau de mauve, l'eau de tilleul, de fleurs d'oranger, les bains entiers, suffisent, dans la plupart des cas, pour calmer la diarrhée. Si les signes d'irritation intestinale sont évidents et résistent à ces moyens, il faut appliquer une sangsue, soit à l'estomac, soit à l'anus, suivant l'indication ; si la diarrhée est chronique, il faut employer les toniques et les astringents ; mais il importe surtout de s'attacher à éloigner la cause de la maladie.

7° *Chute du rectum.* Les efforts que fait l'enfant en criant, la constipation, la fréquence des déjections alvines, tendent à pousser au déhors le rectum, dont la muqueuse, peu adhérente aux autres membranes, se détache peu à peu et vient faire saillie à l'extérieur de l'anus.

Il faut d'abord, avec les doigts graissés d'huile ou de cérat, faire rentrer la tumeur, puis la maintenir par un bandage en T; si l'infirmité persiste, il faut soutenir le pourtour de l'anus chaque fois que l'enfant va à la selle, et faire de temps en temps sur la tumeur des lotions avec une solution d'alun, d'eau de chaux, d'astringents, en un mot, et de toniques qu'il est nécessaire d'aider par l'application du bandage.

APPENDICE.

ACTE DE NAISSANCE.

La naissance de l'enfant est constatée sur le registre de l'état-civil par un acte ou écrit qu'on appelle *acte de naissance ;* cet acte est dressé au nom de la loi.

ART. 55 (Code civil). Les déclarations de naissance seront faites *dans les trois jours de l'accouchement* à l'officier de l'état civil du lieu.

ART. 56 (Code civil). La naissance de l'enfant sera déclarée par le père, ou, à défaut du père, par les docteurs en médecine, *sages-femmes,* officiers de santé, et, lorsque la mère sera accouchée hors de son domicile, *par la personne chez qui elle sera accouchée.*

D'après les termes de ces deux articles, la sage-femme est dans l'obligation, 1º de déclarer la naissance de l'enfant dans les trois jours qui suivent l'accouchement, à défaut du père, ou si l'accouchement a eu lieu chez elle ; 2º de présenter cet enfant à l'officier de l'état-civil.

ART. 346 (Code pénal). Toute personne qui, ayant assisté à un accouchement, n'aura pas fait la déclaration dans les trois jours, sera punie d'un emprisonnement de six jours à six mois et d'une amende de 16 à 300 fr.

La déclaration de naissance est l'indication du jour, de l'heure, du lieu de la naissance, du sexe de l'enfant et des prénoms qui lui seront donnés.

La présentation du nouveau-né à l'officier de l'état-civil a pour résultat de prévenir des abus, par exemple : celui d'inscrire, comme né récemment, un enfant né depuis un an ou deux ; comme étant de tel sexe un enfant d'un autre sexe.

ACTE DE BAPTÊME.

Le baptême est un acte par lequel l'église s'empare

de l'enfant à son entrée dans la vie, et, au nom de
la religion, en fait un être sacré. Cette consécration
s'appelle *ondoiement*, si on se borne à verser de l'eau
sur la tête de l'enfant; elle prend le nom de *baptême
solennel*, si l'ondoiement est fait à l'église et est
accompagné d'une cérémonie religieuse.

1° *Ondoiement*. La sage-femme est obligée de pratiquer l'ondoiement dans tous les cas où la vie de
l'enfant est en péril : pour accomplir cet acte religieux,
elle verse sur le corps de l'enfant de l'eau pure ou de
l'eau bénite, en disant : *Je te baptise au nom du Père
et du Fils et du Saint-Esprit.*

Dans le cas d'avortement, il faut aussi ondoyer le
fœtus; s'il est encore enveloppé de ses membranes,
elle versera l'eau lustrale sur l'enveloppe, en pro-
nonçant les paroles : *Je te baptise, etc.*

2° *Baptême solennel*. Le baptême solennel est ordinairement pratiqué le dimanche qui suit la naissance
de l'enfant; la sage-femme est chargée de porter
l'enfant à l'église, de le tenir sur les fonds baptismaux,
et souvent d'indiquer à leurs parrain et marraine ce
qu'ils ont à dire et à faire. Nous n'entrerons pas
dans les détails de la cérémonie du baptême; disons
seulement qu'elle se compose de plusieurs temps,
savoir : 1° la déclaration du sexe et des prénoms de
l'enfant par le parrain et la marraine ; 2° l'ondoiement sur les fonds baptismaux; 3° l'application sur
la tête de l'enfant d'un petit bonnet appelé *chrémeau;*
4° la bénédiction de l'enfant à l'autel.

COMPLÉMENT.

PRÉPARATIONS PHARMACEUTIQUES USUELLES

ET

OPÉRATIONS DE PETITE CHIRURGIE

du ressort des sages-femmes.

La *thérapeutique* est cette partie de l'art de guérir qui s'occupe des moyens de traiter les maladies (1).

Les moyens de traiter les maladies sont de deux sortes : 1° *pharmaceutiques* ou tirés de l'officine du pharmacien ; 2° *chirurgicaux* ou empruntés à l'art manuel des opérations. — Comme souvent l'art manuel des opérations exige l'emploi des moyens pharmaceutiques, nous allons commencer par ces derniers.

CHAP. I. PRÉPARATIONS PHARMACEUTIQUES.

L'officine du pharmacien, ou *pharmacie*, contient les corps végétaux, animaux et minéraux employés dans le traitement des maladies : ces corps s'appellent *médicaments*. Le pharmacien est l'homme qui a appris l'art de les connaître, de les choisir, de les conserver et de les préparer.

(1) La thérapeutique des sages-femmes est excessivement limitée; elles n'ordonnent pas seules, en effet, les moyens destinés à combattre les maladies : nous nous bornerons à indiquer les connaissances qui leur sont indispensables pour veiller et servir à l'exécution complète et fidèle de l'ordonnance du médecin.

Le pharmacien a le monopole de son art. Les médecins ou sages-femmes, qui préparent, fournissent, vendent des médicaments là où existe une officine de pharmacien ; exercent illégalement l'art de la pharmacie.

Les médicaments sont excessivement nombreux et variés : 1° les uns sont employés seuls et sans avoir subi aucune préparation : ce sont les médicaments *simples;* d'autres sont des mélanges, et sont nommés médicaments *composés.* Le *seigle ergoté,* qui s'administre ordinairement seul, est un exemple de médicament simple.

2° Certains médicaments existent tout préparés dans l'officine du pharmacien : on les appelle médicaments *officinaux.* Un grand nombre ne se prépare que sur une ordonnance de médecin, et sont dits pour cela *magistraux.* Le seigle ergoté est un médicament officinal.

3° Les médicaments jouissent de propriétés différentes. A. On appelle *toniques,* les substances destinées à relever les forces, comme le *vin* et le *fer.* B. Les *astringents* sont ceux qui, appliqués sur une partie, la resserrent et y empêchent l'afflux du sang, comme l'*alun* et le *vinaigre* étendu d'eau. C. Les *irritants* rougissent la peau, soulèvent l'épiderme, comme la *farine de moutarde,* les *vésicatoires.* D. On nomme *émollients,* les médicaments destinés à diminuer la rougeur, la douleur et le gonflement des organes, comme les *cataplasmes de farine de graines de lin.* E. Les *évacuants* provoquent l'expulsion des matières contenues dans les intestins : l'*émétique*, qui provoque cette expulsion par la bouche, est un médicament *vomitif*, et l'*eau de Sedlitz*, qui la provoque par l'anus, est un *purgatif;* les évacuants, dont l'effet est de déterminer l'expulsion de vers contenus dans les intestins, sont nommés *vermifuges*. F. Les *antispasmodiques* sont ceux des médicaments qui combattent les spasmes, comme les *éthers*. G. Enfin les médicaments qui ont pour effet, comme le *seigle ergoté*, d'augmenter momentanément l'énergie des forces vitales, sont appelés *excitants*.

4° Au point de vue de leur application, les médicaments s'emploient de deux manières : les médicaments portés à l'intérieur de l'estomac sont dits *internes*, et agissent à la fois par les propriétés spéciales qu'ils possèdent ou par les propriétés nouvelles que leur donne la digestion; les médicaments employés à l'extérieur sont dits *externes* et comprennent toutes les substances appliquées à la surface du corps, comme celles qu'on verse dans les cavités de certains organes, tels que le rectum ou le vagin.

Nous allons étudier les médicaments à ce point de vue plus pratique pour les sages-femmes, et nous commençons par les médicaments internes.

ART. I. MÉDICAMENTS INTERNES.

On fait usage des médicaments qui sont administrés à l'intérieur sous deux formes : 1° sous la forme liquide, ce qui est le plus commun; 2° sous la forme solide.

Trois sortes seulement de médicaments internes sont employées sous forme liquide, ce sont : A. les tisanes; B. les sirops; C. les potions. Nous citerons des exemples des médicaments de ce genre les plus usités.

A. Tisanes.

Une tisane est la boisson ordinaire des malades : elle est peu chargée de principes médicamenteux actifs et sert ordinairement à désaltérer. On les additionne de certaines substances spéciales quand on veut augmenter les propriétés dont elles sont douées. L'eau entre pour la plus grande partie dans les tisanes.

Il existe plusieurs variétés de tisanes , suivant que le principe médicamenteux a été incorporé à l'eau, à froid ou à chaud : ces variétés sont : 1º par *solution;* 2º par *macération;* 3º par *infusion;* 4º par *décoction.*

1º *Tisane par solution.* Cette tisane se fait en délayant dans l'eau une substance entièrement soluble dans ce liquide. Trois procédés servent à effectuer complètement cette solution : *a.* la *trituration* ou la *division,* par le broiement, du corps à dissoudre; *b.* l'*agitation* plus ou moins longtemps continuée; *c.* la *chaleur.*

Exemples. a. EAU MIELLÉE ou HYDROMEL. Choisir le meilleur miel. Le miel de *Narbonne,* sans être le plus blanc, est le plus estimé : il présente l'odeur suave du romarin ; il est blanc et très-grenu. Après lui, vient le miel du *Gâtinais,* plus uni que le précédent, d'une saveur plus aromatique , mais d'une blancheur plus éclatante. Les mauvais miels sont en général jaunâtres , coulants avec une grande facilité et d'une saveur désagréable. Pour faire de l'*hydromel*, prenez eau, 1 litre ; miel, 60 grammes ; et agitez : tisane légèrement laxative.

b. EAU VINAIGRÉE ou OXICRAT. Pr. eau commune, 1 litre ; vinaigre blanc, 30 grammes ; sirop, 60 grammes : usité comme tisane rafraîchissante.

c. EAU LAITEUSE ou HYDROGALA. Cette tisane est fréquemment employée dans la médecine des enfants. Le lait de vache en est la base. Si l'on faisait usage de cette tisane dans les temps chauds, n'employer que du lait frais. Il est souvent prudent, dans les grandes chaleurs, d'additionner le lait de 1 gramme de bi-carbonate de soude par litre pour l'empêcher de cailler.

d. EAU ALBUMINEUSE. Elle se fait avec les blancs d'œufs, et jouit de propriétés astringentes ; très-usitée dans les diarrhées. Pr. eau, 1 litre ; blancs d'œufs, n° 3 ; et faites la tisane à chaud ou à froid.

2° *Tisane par macération.* On appelle ainsi une tisane faite en laissant tremper une plante plus ou moins longtemps dans l'eau à la température ordinaire. On se sert de ce procédé toutes les fois : 1° que la plante contient un principe soluble à froid ; 2° que ce principe existe mélangé avec d'autres solubles à chaud ; 3° que la chaleur pourrait altérer le produit qu'on veut obtenir.

Exemples. a. TISANE DE CITRON ou LIMONADE. Les citrons en forment la base ; les choisir ni tachés, ni trop durs. Pour faire la tisane, pr. eau, 1 litre ; citron, n° 1 ; privez le citron de son écorce, et coupez-le par tranches. *En laissant l'écorce*, on obtient une tisane beaucoup plus amère ; laisser macérer une ou deux heures. On la conseille dans les fièvres graves, dans les hémorrhagies, etc., etc.

b. TISANE DE RÉGLISSE ou DE BOIS-DOUX. Pr. eau, 1 litre ; bois-doux coupé par lanières minces, 12 grammes ; faites macérer deux ou trois heures. En faisant bouillir avec l'eau, on dissoudrait une huile résineuse âcre que la réglisse contient.

c. TISANE DE RACINE DE GUIMAUVE. Pour préparer cette tisane, il ne faut pas la faire en soumettant la racine à l'eau bouillante : la tisane serait trop épaisse, visqueuse et désagréable. Pr. eau, 1 litre ; racine de guimauve, 15 grammes ; faites macérer.

3° *Tisane par infusion.* Une infusion se fait en

versant de l'eau bouillante sur une plante dont on veut extraire les parties solubles. Rarement on laisse durer le contact au delà de 10 ou 15 minutes.

L'infusion est le mode de tisane qui convient pour extraire les principes aromatiques des fleurs ou des feuilles : on doit pour obtenir une bonne préparation l'opérer dans des vases bien clos et ne faire qu'une tasse au plus de tisane à la fois.

Exemples. Les fleurs de tilleul, les fleurs et les feuilles d'oranger, les fleurs pectorales, les feuilles et les fleurs de bourrache, les fleurs de camomille, de coquelicot, sont traitées par l'infusion. On en prend 2 ou 4 grammes pour 500 grammes d'eau.

a. TISANE DE GRAINES DE LIN. Elle se fait par infusion; seulement on laisse durer le contact jusqu'au refroidissement de l'eau. Pr. eau, 1 litre; graines de lin, 8 grammes. Tisane émolliente employée pour augmenter la sécrétion urinaire, etc.

b. TISANE DE SAFRAN. Cette tisane, employée communément chez les filles non réglées, se fait comme il suit. Pr. eau, 500 grammes; poudre de safran, 30 centig. à 80 centig. On ordonne deux tasses environ par jour de cette infusion.

c. TISANE LAXATIVE. Si l'on veut rendre laxative une tisane par infusion, pour l'employer comme anti-laiteux, Pr. infusion de camomille ou de thé, 500 grammes; dissolvez : sel duobus *(sulfate de potasse),* 12 grammes.

4° *Tisane par décoction.* La tisane par décoction se prépare en soumettant un corps à l'action prolongée de l'eau bouillante. Ce procédé est le moyen usité pour enlever aux plantes dures et difficilement pénétrables les principes qu'elles contiennent, surtout quand ces principes, comme l'amidon et la gélatine, cèdent seulement à l'action prolongée de la chaleur; il a en même temps pour effet d'opérer la séparation des huiles âcres, volatiles que certaines plantes renferment.

Comme les décoctions sont les tisanes qui renferment les principes actifs des plantes aux doses les plus élevées, on en fait fréquemment usage. Il importe de savoir que par le repos et le refroidissement, elles laissent en général un dépôt assez considérable au fond des vases, ce qui les rend troubles par l'agitation.

Exemples. *a.* TISANE D'ORGE. L'orge s'emploie sans préparation ou entière, dépouillée de son écorce ou *perlée,* quelquefois *germée.* La plus usitée est la tisane d'*orge perlée.* Pr. eau, 1 litre 1/4 ; orge perlée, 15 grammes. Faire bouillir une heure ; quand on prépare la tisane avec l'orge entière, on jette la première eau. La tisane d'orge germée est plus sucrée et plus nourrissante, mais s'aigrit avec une grande facilité.

b. TISANE DE GRUAU. Le gruau est l'avoine dépouillée de son écorce ou *perlée.* C'est une tisane très-nourrissante, qu'on coupe avec du lait, pour la nourriture des enfants à la mamelle. Pr. eau, 1 litre ; gruau, 15 grammes.

c. TISANE DE RIZ. La décoction de riz est employée comme la précédente : c'est la tisane ordinaire conseillée dans la diarrhée. Pr. eau, 1 litre ; riz, 15 grammes. Sa couleur est blanchâtre, et il se forme au fond du vase un dépôt de fécule assez abondant.

Les plantes suivantes donnent une tisane par décoction ; ce sont : la *canne,* substance inerte, usitée à tort comme moyen de s'opposer à l'afflux du lait dans le sein ; la *grande consoude,* conseillée dans les hémorrhagies comme tisane astringente ; le *chiendent,* ordonné comme excitant de la sécrétion urinaire, et la *chicorée,* plante laxative, d'un emploi très-journalier, etc.

B. Sirops.

On nomme *sirop* un médicament liquide, d'une consistance visqueuse qu'il doit à une forte proportion de sucre. Le sucre y entre pour deux parties sur trois.

Comme les sirops permettent de rendre les médicaments plus faciles à administrer, ils sont très-souvent employés dans la médecine des enfants.

Les sirops sont *simples* ou *composés :* le type du sirop simple est le sirop fait avec l'eau et le sucre. Toutefois on appelle encore sirop simple tout sirop fait avec du sucre et de l'eau qui contient déjà certaines substances qu'on y a incorporées. Le sirop de gomme fait avec une solution de gomme, le sirop de guimauve fait avec une macération de guimauve, celui de *pavots blancs* ou *diacode* préparé avec le suc épaissi de la plante, sont des sirops simples. Les sirops *composés* contiennent au contraire plusieurs substances et sont d'une préparation compliquée.

Comme la sage-femme n'a pas à préparer les sirops, nous nous bornerons à indiquer l'usage et le mode d'emploi des plus importants.

1º *Exemples de Sirops simples. a.* SIROP DE SUCRE. Il s'emploie pour édulcorer les tisanes.

b. SIROP DE GOMME. On fait ordinairement usage du sirop de gomme pour sucrer les tisanes pectorales. Il importe de ne pas accepter comme tel, un sirop de sucre simple comme le commerce le livre quelquefois. On reconnaît la fraude en versant dans le sirop à essayer quelques gouttes d'esprit de vin qui précipitent la gomme en poudre blanche, si le sirop en contient. Il ne se produit aucun dépôt quand on essaie ainsi du sirop de sucre.

c. SIROPS DE GUIMAUVE et DE CAPILLAIRE. Ils ont le même usage que les précédents. Ils sont fréquemment falsifiés dans le commerce, qui livre comme tels du sirop de sucre.

d. SIROP DE PAVOTS BLANCS OU DIACODE. Ce sirop est un médicament véritable et même un médicament actif; il est fréquemment employé, et très-usité comme calmant. On l'administre étendu dans de l'eau ou dans une potion, comme nous le dirons plus loin. Chez une femme adulte, ne pas dépasser 20 à 30 grammes à prendre en cinq ou six fois. La sage-femme ne doit pas en faire usage dans la médecine des enfants.

2º *Exemple de Sirop composé.* SIROP DE CHICORÉE. Ce médicament est le purgatif des enfants, et on le prescrit pour combattre les coliques ou *tranchées.* On le donne pur ou mélangé par parties égales avec l'huile d'amandes douces. Une cuillerée à café le matin, continuée pendant quelques jours, suffit chez les très-jeunes enfants pour produire le résultat qu'on attend ; on peut toutefois porter la dose à deux et même trois cuillerées à café dans la journée. Ce sirop contient de la racine et des feuilles de chicorée, et de la rhubarbe, auxquels il doit ses propriétés purgatives.

C. Potions.

Le mot *potion* désigne tout médicament magistral liquide qui s'administre par cuillerées à café ou à bouche à des époques plus ou moins rapprochées.

Il existe deux variétés de potions : 1° le *looch ;* 2° le *julep* ou potion simple.

1° Le *looch* est un liquide épais, d'apparence laiteuse, que l'on fait *naturellement* en broyant des amandes avec de l'eau, ou *artificiellement* en opérant avec l'eau, l'huile d'amandes douces et la gomme : le premier porte le nom de *looch blanc,* le second s'appelle *looch huileux.* On donne rarement un looch simple blanc, et on le remplace avantageusement chez les enfants par le *lait de poule* ou *looch jaune ;* on emploie plus souvent le looch huileux qu'on additionne de médicaments actifs, tels que sirop de chicorée, sirop diacode, etc., etc.

Exemples. a. POTION HUILEUSE. On en fait usage comme purgatif chez les enfants. Son principe actif est l'huile extraite des amandes douces. Pr. huile d'amandes douces, 30 grammes ; gomme arabique, 8 grammes; sirop de sucre, 24 grammes ; eau, 125 grammes ; eau de fleurs d'oranger, 4 grammes.

b. LOOCH JAUNE OU LAIT DE POULE. Pr. jaune d'œuf, n° 1 ; eau presque bouillante, 125 grammes ; sucre en poudre, quantité suffisante pour édulcorer convenablement. Ecraser le jaune d'œuf avec le sucre, verser l'eau peu à peu, puis délayer à mesure en opérant avec rapidité.

2° La *potion* ou le *julep* est plus fréquemment employée que le looch. Sa composition, sa consistance, sa couleur, sa saveur, varient suivant la couleur de l'infusion ou de l'eau distillée qui la constituent, suivant la quantité du sirop destiné à l'édulcorer, suivant la saveur du médicament actif qu'il tient en dissolution.

Exemples. a. POTION CALMANTE. Un médicament d'un usage assez commun entre dans cette potion, c'est le *laudanum de Sydenham.* Il est limpide, d'une couleur jaune rougeâtre, d'une odeur forte due à celle du safran, d'une saveur amère ; son principe actif est l'opium. Le liquide dans lequel cette substance est incorporée est le vin de Malaga ; le safran, la cannelle, la girofle, complètent la composition du médicament. Il importe de savoir que 20 gouttes de laudanum représentent 5 centig. environ d'opium. Le laudanum s'emploie à la dose de 12 à 20 gouttes dans la potion calmante, qu'on formule ainsi : Pr. eau de laitue, 125 grammes ; sirop de fleurs d'orangers, 30 grammes ; laudanum de Sydenham, 10 gouttes.

b. POTION ANTISPASMODIQUE. L'*éther* et le sirop diacode sont les médicaments actifs de cette potion. L'éther ou *éther sulfurique* est un liquide excessivement fluide et clair, d'une odeur spéciale et d'une saveur excessivement forte ; il est très-volatile, disparaît avec rapidité quand on l'expose à l'air libre, ce qui implique la nécessité de le conserver dans des vases bien clos : versé sur la peau, il y produit une impression vive de froid ; il est très-inflammable et exige une certaine prudence dans son emploi. On l'ordonne à l'intérieur à la dose de 6 gouttes à 1 gramme dans la potion antispasmodique. Pr. eau de tilleul, 125 grammes ; sirop diacode, 30 grammes ; éther sulfurique, 15 gouttes.

§ II. MÉDICAMENTS SOLIDES INTERNES.

Les médicaments employés à l'intérieur sous forme solide sont très-nombreux : mais un très-petit nombre doit entrer dans les préparations qui sont du ressort des sages-femmes. Nous noterons seulement : 1º les poudres ; 2º les tablettes ; 3º les pilules.

A. Poudres.

Les poudres sont le résultat de la division des substances médicamenteuses solides en particules très-ténues.

Comme le plus grand nombre des substances réduites en poudre peut être incorporé dans des loochs, dans des potions, dans des pilules, on fait assez peu usage des poudres à l'intérieur. Il n'y a guère que celles dont la saveur est à peu-près nulle qu'on administre sous cet état.

Exemples. a. POUDRE DE MAGNÉSIE. Cette poudre est blanche, pulvérulente, douce au toucher ; elle est très-peu soluble dans l'eau et n'a pas de saveur bien prononcée. On l'emploie sous deux états : *calcinée, non calcinée* ou *blanche.* La magnésie calcinée, plus active, s'administre seulement à la dose de 30 centig. à 1 gr. pour combattre les aigreurs des femmes enceintes. La magnésie blanche se donne dans le même cas à la dose de 1 gramme à 4 grammes. On prend ces médicaments en une ou plusieurs fois dans de l'eau sucrée.

b. POUDRE DE SOUS-NITRATE DE BISMUTH. Ce médicament s'emploie comme le précédent ; il est blanc, sans saveur, rude au toucher et assez pesant ; il combat efficacement les vomissements qui compliquent la grossesse ; il agit en outre activement contre la diarrhée des enfants. On en fait prendre aux femmes 2 grammes en cinq ou six fois, dans la journée, dans de l'eau sucrée. Chez les enfants, on en prescrit 20 centigrammes pour donner en quatre doses.

c. POUDRE D'ERGOT DE SEIGLE OU DE SEIGLE ERGOTÉ. L'ergot de seigle est une production parasite qui se développe entre les valves et à la place des grains de seigle, particulièrement dans les années pluvieuses. Il est allongé, brun-noirâtre, recourbé sur lui-même à la façon d'un ergot de coq, et aminci à ses deux extrémités. La poudre d'ergot de seigle est le meilleur mode d'emploi de ce médicament : elle est blanchâtre et mélangée de violet ; elle doit, pour déterminer une action certaine, être préparée immédiatement avant de s'en servir. L'ergot de seigle est un excitant spécial des contractions musculaires de l'utérus ; il jouit aussi de propriétés anti-hémorrhagiques très-manifestes. On l'administre dans les hémorrhagies à la dose de 2 grammes, toutes les dix minutes, dans une cuillerée de liquide ; on cesse le médicament à la troisième dose, et l'effet est alors ordinairement produit.

B. Tablettes ou pastilles.

Les tablettes ou *pastilles* entrent fréquemment dans la médecine des enfants ; leur saveur sucrée et aromatique, leur ressemblance avec des dragées, permettent de vaincre la répugnance qu'ils éprouvent pour prendre des médicaments. Des poudres plus ou moins actives, du sucre, de la gomme, constituent les parties importantes des tablettes.

Exemples. a. PASTILLES D'IPÉCACUANHA. Ces pastilles sont un remède populaire pour faciliter l'expectoration dans les rhumes ou dans la coqueluche. Quand on veut produire un effet vomitif, on donne 4 ou 5 pastilles, chaque pastille de dix minutes en dix minutes ; quand on les emploie comme expectorants, on fait prendre la même dose, mais chaque tablette à des intervalles éloignés. Chaque pastille contient 5 centig. de poudre d'ipécacuanha.

b. PASTILLES DE VICHY. Ces pastilles jouissent de propriétés digestives. On les administre fréquemment à ce titre chez les femmes pendant la grossesse. La dose est de 4 à 12 par jour, deux ou trois pastilles avant et après le repas.

C. Pilules.

Les pilules sont des médicaments sous la forme d'une petite boule et d'une consistance assez ferme dans lesquels on incorpore des substances actives et désagréables. Les pilules varient presqu'à l'infini dans leur composition : le plus souvent, elles ne se préparent que d'après une ordonnance de médecin. Toutefois, la sage-femme pourra ordonner celles dont nous donnons l'indication.

Exemples. a. PILULES D'OPIUM. L'extrait d'opium, dont l'action est sédative, se prescrit ordinairement en pilules. Quelques-unes contiennent 3 centig. de ce médicament, d'autres 5 centig., rarement davantage. On donne habituellement une seule pilule le soir avant le coucher ; une pilule de 3 centig. suffit pour les premières administrations, mais il devient urgent de prescrire une pilule de 5 centig. dans la suite, si l'on voulait continuer l'effet calmant du remède.

b. PILULES DE BLAUD. Ce médicament officinal est d'un usage très-vulgaire. Il jouit de la propriété, à cause du fer qu'il contient, de ranimer les forces épuisées des femmes aux pâles couleurs. On se trouve

fréquemment bien de leur emploi pendant la grossesse chez les personnes molles, nonchalantes et lymphatiques, malgré les apparences de
congestion qu'elles se plaignent d'éprouver vers la tête.

ART. II MÉDICAMENTS EXTERNES.

Les médicaments externes du ressort de la sage-
femme sont plus variés que les médicaments internes : quelques-uns, en effet, peuvent s'appliquer
indistinctement à toutes les parties du corps, comme
le *bain*, etc.; d'autres sont au contraire spéciaux à
certains organes ou à certaines cavités, et ont reçu
des noms différents. Chacun d'eux mérite d'ailleurs
un examen assez court. Nous les étudierons comme
les précédents, suivant qu'ils sont employés : 1° *sous
la forme liquide* ou *demi-liquide ;* 2° *sous la forme
solide.* Les médicaments externes employés *sous
forme de vapeurs* ne sauraient être usités sans indication spéciale dans la médecine des femmes en
couches et des enfants.

§ I. MÉDICAMENTS EXTERNES LIQUIDES.

Les médicaments sous forme liquide ou demi-
liquide, qui peuvent être appliqués indistinctement
sur toutes les parties du corps sont : A. les *bains ;*
B. les *lotions* ou *fomentations;* C. les *cataplasmes;*
D. les *liniments;* ceux dont l'usage est affecté spécialement à telle ou telle partie sont : E. les *gargarismes*
et les *collutoires;* F. les *collyres ;* G. les *injections;*
H. les *lavements.*

A. Bains.

Un bain est un médicament dans lequel on plonge
et on fait séjourner plus ou moins longtemps la
totalité du corps ou seulement quelqu'une de ses

parties. On nomme *bain entier* un bain dans lequel
on plonge tout le corps ; *manuluve,* un bain pour les
mains ou les bras ; *pédiluve,* un bain pour les pieds
ou les jambes.

Les bains sont simples ou médicamenteux, chauds
ou froids. En général, on fait usage de bains mar-
quant 25 à 30° centigrades : le bain frais, ou de 18 à
25°, est tonique ; le bain chaud, ou de 30 à 38°, est
considéré comme débilitant.

Exemple. PÉDILUVE SINAPISÉ. Pr. eau chaude, q. s.; farine de moutarde, 125 à 250 grammes. Délayez la farine de moutarde dans l'eau
tiède d'abord, couvrez le vase pendant une demi-heure, puis versez
un e q. s. d'eau chaude.

B. Lotions ou fomentations.

Les lotions sont des médicaments liquides destinés
à échauffer, humecter ou laver les parties extérieures
du corps. Les fomentations restent appliquées sur la
partie plus ou moins longtemps.

Quand on prescrit une lotion, il faut indiquer :
1° le lieu de son application ; 2° le temps de sa durée ;
3° la température du liquide employé. On fait des lotions sur le front, sur la poitrine, sur le ventre, sur
les extrémités inférieures : le liquide employé est tantôt une décoction, tantôt une infusion, quelquefois
une solution ; une flanelle, un linge, des éponges,
sont les moyens dont on se sert pour les appliquer
et les étendre sur les parties.

Exemples. a. FOMENTATIONS ÉMOLLIENTES. Décoction de racine de
guimauve. Décoction de graines de lin.

b. FOMENTATIONS CALMANTES. Pr. têtes de pavot, n° 2 ; décoction de
guimauve, 2 livres ; faites bouillir.

c. LOTIONS STIMULANTES. Ces lotions se pratiquent avec un assez grand nombre de liquides. Eau-de-vie camphrée. Pr. Eau-de-vie à 22°, 500 grammes ; camphre, 10 grammes ; faites dissoudre. — Vinaigre des quatre-voleurs ou antiseptique. Il faut l'étendre d'eau pour l'usage.

Quand on veut entretenir toujours humides les linges qui servent aux lotions, il est bon de les couvrir de taffetas gommé ; il convient de les renouveler souvent si l'on n'a pas pris cette précaution.

C. Cataplasmes.

Le cataplasme est un médicament de la consistance d'une bouillie épaisse destiné à être appliquée sur quelques parties du corps. Les cataplasmes sont préparés, tantôt avec des pulpes de fruits ou de racines, tantôt avec des farines ; souvent on les saupoudre de substances pulvérisées pour augmenter leur activité. Le cataplasme fait avec la farine de moutarde porte le nom de *sinapisme.*

Exemples. a. Cataplasme émollient. On le fait à la campagne avec de la mie de pain ou de la farine bouillie avec de l'eau ; celui qu'on prépare avec la farine de graines de lin est préférable. Pr. *farine de graines de lin,* 120 grammes ; eau, q. s. ; délayez la farine dans l'eau tiède, de manière à faire une bouillie très-claire, puis faites chauffer jusqu'à consistance convenable, en ayant soin de remuer continuellement avec une cuillère de bois ; on l'étend entre deux linges pour l'usage.

b. Cataplasme calmant. Pr. décoction de têtes de pavot (voir ci-dessus), q. s. ; farine de graines de lin, 120 grammes. Souvent on rend le cataplasme ordinaire calmant en arrosant sa surface, quand il est entre deux linges, de 6 à 10 gouttes de laudanum de Sydenham.

c. Cataplasme sinapisé ou Sinapisme. La farine de moutarde en est la base. Pr. farine de moutarde, 120 grammes ; eau, q. s. ; délayez dans l'eau à 30° environ. On peut encore faire un sinapisme en saupoudrant de farine de moutarde un cataplasme ordinaire, qu'on applique alors à nu sur la peau. Le cataplasme suivant, fait avec le vinaigre et la mie de pain, pourrait, dans certains cas, remplacer ce dernier, surtout chez les enfants. Pr. mie de pain, 60 grammes ; solution de sel de cuisine, 15 grammes ; vinaigre, q. s. ; faites bouillir.

D. Liniments.

On entend par liniment un liquide ordinairement huileux qui sert à oindre la peau au moyen de frictions faites avec la main, de la flanelle ou du coton. Souvent on laisse l'étoffe imbibée du liniment appliquée sur la peau comme pour les fomentations.

Exemples. a. LINIMENT STIMULANT. Pr. huile de camomille, 70 gr.; camphre, 10 grammes.

b. LINIMENT VOLATIL. Pr. huile d'olives, 15 grammes; ammoniaque liquide, 15 grammes.

E. Gargarismes.

Les gargarismes sont des médicaments liquides destinés à faire des lotions dans l'intérieur de la bouche ou de la gorge : ils ne sont pas du ressort de la sage-femme. Les collutoires sont usités surtout dans le muguet des petits enfants; c'est un médicament de consistance épaisse qu'on emploie dans la bouche au moyen d'un pinceau ou d'une éponge.

Exemple. COLLUTOIRE BORATÉ. Pr. sous-borate de soude, 10 gram. miel, 10 grammes; utile dans le muguet.

F. Collyres.

On nomme collyre tout médicament spécialement destiné aux maladies des yeux. La sage-femme ne doit pas les prescrire sans l'assistance du médecin.

G. Injections.

Les injections sont des médicaments liquides qu'on introduit avec une seringue dans les cavités et les canaux naturels ou morbides des corps. C'est une espèce de lotion faite à l'intérieur (1).

(1) La seringue dont on se sert pour les injections dans le vagin est du volume d'une seringue à enfant. L'extrémité qu'on introduit dans ce canal est longue, recourbée presque à angle droit, et renflée à son bout en olive percée de plusieurs trous.

Exemples. a. INJECTION ÉMOLLIENTE. Décoction de grande consoude. Pr. eau, 1 litre ; grande consoude, 30 grammes.

b. INJECTION CALMANTE. Pr. décoction de graines de lin, 200 gram.; laudanum de Sydenham, 1 gramme.

c. INJECTION ASTRINGENTE. Eau blanche ou eau de Goulard. Pr. extrait de Saturne, 16 grammes ; eau de rivière, 1 litre ; aromatisez suivant l'usage avec eau de cologne, vinaigre aromatique, etc.

d. INJECTION DÉSINFECTANTE. Pr. eau, 500 grammes ; chlorure d'oxide de sodium ou liqueur de Labarraque, 30 à 90 grammes.

II. Lavements.

Un lavement est une injection spécialement destinée à être introduite dans le rectum et les gros intestins. Le liquide dont on se sert pour les lavements est excessivement variable : souvent c'est une décoction ou une infusion plus ou moins additionnée de médicaments actifs ; quelquefois c'est un bouillon de viande plus ou moins étendu d'eau. La dose de ce liquide est 125 grammes à 500 grammes pour un adulte : un lavement de 125 grammes est un quart de lavement ; un lavement de 500 grammes est un lavement entier : chez un enfant, ce dernier est de 125 grammes. On donne un lavement à la température de 24 à 30° centig.

Exemples. a. LAVEMENT CALMANT. Pr. décoction de racine de guimauve, 500 grammes ; têtes de pavot, n° 2 ; l'administrer en deux fois dans la journée.

b. LAVEMENT ANTISPASMODIQUE. Pr. assa fœtida, 30 grammes ; faites dissoudre dans jaune d'œuf, n° 1 ; ajoutez décoction de guimauve, 250 grammes.

c. LAVEMENT D'AMIDON. Pr. amidon, 15 grammes ; eau commune, 500 grammes ; délayez l'amidon dans 250 grammes d'eau froide, puis ajoutez le reste de l'eau quand elle est bouillante. Dans la diarrhée, on administre ce lavement par quarts, un quart le matin, un quart le soir, et on les additionne de 6 à 10 gouttes de laudanum de Sydenham.

d. LAVEMENT PURGATIF. Pr. feuilles de séné, 8 grammes ; sulfate de soude, 15 grammes ; eau bouillante, q. s.

§ II. MÉDICAMENTS EXTERNES SOLIDES.

Deux médicaments sont employés par la sage-femme sous forme solide : ce sont A. les *cérats*, B. les *suppositoires*.

A Cérats.

Les cérats sont des médicaments d'une consistance molle, qui sont composés d'un mélange d'huile et de cire.

Il existe plusieurs variétés de cérat : le *cérat simple* qui est tantôt blanc, tantôt jaune, suivant qu'il est préparé avec la cire blanche ou la cire jaune ; le *cérat composé*, dans lequel le cérat a servi d'excipient à des matières médicamenteuses très-diverses. On étend les cérats sur un linge ou sur du papier pour les appliquer sur les parties malades. (1)

Exemples. a. CÉRAT SIMPLE BLANC. Pr. huile d'amandes douces, 460 grammes ; cire blanche, 120 grammes ; faites liquéfier la cire dans l'huile, à la chaleur du bain-marie ; versez dans un mortier de marbre échauffé ; triturez jusqu'à refroidissement complet et jusqu'à ce que le cérat soit parfaitement uni.

b. CÉRAT SATURNÉ. Pr. cérat simple, 80 grammes ; extrait de Saturne, 1 gramme ; mêlez.

B. Suppositoires.

Les suppositoires sont des médicaments d'une consistance assez ferme, de forme conique, destinés à être introduits dans le réctum et à y séjourner plus ou moins longtemps. On les fait du volume du petit doigt, environ, sur une longueur de 3 à 4 centim.

---

(1) Nous passons sous silence d'autres médicaments externes, d'une consistance molle, tels que les *pommades* et les *onguents,* qui sont aussi composés en grande partie de corps gras, mais que la sage-femme n'aura pas l'occasion de préparer ou de prescrire.

Ils ont pour résultat de produire l'évacuation des matières fécales, et sont très-souvent employés dans la médecine des enfants.

Exemples. a. SUPPOSITOIRES DE BEURRE DE CACAO. *b.* SUPPOSITOIRES DE SAVON. *c.* SUPPOSITOIRES DE SUIF. Les deux derniers sont plus fréquemment usités à la campagne.

CHAP. II. OPÉRATIONS DE PETITE CHIRURGIE.

Les opérations de petite chirurgie, qui sont du ressort des sages-femmes, sont excessivement limitées : ce sont 1° la saignée; 2° l'application des sangsues; 3° la vaccine; 4° le cathétérisme; 5° le spéculum (1).

ART. I. SAIGNÉE.

La saignée est une opération par laquelle on extrait d'une veine une certaine quantité de sang. Il ne sera question ici que de la saignée des veines du bras, la seule que la sage-femme doive pratiquer.

ANATOMIE. On rencontre au pli du coude un assez grand nombre de veines sous-cutanées qui toutes peuvent être ouvertes dans la saignée. Ces veines sont d'abord les *veines céphalique* et *basilique*, placées de chaque côté de l'extrémité inférieure du bras, la céphalique en dehors, la basilique en dedans. De chacune de ces deux veines partent deux branches, savoir : de la céphalique, la *radiale antérieure* et la *céphalique médiane;* de la basilique, la *cubitale antérieure* et la *basilique médiane;* la radiale antérieure et la cubitale antérieure occupent les bords externe et interne de l'avant-bras ; les médianes céphalique et basilique se dirigent toutes dèux vers le milieu du pli du bras où elles se réunissent pour former une autre branche qui s'appelle médiane commune. L'*artère brachiale* marche au-dessous de la veine basilique et croise la basilique médiane, mais est séparée de la peau, au niveau du pli du bras, par l'aponévrose d'un muscle situé entre la céphalique et la

(1) Nous avons parlé de l'opération du filet, à propos des vices de conformation de l'enfant.

basilique, le *muscle biceps*. Un certain nombre de filets nerveux rampent au-dessous de la peau et entourent la veine cubitale antérieure.

Préliminaires de la saignée. a. Pour faire une saignée, il faut une *lancette* bien tranchante : les lancettes à lame large sont préférables ; *b.* une bande de laine ou de fil large de deux travers de doigt et longue d'un mètre au moins ; *c.* un vase pour recevoir le sang ; *d.* un drap pour protéger les vêtements sur le lit du malade ; *e.* des compresses et une bande de toile pour le pansement après la saignée; *f.* de l'eau de Cologne, du vinaigre, s'il survenait une syncope.

On saigne la femme assise sur une chaise ou couchée : elle doit être à jeûn, ou n'avoir pas mangé depuis quatre heures au moins. On met à nu le pli du bras en ayant soin de ne pas laisser les vêtements produire une constriction trop forte au-dessus du membre. On pratique alors l'opération.

Opération de la saignée. 1º Pour ne pas léser l'artère brachiale, il faut d'abord interroger ses battements et bien connaître sa direction ; 2º il ne faut pas saigner la veine placée au-dessous de l'artère, soit la basilique médiane, à moins que les autres veines ne soient pas apparentes; 3º on ne saigne pas ordinairement les veines cubitale ou radiale antérieures, qui donnent peu de sang et qui sont entourées de filets nerveux ; 4º il importe de se méfier des veines volumineuses qui sont roulantes sous le doigt, car elles fuient ordinairement sous l'instrument ; 5º il convient de choisir ordinairement la veine céphalique médiane.

On fait alors une ligature à deux ou trois travers de doigt au-dessus de la veine qu'on veut diviser pour interrompre la circulation veineuse et rendre le vaisseau plus saillant.

La ligature s'applique en posant le plein de la bande déroulée à plat sur la surface antérieure du bras et ramenant les extrémités à droite et à gauche après les avoir croisées en arrière, pour les nouer en avant et en dehors par une simple rosette. On s'arme alors de la lancette, dont la lame est libre et forme avec la châsse un angle droit un peu obtus ; on la saisit, à un centim. de la pointe, entre l'indicateur et le pouce de la main droite pour saigner le bras droit, et de la main gauche pour saigner le bras gauche. La main opposée embrasse alors le coude dans sa concavité palmaire, tandis que le pouce est ramené en avant pour fixer la veine qu'on veut saigner ; c'est directement au-dessus de lui qu'il faut piquer le vaisseau. La pointe de la lancette est enfoncée transversalement à sa longueur et doucement jusqu'à ce que du sang apparaisse sur les côtés de la lame, *mouvement de ponction ;* si l'ouverture n'est pas assez grande, on relève la pointe obliquement en agrandissant la plaie, *mouvement d'élévation.* Quand la saignée est bien faite, le sang coule de la veine en arcade et par un jet continu ; il est utile, pour l'entretenir, de placer dans la main du malade un étui arrondi que celui-ci fait rouler, tandis que l'opérateur soutient l'avant-bras dans la meilleure position pour l'écoulement facile du liquide. Quand on a tiré assez de sang, on pose le pouce de la main gauche sur la plaie, on ôte la ligature et on fléchit l'avant-bras. Il ne reste plus alors qu'à laver le membre et à fixer une compresse pliée en double sur l'ouverture et maintenue appliquée avec les tours d'une bande disposée en 8 de chiffre. Il est indispensable que cet appareil demeure en place 24 heures, et que la femme tienne pendant ce temps l'avant-bras demi-fléchi.

Obstacles et accidents pendant l'opération de la saignée. Plusieurs événements peuvent se produire pendant la saignée.

A. *Les veines peuvent ne pas être apparentes.* Il faut appliquer la ligature assez serrée, frictionner le membre avec la paume de la main, faire exécuter des mouvements à l'avant-bras; si cela ne suffit pas, placer le coude dans un bain d'eau chaude.

B. *Les veines peuvent être de petit calibre et la veine basilique seule être assez volumineuse.* Choisir cette dernière, mais être bien fixé sur la direction de l'artère; si l'artère est en dedans, diriger la pointe de la lancette en dehors, et *vice versâ*.

C. *La veine qu'on doit saigner est volumineuse.* L'ouvrir largement; sinon le sang s'écoule entre la peau et la veine; une tumeur sanguine se forme; il y a *trombus*.

D. *La veine peut être roulante.* La fixer fermement avec le pouce et piquer perpendiculairement avec une lancette bien tranchante.

E. *La veine n'a pas été piquée.* Recommencer l'opération au-dessous ou dans la même ouverture, mais dans une meilleure direction.

F. *Le sang s'écoule mal ou ne s'écoule pas, quand la veine a été piquée.* 1º Si la ligature est trop serrée, ce qui se reconnaît à la cessation des battements du pouls, déserrer la ligature; 2º s'il y a *trombus,* opérer sur une autre veine ou mieux sur un autre bras; 3º si le parallélisme entre l'ouverture de la peau et l'ouverture de la veine est détruit, rétablir ce parallélisme, soit en changeant la position donnée à l'avant-bras du malade, soit en tiraillant la peau dans le sens de l'ouverture faite à la veine; 4º souvent un peloton de graisse ferme l'ouverture faite à la peau, le refouler avec un petit stylet ou l'exciser avec des ciseaux.

G. *Le sang s'écoule avec une couleur rutilante et par jet saccadé.* Cela indique ordinairement qu'une artère est ouverte; on en a la preuve en se comportant comme il suit : 1º l'artère est manifestement ouverte si, en portant le pouce au-dessous du vaisseau pour le comprimer, le jet augmente; 2º si, en déserrant la ligature faite au-dessus de la veine, ce jet augmente; 3º si, en comprimant sur le trajet de l'artère brachiale, en dedans du muscle biceps, le jet disparaît. Il convient de constater ces différents points, car le jet du sang veineux peut être rutilant et saccadé, quand l'ouverture faite à la veine est petite et quand la veine ouverte est directement placée au-dessous d'une artère. Si l'artère avait été ouverte, fléchir fortement l'avant-bras, établir une forte compression sur le vaisseau au niveau du bras, envoyer immédiatement et en toute hâte chercher un médecin.

Accidents après l'opération de la saignée. Plusieurs accidents peuvent survenir après la saignée, ce sont: 1° la *syncope*, qui empêche souvent de continuer l'opération; 2° le *trombus;* 3° l'*inflammation* de la veine ou *phlébite ;* 4° un *anévrisme,* tumeur animée de battements et résultant de l'ouverture de l'artère.

1° Dans la syncope, il faut déserrer les vêtements qui peuvent gêner ou trop serrer la malade; faire des aspersions d'eau froide sur la face; placer sous les narines un flacon ou une compresse d'eau de Cologne, de vinaigre aromatique, etc.; ordonner le répos.

2° On remédie au trombus, dont la durée est de 24 heures au plus, par des compresses d'eau froide appliquées sur le membre et assez fortement serrées avec une bande.

3° Quant à la phlébite et à l'anévrisme, ce sont des accidents sérieux qui peuvent amener la mort, et la sage-femme appellera un médecin.

Nous avons dit comment on évitait la lésion de l'artère brachiale : nous devons noter en terminant que la phlébite est ordinairement la conséquence de l'usage d'une lancette mal essuyée , et dont la pointe émoussée a lacéré sans la diviser nettement les parois de la veine.

ART. II APPLICATIONS DES SANGSUES.

On nomme saignée locale l'évacuation de sang qu'on obtient au moyen des sangsues.

Les SANGSUES sont des vers aquatiques qui ont la propriété de boire avec avidité le sang des animaux. On se sert de deux sortes de sangsues : la *sangsue grise,* la *sangsue verte.* La *sangsue noire,* qui n'offre à sa surface aucun pointillé, et qu'on rencontre dans les fossés, n'est pas employée. Les meilleures sangsues sont celles qui paraissent les plus vivaces ; ce ne sont pas toujours les plus volumineuses ; certaines grosses sangsues sont tout simplement dégorgées : comprimées entre les doigts elles laissent sur le linge une trace de sang. Il faut avoir soin de les retirer de l'eau seulement au moment de leur emploi.

On applique les sangsues sur toutes les parties du corps, et en plus ou moins grand nombre. Certains endroits sont pourtant des lieux d'élection, ainsi : les *tempes,* les *apophyses mastoïdes,* éminences situées derrière les oreilles, le *creux de l'estomac,* la *partie interne et supérieure des cuisses.*

Application. Pour poser des sangsues, faire placer la malade au lit ; nettoyer convenablement avec de l'eau le point où elles doivent être mises ; garnir le lit d'un drap plié en plusieurs doubles, et avoir à sa disposition des éponges, du linge et de l'eau froide et chaude.

Si les sangsues sont en petit nombre, on les introduit dans un linge, ou mieux dans un verre étroit et peu profond, ou mieux encore dans une pomme un peu verte, creusée en godet ; puis on renverse l'appareil sur la peau, où on le fixe. Si les sangsues sont en grand nombre, on se sert de plusieurs vases et on répète autant de fois qu'il le faut l'opération. Rarement on est obligé de poser les sangsues une à une, ou deux à la fois seulement. Les sangsues tombent ordinairement d'elles-mêmes quand elles sont gorgées de sang ; alors elles ont acquis un volume considérable, et à la place que chacune occupait, il existe une ouverture triangulaire de laquelle s'écoule beaucoup de sang; si la quantité de sang versé ne suffit pas, on applique sur ces points un cataplasme bien humide et fréquemment renouvelé, qui sert à faciliter l'évacuation et à la rendre quelquefois très-abondante ; si la quantité est assez considérable, on panse à plat avec un linge et on pose sur chaque ouverture deux ou trois pièces d'amadou qui font corps avec la peau et empêchent le sang de couler. Quand les sangsues sont tombées, on les fait dégorger dans de la cendre; on les lave ensuite à grande eau pour les conserver.

Obstacles et accidents de l'application des sangsues. Il peut arriver pendant l'application des sangsues, comme pendant la saignée, des obstacles et des accidents : il en survient rarement après.

A. *Les sangsues peuvent ne pas prendre.* Les tremper vivement, avant de les réappliquer, dans une solution d'eau et de vin, dans du cidre ou dans de la bière pure ; les laver ensuite à l'eau froide.

B. *Les sangsues peuvent rester attachées à la peau sans tomber;* saupoudrer leur dos avec du sel ou du tabac.

C. *Le sang ne coule pas après la chute des sangsues et se coagule sur l'ouverture.* Eponger avec de l'eau chaude; donner un bain à une température de 30 à 35° ; entretenir des cataplasmes fréquemment renouvelés et humides. Souvent on est obligé de réappliquer immédiatement des sangsues, et les précédentes peuvent servir.

D. *Le sang peut couler en trop grande quantité.* Ce fait est assez commun, surtout dans les endroits abondamment fournis de veines, en dedans des cuisses, au cou, etc. Cette hémorrhagie peut devenir mortelle. Couvrir la plaie de bourdonnets de coton ouaté ou de morceaux d'amadou multipliés, et comprimer avec les doigts : appliquer ensuite un bandage assez solide et plus ou moins serré ; quand le sang s'écoule en jet par une veine ouverte, souvent on a été obligé de cautériser avec la pierre infernale ou même avec un stylet rougi au feu. La sage-femme doit alors appeler un médecin.

ART. III. VENTOUSES.

Les ventouses sont des vases en verre avec lesquels on fait le vide sur la peau pour y produire un afflux sanguin considérable. Quand on fait de petites incisions ou mouchetures sur la partie ainsi tuméfiée pour en tirer du sang, la ventouse est dite *scarifiée;* dans le cas contraire, on la nomme ventouse *sèche.* La ventouse scarifiée est un moyen de saignée locale.

L'appareil le plus simple pour appliquer des ventouses, soit sèches, soit scarifiées, se compose : 1° d'un verre ordinaire à bords réguliers et épais; 2° d'un corps combustible pour opérer la raréfaction ou le vide de l'air; 3° d'une lancette ou d'un bistouri, si on veut faire des scarifications.

Les verres ont la forme d'une cloche surmontée d'une petite boule, et dont l'ouverture rétrécie offre un diamètre d'un tiers ou de moitié plus petit que celui de la cavité même de la cloche. On met la partie à découvert, on entoure le malade de linge pour garantir le lit ou les vêtements s'il doit y avoir écoulement de sang ; on opère le vide dans le verre ou la cloche au moyen d'un corps en ignition. On se sert pour cela d'une bougie, d'un peu de charpie ou de coton imbibé d'alcool, ou d'un petit morceau de papier bien sec qu'on enflamme et qu'on laisse brûler au fond du verre pendant quelques instants ; quelquefois on se contente de verser dans le verre quelques gouttes d'éther ou d'alcool qu'on enflamme. On renverse le verre rapidement sur la partie, on le presse régulièrement, et la combustion cesse à l'instant où la cloche est bien appliquée ; l'air qu'elle contient se condense à mesure que la température s'abaisse, ce qui a lieu promptement ; il se fait sous la cloche un vide imparfait ; la peau, moins comprimée dans ce point, s'élève et forme une tumeur dans la cavité de la cloche ou du verre ; les vaisseaux correspondants se gorgent de liquides ; la tumeur est d'un rouge foncé ; il se forme assez souvent de petites ecchymoses à la surface : après quelques minutes d'application l'effet est produit. Pour détacher le verre, on déprime la peau avec le doigt sur un des points de la circonférence du verre, et on renverse celui-ci du côté opposé ; si on borne là l'emploi de la ventouse, elle est sèche ou non scarifiée. Pour obtenir plus d'effet, on répète l'opération plusieurs fois.

Quand on veut obtenir à la fois l'effet de la ventouse

et de la saignée locale, on pratique de légères incisions sur la partie tuméfiée. On se sert ordinairement de la lancette : à cet effet, on tient l'instrument comme une plume à écrire et on le promène rapidement en commençant par la partie la plus élevée. On laisse entre chaque incision 5 à 6 millimètres d'intervalle : on peut doubler le nombre de ces incisions par d'autres transversales; on aura soin toutefois de ne pas diviser la peau dans toute son épaisseur. Quand les incisions sont faites, on applique de nouveau la ventouse pour favoriser l'écoulement du sang : cette application peut se renouveler plusieurs fois si l'on veut en obtenir beaucoup.

Pour tout pansement, on lave la partie, on la recouvre d'un linge fin, et l'écoulement cesse de lui-même.

ART. IV. VACCINE.

La vaccine est le préservatif de la petite vérole; c'est une maladie éruptive, pustuleuse, qui se communique par introduction sous l'épiderme d'un virus qu'on observe quelquefois sur les trayons des vaches : de là son nom de vaccine.

On ne doit pas confondre ensemble les mots vaccination, vaccin, vaccine. La *vaccination* est l'opération pratiquée pour introduire le vaccin. Le *vaccin* est le liquide qu'on introduit. La *vaccine* est la maladie qui suit cette introduction.

Il y a deux espèces de vaccine : la *vraie,* qui préserve de la petite vérole, la *fausse,* qui n'en préserve pas. La sage-femme, qui sera très-souvent appelée à vacciner, doit s'attacher à reconnaître facilement la vraie de la fausse vaccine.

Caractères de la vraie vaccine. Dans la vraie vaccine, on ne voit rien pendant les 48 heures qui suivent l'inoculation du vaccin ; du 2e au 3e ou du 3e au 4e jour, on aperçoit un petit point rouge à la place de chaque piqûre ; si on le touche, on sent une légère durcté. Ce noyau d'engorgement se prononce davantage le lendemain, le bouton se dessine, il devient circulaire et prend la forme *ombiliquée,* c'est-à-dire qu'il présente une dépression dans son milieu. — Le 5e jour, la teinte rouge s'éclaircit, un bourrelet entouré d'un cercle rouge se forme et s'élargit. — Le 6e jour, le volume augmente, le bourrelet s'aplatit et prend un aspect argenté. — Le 7e, la matière contenue dans la pustule offre une teinte plus foncée ; la couleur du cercle rouge devient plus vive, l'inflammation se propage au tissu cellulaire sous-cutané. — Le 8e jour, le bourrelet circulaire est plus large, plus élevé, plus rempli de matière ; une belle auréole se dessine. — Le 9e, le bourrelet continue à s'élargir, l'auréole acquiert deux lignes de diamètre, la peau sur laquelle elle est développée est quelquefois très-tuméfiée : c'est la *tumeur vaccinale.* La surface paraît granulée et légèrement pointillée ; la chaleur est mordicante ; le bras est pesant ; le malade éprouve quelquefois des douleurs dans les ganglions axillaires ; il existe souvent un mouvement fébrile. — Au 10e jour, le bouton-vaccin dépasse d'une ou deux lignes le niveau de la peau : il ressemble à une grosse lentille ; sa couleur est argentée ; il est dur au toucher. — Le 11ᵉ jour, la dessication commence, la dépression centrale prend l'aspect d'une croûte, le liquide contenu dans le bourrelet circulaire se trouble, l'auréole pâlit et la tumeur se déprime : ce changement peut arriver dès le 10ᵉ jour. A dater de ce moment, le bouton se dessèche et se transforme en une croûte d'un jaune noirâtre, dure, qui tombe du 20ᵉ au 25ᵉ jour, en laissant une cicatrice blanche et profonde parsemée de petites lignes gaufrées.

La vraie vaccine ne suit pas toujours cette marche régulière : ainsi, il arrive que tout ou partie des piqûres manquent leur effet, et que la vaccination est nulle. Il faut savoir qu'un seul bouton, dont la marche a été régulière, suffit pour préserver de la variole.

L'incubation peut quelquefois se prolonger bien au delà du terme ordinaire, par exemple, jusqu'au 11ᵉ, 25ᵉ jour et même au delà. Les pustules peuvent être irrégulières par la réunion de plusieurs boutons. Des pustules vaccinales se montrent quelquefois sur différentes parties du corps.

Caractères de la fausse vaccine. La fausse vaccine diffère de la vraie en ce que la piqûre s'enflamme le jour même ou le lendemain de la vaccination. Il se forme une vésicule conique ou hémisphérique irrégulièrement déprimée, *non ombiliquée :* ce n'est pas une véritable pustule. L'humeur qu'elle contient se trouble promptement, devient purulente; l'auréole est moins étendue, d'un rouge plus foncé que celle de la vaccine. La période inflammatoire est très-rapide, et l'on n'aperçoit ni tumeur, ni induration circonscrite ; la dessication se fait du 3e au 8e jour. Les croûtes tombent peu après; elles ne laissent pas de cicatrice gaufrée : seulement il reste à la peau des taches brunâtres qui se dissipent en quelques mois.

Opération de la vaccination. On vaccine à tous les âges, depuis l'instant de la naissance jusqu'à l'âge le plus avancé. Le printemps et l'automne sont regardés comme les saisons les plus favorables à la vaccination; les chaleurs excessives accélèrent la marche du bouton, et les froids rigoureux en retardent le développement.

Le vaccin est bon à inoculer toutes les fois qu'il est visqueux, transparent, qu'il s'échappe avec lenteur du bouton qui le fournit, qu'il se dessèche promptement à l'air : il est moins bon quand il est très-liquide ou lactescent. L'époque la plus favorable pour recueillir le vaccin est du 6e au 8e jour. Une fois sécrété, le liquide sera d'autant meilleur que le bouton sera plus jeune. Quand on prendra du vaccin sur une personne, on aura soin de ne pas épuiser les boutons et d'en laisser au moins un ou deux intacts.

On peut pratiquer la vaccination par les procédés de la piqûre, de l'incision, du fil imbibé de vaccin ou des croûtes vaccinales, enfin du vésicatoire. Nous ne décrirons ici que le procédé par piqûre, c'est le seul que la sage-femme devra pratiquer.

On choisit de préférence le côté externe du bras pour cette opération. On se sert d'une lancette acérée avec laquelle on commence par ouvrir le bouton de vaccin, puis on recueille le fluide qui s'en écoule. L'instrument chargé, l'opérateur saisit d'une main le bras qu'il se propose de vacciner; il tend fortement la peau afin que l'instrument soit introduit plus facilement, et afin que les lèvres de la plaie, en revenant sur elles-mêmes, retiennent mieux le vaccin; de l'autre main il introduit la pointe de la lancette à la profondeur de 1 à 2 millimètres obliquement et à plat sous l'épiderme, il relève ensuite le manche pour que le fluide reste plus sûrement dans la plaie. L'introduction oblique de la lancette a pour but de prévenir l'écoulement du sang. Moins les piqûres saignent et plus on est assuré du succès de la vaccination. On est dans l'habitude de pratiquer 3 à 4 piqûres à la partie externe de chaque bras, soit sur une même ligne, soit en triangle, soit en losange, etc.

Après l'opération, il faut attendre quelques minutes avant d'habiller l'enfant, dans la crainte que le frottement des vêtements n'enlève le vaccin avant qu'il ne soit absorbé.

Moyens de conserver le vaccin. Quand on est obligé de transporter le vaccin à de grandes distances ou de le conserver pour en faire usage dans un temps éloigné, on peut le faire de plusieurs manières.

Les principaux moyens sont les *lancettes*, les *plaques* et les *tubes*.

Lancettes. Les lancettes conviennent quand on se propose de vacciner 12 ou 24 heures après avoir recueilli le fluide : plus tard, l'oxidation de la lancette altère le vaccin et nuit à sa reproduction.

Les sages-femmes qui habitent les campagnes pourront se servir de plumes de volaille qu'elles tailleront en forme de cure-dents. Elles en imprégneront les pointes de virus-vaccin, et lorsque celui-ci sera desséché, elles renfermeront ces tuyaux de plume dans un étui, de telle sorte que les pointes éprouvent le moins de frottement possible ; elles s'en serviront plus tard comme elles le feraient d'une lancette, en ayant soin de tremper légèrement la pointe dans un peu d'eau tiède.

Plaques de verre. On se munit de deux plaques de verre à vitre taillés en quarré d'égale dimension. On pose l'une d'elles sur un bouton de vaccin largement ouvert ; quand elle s'est recouverte d'une quantité suffisante de fluide, on la laisse exposée à l'air quelques instants, puis on applique les deux morceaux de verre l'un contre l'autre, et on les lute avec de la cire blanche, jaune ou à cacheter, et on les abrite de l'action de la lumière en les enveloppant d'une feuille d'étain ou de papier noir simplement ; on conservera ces plaques dans un lieu sec et pas trop chaud. Quand on veut se servir du vaccin, on râcle avec un couteau la cire qui a servi à luter les plaques, et on présente leur surface recouverte de vaccin desséché à la vapeur d'eau chaude ; la vapeur redonne au vaccin sa fluidité, et on peut alors le recueillir en passant plusieurs fois sur la plaque de verre la pointe d'une lancette, qui, une fois chargée, sert à inoculer le vaccin comme on le ferait de bras à bras.

Tubes capillaires. Les tubes capillaires sont le moyen le plus souvent employé pour conserver le vaccin. On prend un tube entre deux doigts, on l'approche, par son extrémité la plus fine, du bouton ouvert, et le liquide monte ; le tube rempli ou presque plein, on le ferme par de la cire à cacheter, ou en approchant ses extrémités de la flamme d'une bougie.

Pour se servir du vaccin ainsi conservé, on brise les deux bouts du tube, on adapte à l'un d'eux un chalumeau dans lequel on souffle doucement pour chasser le vaccin sur une plaque de verre, puis on charge la lancette et on opère.

ART. V. CATHÉTÉRISME.

On donne le nom de cathétérisme à l'introduction d'une sonde dans la vessie, pour évacuer l'urine contenue dans cet organe.

Les circonstances dans lesquelles cette opération doit être pratiquée sont assez fréquentes, soit pendant la grossesse, soit pendant ou après l'accouchement, pour qu'une sage-femme doive se familiariser avec elle et ait toujours à sa disposition l'instrument dont on se sert dans ces circonstances.

Cet instrument est une petite sonde d'argent creuse, longue de 16 centim. environ, droite, légèrement recourbée vers sa pointe, où elle présente des yeux latéraux ; l'autre extrémité est un peu plus large et munie d'un anneau.

Opération. La femme étant couchée sur le dos, les cuisses éloignées l'une de l'autre, la sage-femme saisit entre le pouce et l'index de la main droite la sonde, préalablement enduite d'un corps gras ; de la main gauche elle écarte d'abord les grandes lèvres, puis légèrement les petites, et met ainsi à découvert le méat urinaire. C'est par cette ouverture qu'elle introduit l'instrument, dont la concavité doit être tournée du côté du pubis ; elle le dirige doucement en haut et en arrière, suivant la direction du canal de l'urètre, et pénètre ainsi facilement dans la vessie : la sortie de l'urine par l'ouverture de la sonde lui indique que l'instrument a pénétré.

Quelquefois, pendant la grossesse et pendant l'accouchement, l'urètre éprouve des changements dans sa direction, qui peuvent occasionner le déplacement de son orifice et donner lieu à des méprises ou à des difficultés très-grandes lorsqu'il s'agit de pratiquer le cathétérisme. L'élévation de l'utérus, la distension du vagin par l'enfant, accolent l'urètre contre le pubis et entraînent son orifice derrière la symphyse ; lorsque l'on veut sonder les femmes en pareille circonstance, il faut avoir soin d'introduire la sonde derrière la symphyse, et parallélement à sa direction ; en même temps, on doit diriger en arrière l'extrémité de la sonde que l'on tient dans la main.

ART. VI. SPÉCULUM.

Le spéculum est une espèce de tube métallique de forme conique, long d'environ 16 centim. ; la petite extrémité libre, à bords mousses, est celle qu'on introduit dans la vulve ; elle sert à écarter les parois du vagin et à recevoir le col de l'utérus ; la seconde, plus évasée, est terminée par une espèce de languette, de queue ou de support qui sert à maintenir le spéculum au dehors. Un grand nombre de modifications ont été apportées au spéculum : la plus importante est sa division en valves.

Le spéculum sert à faire connaître l'état du vagin et du col de l'utérus, la coloration de ces organes, les ulcérations et les diverses altérations dont ils peuvent être le siége.

Pour l'application de cet instrument, voici les règles qu'il convient de suivre : on commence par le tremper dans de l'eau tiéde pour le mettre à la température du corps de la femme, et on l'enduit d'un corps gras ; la malade est ensuite placée en travers sur son lit, les tubérosités ischiatiques au niveau du bord des matelas, les jambes écartées, les pieds posés sur deux chaises, le corps renversé sur des oreillers qui la soutiennent, et les mains croisées sur sa tête ; le chirurgien ou la sage-femme se place devant la malade et commence par toucher, pour s'assurer de la position, de la forme, de la sensibilité, en un mot, de l'état du col ; avec deux doigts de la main gauche, il écarte les grandes lèvres ; de la droite il prend le spéculum par le manche ou la

queue ; il présente l'extrémité libre de l'instrument
à la vulve, la queue ou support tourné vers l'anus ;
il l'introduit en suivant une ligne qui irait du centre
de l'orifice vaginal à la partie inférieure du coccyx ;
quand l'instrument a pénétré à un pouce de profondeur, il lui fait exécuter un mouvement de bascule
qui le ramène dans la direction de l'axe du détroit
périnéal. Pour faciliter l'introduction du spéculum,
on peut y adapter un embout. Dès que le spéculum
a franchi l'orifice vulvaire, on cesse d'écarter les
grandes lèvres ; pour éviter les tiraillements, on doit
le faire pénétrer lentement, en le tournant légèrement sur son axe et en lui imprimant un mouvement qui ramène la queue ou le manche au-devant
du pénil ; en poussant l'instrument, les parois du
vagin qui tendent à s'engager dans le bout supérieur
s'écartent en formant un bourrelet à ouverture centrale. Plusieurs fois ce bourrelet a été pris pour le
museau de tanche, mais, avec de l'attention, on
évitera facilement cette erreur.

Le col de l'utérus n'est pas toujours accessible au
spéculum. Le plus ordinairement il s'engage complètement dans le bout supérieur, mais il est quelquefois tellement incliné en arrière qu'on n'aperçoit
que sa lèvre antérieure ; il faut alors retirer un peu
le spéculum, puis déprimer la paroi postérieure du
vagin et engager la malade à pousser en bas.

Lorsque le spéculum est en place, on examine
l'état du col, sa couleur et la nature de l'écoulement,
s'il en existe ; on l'absterge ensuite avec un petit

pinceau de charpie ; on s'assure s'il n'y a pas d'ulcé-
ration. Plusieurs praticiens se servent pour cet examen de la lumière d'une bougie ou d'une lampe :
la lumière naturelle nous paraît préférable quand
on peut l'employer.

Il y a des femmes dont le vagin est très-étroit, et
chez lesquelles il faut se servir d'nstruments très-
petits.

On fabrique des spéculum pleins ou d'un seul
morceau, ce sont ceux-là que nous avons décrits;
d'autres sont divisés en deux ou quatre valves qu'on
peut réunir ou écarter à volonté, on les nomme *spéculum brisés;* enfin, on en fait à trois valves et à re-
couvrement, qui ont les avantages des deux autres
sans en avoir les désagréments. Le spéculum brisé
est d'une introduction moins douloureuse, mais il a
l'inconvénient de laisser la membrane muqueuse du
vagin s'engager entre les valves et de la pincer.

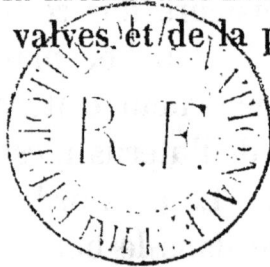

FIN.

ERRATA.

—

Page 24, ligne 27, au lieu de *éminence iléo-pectiné,* lisez : *éminence iléo-pectinée.*

Page 26, ligne 2, au lieu de 14 *à* 16 *millimètres,* lisez : 44 *à* 46 *millimètres,* ou 4 *centimètres à* 4 *centimètres* 1/8.

Page 40, ligne 16, supprimez depuis *et une ligne* jusqu'à la fin du paragraphe.

Page 50, ligne 12, au lieu de *supérieure,* lisez : *inférieure.*

Page 67, ligne 6, au lieu de *procréatrice, quoique etc.,* lisez : *procréatrice. Quoique etc.*

Id. ligne 7, au lieu de *heure. La loi etc,* lisez : *heure, la loi etc.*

Page 104, ligne 13, supprimez le mot *spontanée.*

Page 119, 1re colonne du tableau, ligne 13, au lieu de *la fesse,* lisez : *la femme.*

Page 139, lignes 27 et 28, au lieu de *antérieure,* lisez : *postérieure.*

Id. ligne 29, au lieu de *se dégage,* lisez : *se montre.*

Page 159, ligne 10, au lieu de *premiers jours,* lisez : *premières heures.*

—

TABLE DES MATIÈRES.

*

APPENDICE.

PRÉPARATIONS PHARMACEUTIQUES USUELLES,
et opérations de petite chirurgie.

FIN DE LA TABLE.

EXPLICATION DES PLANCHES.

—

Les Planches que nous donnons d'après M. CHAILLY ont toutes été dessinées d'après nature par l'auteur.

—

PLANCHE I. — FIGURE 1. *Diamètres du détroit supérieur.* AB. Diamètre sacro-pubien. EG. Bi-pariétal. CD. Oblique droit. FH. Oblique gauche. (Chailly, Traité des accouchements, page 13).

FIG. 2. *Diamètres du détroit inférieur.* IK. Diamètre cocci-pubien. LM. Bis-ischiatique. NO. Oblique droit. PQ. Oblique gauche. (Chailly, page 16).

FIG. 3. *Organes contenus dans le bassin.* 1. Vessie. 2. Matrice. 3. Vagin. 4. Rectum. (Chailly, page 30).

FIG. 4. *Organes internes de la génération.* 1. Matrice. 2. Ovaires. 3. Trompes de Fallope. 4. Pavillon frangé du côté gauche appliqué sur l'ovaire correspondant. 5. Vagin. 6. Ligaments de l'ovaire. 7. Ligament rond.

FIG. 5. *Disposition des fibres musculaires de l'utérus.* (Chailly, page 731).

FIG. 6. *Os du crâne, sutures et fontanelles.* 1. Frontal. 2. Pariétaux. 3. Occipital. 4. Temporal. 5 Apophyses zygomatiques. BC. Suture sagittale. AB. Suture fronto-pariétale. CE. Suture lambdoïde. B. Fontanelle antérieure. C. Fontanelle postérieure. (Chailly, page 109).

FIG. 7 et 8. *Diamètres de la tête du fœtus.* FO. Diamètre occipito-frontal. FSo. Sous-occipito-frontal. BSo Sous-occipito-bregmatique. BM. mento-bregmatique. FT. Trachélo-frontal. BF. Bi-pariétal. BE. bi-temporal. (Chailly, page 111).

FIG. 9. *Circulation du fœtus et explication de la figure.* (Chailly, page 124).

FIG. 10, 11, 12, 13, 14. *Mécanisme de l'accouchement dans la présentation du sommet.* Fig. 10. Position occipito-iliaque gauche antérieure. Fig. 11. Position occipito-iliaque droite antérieure. Fig. 12. Après le mouvement de rotation. Fig. 13 et 14. Dégagement de la tête. Mouvement d'extension. (Chailly, page 313 et suivantes).

PLANCHE II. — FIG. 1, 2, 3, 4. *Mécanisme de l'accouchement dans la présentation de la face.* Fig. 1. Temps de descente. Fig. 2. Après le mouvement de rotation. Fig. 3 et 4. Mouvements de flexion. (Chailly, page 609 et suiv.).

Fɪɢ. 5 et 6. *Mécanisme de l'accouchement dans la présentation des fesses.* (Chailly, pages 661 et 667).

Fɪɢ. 7, 8, 9 et suivantes jusqu'à 15. *Version pelvienne.* Fig. 7. **Présentation de l'épaule droite. 1re position. Main droite introduite. Fig. 8. Epaule droite. 2e position. Main droite introduite. Fig. 9. Présentation de l'épaule gauche. 1re position. Main gauche introduite. Fig. 10. Epaule gauche. 2e position. Main gauche introduite.** (Chailly, page 556 et suiv.).

Fɪɢ. 11 et 12. *Dégagement des pieds.* Fig. 11. Dégagement de la hanche antérieure dans la position sacro-iliaque droite, au moyen des doigts de la main droite courbés en crochets. Fig. 12. Le fœtus présente l'épaule gauche, et un des pieds seulement a été amené à la vulve. Dégagement du pied antérieur au moyen de la main gauche, tandis que la main droite tient le pied postérieur avec un lacs. (Chailly, page 556 et suiv.).

Fɪɢ. 13. *Dégagement de la tête placée transversalement au-dessus du détroit inférieur.* Tronc du fœtus soutenu par la main droite de l'opérateur. Les doigts de la main gauche contournent la face du fœtus qui regarde à gauche et l'attirent dans la courbure du sacrum. (Chailly. ib.).

Fɪɢ. 14. *Dégagement de la tête défléchie.* Face au-dessus du détroit inférieur et dans la courbure du sacrum. Tronc du fœtus soutenu par le bras droit de l'opérateur. Le doigt indicateur de la main correspondante est introduit dans la bouche pour faire fléchir la tête. La main gauche embrasse les épaules du fœtus. Elever le tronc de A en I pour opérer le dégagement. (Chailly, ibid.).

Fɪɢ. 15. *Version pelvienne dans la présentation du sommet. Position occipito-iliaque gauche antérieure.* Main gauche introduite. La main droite appuie sur le fond de l'utérus. (Chailly, page 552).

Fɪɢ. 16. *Grossesse gémellaire.* (Chailly, page 129).

Fɪɢ. 17. *Décollement du placenta.* (Chailly, page 733).

Fɪɢ. 18. *Enchatonnement du placenta.* (Chailly, page 731).

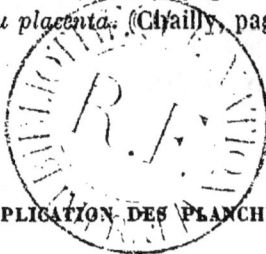

FIN DE L'EXPLICATION DES PLANCHES.

Chartres. — Imprimerie de Félix Durand, rue Serpente, nᵒ 8.

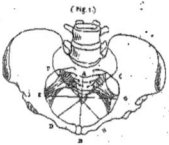

(Fig. 1.)

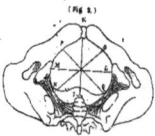

(Fig. 2.)

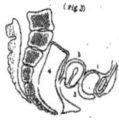

(Fig. 3.)

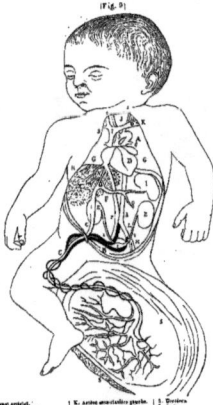

(Fig. 9.)

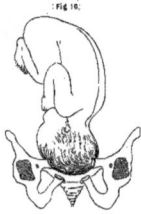

(Fig. 10.)

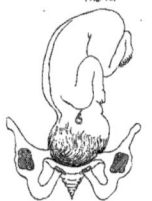

(Fig. 11.)

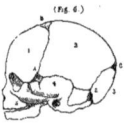

(Fig. 6.)

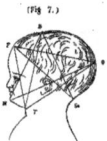

(Fig. 7.)

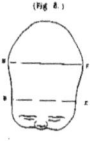

(Fig. 8.)

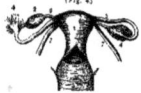

(Fig. 4.)

(Fig. 5.)

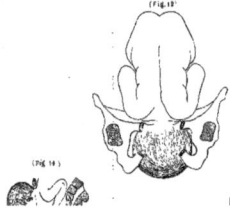

(Fig. 12.)

(Fig. 14.)

(Fig. 13.)

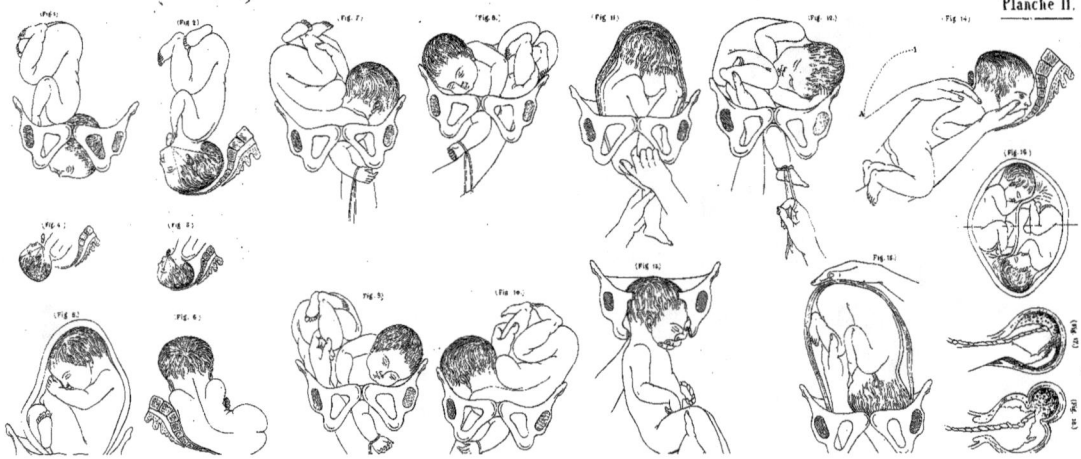

Planche II.

www.ingramcontent.com/pod-product-compliance
Lightning Source LLC
Chambersburg PA
CBHW060523220326
41599CB00022B/3407